LE PARFAIT
BOUVIER.

LE PARFAIT
BOUVIER,

OU

INSTRUCTION

CONCERNANT LA CONNOISSANCE DES BŒUFS ET
VACHES; LEUR AGE, MALADIES ET SYMPTÔMES,
AVEC LES REMÈDES LES PLUS EXPÉRIMENTÉS,
PROPRES A LES GUÉRIR;

AUGMENTÉ

De deux petits Traités pour les Moutons et Porcs, ainsi
que plusieurs remèdes pour les Chevaux, aussi expérimentés, et qui n'ont point encore paru; le tout le
plus abrégé qu'il a été possible.

PAR M. B....

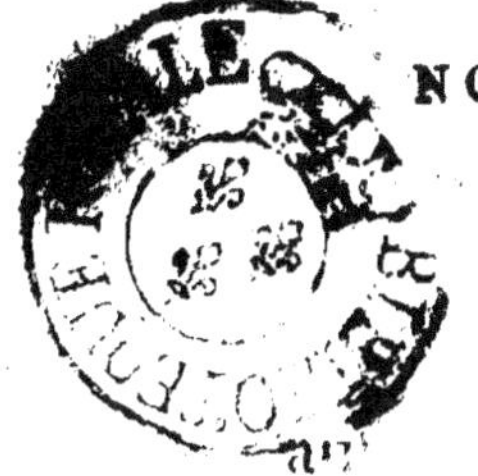

NOUVELLE ÉDITION.

A PARIS,

CHEZ DEPELAFOL, LIBRAIRE,

rue des Grands-Augustins, N.º 21.

1819.

LE PARFAIT
BOUVIER.

De la connoissance de l'âge des Bœufs et Vaches.

Ces animaux ne marquent point avant deux ans; la première année on les nomme Broutards, et la seconde Génisses.

On connoît leur âge à leurs dents; à deux ans ils ont deux dents à la pince, à trois ans quatre dents, à quatre ans six dents, à cinq ans huit dents, et à six ans les coins sont à l'égal des autres, et ils cessent de marquer : on s'apperçoit aisément de leur vieillesse en ce que les dents s'usent,

A

deviennent plus courtes, même à l'uni des gencives, se décharnent et branlent ; à douze ans ces animaux étant trop vieux se dénuent de chair.

Des Crus ou Pays.

Quant aux Crus d'où ils proviennent, ils n'en faut point prendre du Vignoble, de Santerre, du Vimeux, de Picardie, des bords de la mer; non plus que de ceux appelés Mancelles, Bouvarts (1) et Gorjus (2); mais bien ceux du pays de Caux, d'Aval, de Basse-Normandie, d'Auvergne et autres. Il faut observer que les bestiaux font toujours mieux de campagne en vallée, que de vallée en campagne.

----

(1) *Mancelles et Bouvarts.* Leur poil est gris et épais, à peu de chose près comme celui de l'Ours.

(2) *Gorjus.* Dont le cuir pend sous la gorge et sous le ventre.

Nota. Ceux de Flandres sont trop friands.

De la connoissance du Bâtiment.

Pour bien choisir une Vache amouillante pour le lait, il faut qu'elle ait les qualités suivantes.

Pour l'âge, depuis quatre jusqu'à six ans. Quant au bâtiment, il faut qu'elle ait la tête grosse, l'œil hardi, le col long et gros, la poitrine large, le bas de la jambe gros, le haut des épaules large, la première main grosse (1), le cuir liant et non trop serré, les côtes larges et bien relevées, non épointée de hanches, droite de reins, et large de l'entablement desdits reins, les cimiers (2) larges, la queue bien plantée, ni trop haut, ni

---

(1) *Première main*. L'endroit de l'échine le plus près des épaules.

(2) *Les Cimiers*. Deux os qui accompagnent la queue.

A 2

trop bas, bien fournie de chair dans les fesses.

Quant au lait, on commence par sonder le Veau du côté droit à la capacité du flanc, faisant frotter un peu, pour le sentir au tact, et savoir s'il est mobile, c'est-à-dire, vivant ; car s'il étoit immobile, il seroit mort ; s'il est fort et haut dans le flanc, étant alors plus prêt à venir : après, tirer de la mouille (2) des quatre tettes pour voir si elle donne des quatre ; examiner le lait de la mouille pour voir si elle approche du vêlage (ce que l'on connoîtra, la mouille commençant à blanchir et à se rendre liquide) et si elle a la qualité convenable pour faire de beau beurre : la mouille bien jaune ou en sang est la meilleure ; il faut aussi que les tettes soient percées droites, et point trop

____

(1) *La Mouille.* C'est le premier lait.

près l'une de l'autre ; la mamelle bien carrée devant et derrière , égale et bien proportionnée ; la peau jaune et fine, et non velue ; les veines grosses et pleines ; les sources grandes , que l'on puisse y faire entrer le bout du doigt au bout desdites veines sous le ventre , proche des bas de poitrine ; faire attention si elle ne rue point quand on la tire ; la marcher pour voir si elle ne boite point, et si elle n'a point de défaut à quelque jointure , ce qui s'appelle oin, en outre si elle a la naissance trop grosse et basse , car elle seroit en danger de jeter son rot.

Des Vaches Anouillères ou Avortées, pour mettre graisser dans les her- bages ou au grain.

L'Anouillère fait toujours mieux et plus promptement , en ce que l'Avor- tée est près d'un mois à se purger dans l'herbe avant que de bien faire ;

il faut qu'elles soient vides de veau ou nouvellement servies, et sur-tout qu'elles ne viennent point des mauvais crus dont nous venons de donner ci-devant la connoissance, et que nous avons défendus ; qu'elles aient les qualités indiquées dans l'article précédent, quand elles seroient maigres de beaucoup, pourvu qu'elles ne soient point gâtées, le cuir ni trop liant ni trop serré ; car il s'en trouve de trop molles, qui ne font rien en certains crus ; il en est de même pour celles qui sont trop serrées. Comme on les achète pour engraisser, il vaut mieux qu'elles soient grossières d'ossemens que trop en chair, aussi coûtent-elles moins : il est bon, et même il faut qu'elles aient encore du lait dans la mamelle, d'autant que n'en ayant point, on auroit pu essayer à les engraisser : elles doivent être en meilleur état que les autres, car une Va-

che tarie de lait, et qui est **maigre**,
est une mauvaise bête ; l'on doit surtout prendre garde qu'elles n'aient aucuns des défauts que nous allons indiquer dans l'article suivant, et surtout qu'elles ne perdent pas leur lait.

De la Garantie.

Les Vaches qui montrent leur rot,
heurtent, ébasquent ; celles qui sont
taurelières (1), poumelières (2), la-
dresses ; celles aussi qui tombent du
haut-mal, qui sont gâtées au foie, se
tettent, ou qui pisseroient sang au moment qu'elles viennent d'être achetées, ou qui mourroient, sous vingt-
quatre heures de la livraison, de quel-

---

(1) *Taurelières*. Vaches fréquemment en
amour, qui beuglent comme le Taureau, et
ne conçoivent point.

(2) *Poumelières*. Vaches dont le poumon
est attaché contre les côtes, ou gâté.

ques maladies dont elles auroient été prises avant l'achat, seroient dans le cas d'être rendues au vendeur ou d'être perdues pour lui en cas de mort ; cependant ceci est suivant l'usage des pays.

Connoissance de la Graisse.

Il faut que les Vaches soient grosses d'ossemens et comblées de chairs, pour la pesanteur; pour le suif, il faut qu'elles soient grasses du haut et bas de veines de poitrine, et devant ses laits : il faut, pour la bonne viande et pour le poids, qu'elles soient grasses de palleron et d'arrière palleron, grasses de revers sur les côtés d'illiers et de cimiers ; les maniemens ci-dessus doivent être gros, bien détachés et coulés, c'est-à-dire, longs et non courts et serrés, mais bien d'une graisse ferme et non trop molle.

Observations sur la Saignée.

L'on ne saigne ordinairement les Bœufs et Vaches que de trois manières, savoir, à la veine du col ou jugulaire, avec des flammes pareilles à celles dont se servent les maréchaux pour saigner les chevaux ; à la veinè de l'œil et aux huit petits galets, ou cafignons, la saignée des oreilles, de la queue, du lampas et de la langue étant inutile, à laquelle ont recours cependant ceux qui ne savent saigner autrement.

On ne doit point saigner dans l'indigestion d'eau ou de manger, dans les bouchures, dans les flux provenant de raclures de boyaux, dans les flux noirs ou sanguins, ni même dans les flux ordinaires.

Mais il est fort à-propos de saigner dans les grosses et médiocres fièvres, dans les apparences d'abcès, maux de cerf, tumeurs, lait épanché dans le sang, trop de sang ou plénitude, venin hâté ou venin dormant, robinières ou taurelières, fourbures, ruptures, pissement de sang, hémorragie par le nez, mal de tête et maladies pestilentielles ; enfin dans celles dont nous allons parler ci-après dans le Traité des Maladies et Pansemens.

Opérations des Saignées.

La Saignée du col ou jugulaire se fait de la même manière qu'aux chevaux, à la réserve que le plus souvent il n'est pas nécessaire d'épingle, le sang des Bœufs et des Vaches s'arrêtant aisément seul.

La saignée de la veine de l'œil se fait par le moyen d'une ligature au bout du col près les oreilles, qu'il faut serrer de manière à ne point empêcher la respiration : l'on attache l'animal par la longe à un piquet fort court, afin que le nez touche presque à terre; au-dessus de l'œil on trouve avec l'ongle du doigt une petite cavité dans l'os, il faut peler la place avec un couteau, pinçant le poil avec le pouce contre la lame, après quoi prendre un canif, et le plonger de biais dans ladite cavité, assez profondément pour couper la veine obliquement : le sang en sortira comme la saignée d'un bras ; il n'y a qu'à retirer la ligature quand la saignée est faite, il n'est pas nécessaire d'y rien mettre.

La saignée des huit petits galets ou catignons n'est autre chose que de les couper tout-à-fait avec un couteau, à une ligne près de la peau, et si c'est en été, on y mettra, au bout de quatre à cinq heures, partie égale de tarc et de bray chaud pour empêcher la mouche d'y aller.

TRAITÉ DES MALADIES,

ET DES

REMÈDES CONVENABLES POUR LES GUÉRIR.

MALADIE DE LA TÊTE.

Abcès.

L'ABCÈS se forme dans la tête, et se connoît en ce que l'animal porte sa tête basse, les paupières s'enflent, les yeux sont bordés de rouge et larmoyans, il sort une grande chaleur par les naseaux.

Remède. Il faut saigner dans les vingt-quatre heures des huit petits galets, et si le mal continue, faire deux saignées au col en douze heures; donner des breuvages rafraîchissans, tels

qu'un pot d'eau, dans laquelle aura
bouilli du son; vous y joindrez une
demi-livre de miel et deux onces des
quatre semences froides pilées, ou si
c'est en été vous y mettrez deux poignées de feuilles de laitue, et deux
poignées de pourpier pilé que vous
mettrez dans votre dite eau de son;
répéter ledit breuvage deux ou trois
fois le jour s'il est besoin.

Hémorragie du nez.

Elle s'arrête au moyen d'une ou de
deux bonnes saignées de la veine du
col, suivant la force de l'animal et
la quantité qu'il a perdue de sang; le
mettre ensuite à l'eau jusqu'au ventre
un quart d'heure en hiver, et une
heure en été.

Cornes cassées.

S'il arrive, comme fort souvent,
que la Vache se casse une corne, et

qu'elle ne soit pas tombée tout-à-fait, il la faut faire sauter à l'endroit par où elle est cassée, pour avoir plus de facilité à en arrêter l'hémorragie, que l'on fait cesser avec une poignée d'orties grièches ou orties à fleurs blanches, pilées avec une demi-poignée de sel, et l'envelopper avec des étoupes. Il arrive aussi souvent que les cornes recourbées rentrent vers la tête et blessent l'animal, alors il les faut couper par le bout avec un fer tranchant que l'on fera rougir.

Bœufs ou Vaches jetant par les naseaux.

Quand ces animaux jettent par les naseaux, cela provient de l'engorgement du poumon; s'il y a ulcère il n'y a point de guérison, et s'il n'y a point d'ulcère, ils guériront avec ce qui suit.

Remède. Un breuvage composé d'un

quarteron de beurre frais que vous ferez noircir sur le feu comme celui de la friture, étant retiré du feu vous y ajouterez la plus petite mesure d'eau-de-vie et la même quantité de vinaigre de vin, ainsi que pour deux liards de poivre blanc moulu; le lendemain que vous aurez donné ce breuvage, vous lui ferez boire ce qu'elle rendra d'urine dans la matinée, cela pendant quatre ou cinq jours de suite, pendant lesquels, et encore trois jours après, vous lui donnerez chaque jour, dans de l'avoine, une once, moitié foie d'antimoine et moitié fleur de souffre en poudre, le faire boire tous les jours environ une heure après midi, et donner la nourriture ordinaire.

L'ongle.

C'est une taie qui part du coin de l'œil, et vient couvrir la prunelle; ce mal cause beaucoup de douleur à l'animal et le fait larmoyer, il s'extirpe en prenant un sel marqué qu'on introduit doucement par-dessous, ensuite avec une aiguille et du fil on perce la taie, et prenant les deux bouts du fil qu'on tire à soi, l'on coupe avec de petits ciseaux la circonférence de cette taie : il faut faire tenir bien ouvertes les paupières de l'animal ; l'opération faite, vous soufflez un peu de sucre blanc, ou du sel de verre une fois seulement.

Autres maladies des yeux.

Pour les coups ou meurtrissures de l'œil, il ne faut qu'une compresse imbibée souvent de bon vieux vin rouge chaud. Quant aux autres maladies des yeux, telles que fluxions et autres humeurs et taies, qui se forment dessus ou dans la prunelle, c'est de saigner dans le commencement à la veine du col jusqu'à deux fois en vingt-quatre heures, et souffler tous les jours une fois dans les yeux du sel de verre calciné de lui-même, et à faute de ce, de la poudre de tuiles ou de cloportes.

De la taupe.

La taupe vient ordinairement sur le col, depuis les cornes jusqu'auprès des épaules ; elle est occasionnée souvent par quelques meurtrissures ou par un sang trop épais qui séjournant, forme un dépôt.

Remède. Il faut attendre que la taupe ou enfle soit bien formée, après quoi ouvrir la peau en quatre, lever les quatre parties pour en bien découvrir toute la grosseur, après la couper en entier avec un rasoir, si le sang ne vous cache le travail ; prendre garde aux nerfs et aux gros vaisseaux sanguins, dont il est quelquefois difficile d'arrêter l'écoulement par la grande abondance : s'il arrive que le sang vous gagne, vous quitterez pour ce jour, et mettrez dans la plaie des orties pilées avec du sel pour arrêter le sang, et vous donner aisance de couper le lendemain le restant jusqu'à la bonne chair, après quoi répéter la la pareille dose d'orties et de sel.

Si c'est en hiver, l'on se sert d'amadou, qu'on met seulement sur les vaisseaux que l'on voit saigner, au lieu d'orties : quant à la plaie, vous la laverez tous les jours deux fois avec l'eau-forte indiquée ci-dessous, et mettrez de la térébenthine avec de la charpie de corde goudronnée, après avoir incorporé, dans un quarteron de térébenthine, deux jaunes d'œufs : quand les chairs poussent trop vîte, l'on peut mettre un peu de vert-de-gris dans la térébenthine.

Si c'est en été, il suffit de laver la plaie trois fois le jour avec l'eau de sinoglose ou langue de chien, met-

tant deux poignées dans un pot et demi
d'eau de fontaine, que vous frotterez
bien dedans avec les mains jusqu'à ce
qu'elle soit bien macérée; avoir soin
d'appliquer aussi un peu de marc.
(Cette eau est fort bonne pour toutes
sortes de plaies, et très-douce). Il faut
attacher un bout de ficelle à chacun
des quatre coins de la peau, puis après
les nouer ensemble pour tenir l'ap-
pareil dans la plaie. Comme fort souvent il arrive que les chairs poussent
vîte, et qu'il se forme des bubons de
chair gourmande, qui empêcheroient
la réunion solide, il les faut saupoudrer avec de l'alun calciné sans en faire
tomber dans la plaie, ce qu'on peut
éviter en le portant dessus avec un
plumaceau. La plaie venant à se réunir
les quatre lambeaux de peau se reti-
rent, ils tombent, on il les faut couper
avec des ciseaux; ensuite on laisse la
plaie découverte, la lavant deux fois

le jour jusqu'à guérison avec une des eaux indiquées ci-devant ; sur la fin on saupoudre toute la plaie de la poudre à dessécher suivante, et pour faire revenir le poil on frotte la place de miel un peu chaud deux fois en quatre jours.

Eau forte pour les plaies.

Dans un pot d'eau de fontaine l'on mettra pour quatre sols de couperose blanche, quatre blancs d'œufs durcis au feu, avec quatre pincées de rue, faisant infuser le tout vingt-quatre heures sans bouillir ; l'eau faite, il la faut passer dans un linge, puis la mettant dans une bouteille que l'on bouche bien, elle se conserve, et est même meilleure ancienne que nouvelle.

Poudre à dessécher.

Quatre gros de blanc de céruse.
Quatre gros de vert-de-gris.
Quatre gros de sucre blanc.
Une demi-once de poivre.
Quatre gros de mine de plomb.
Deux gros de litharge d'or.

Le tout en poudre fine, et saupoudrer une fois par jour les plaies que l'on veut dessécher, avoir soin de les mouiller avant avec de l'urine, pour que la poudre tienne mieux.

Des barbes.

Il se trouve au coin de la gueule des barbes qui y sont naturellement, et qui cependant, devenant quelquefois trop longues, empêchent l'animal de boire, elles se coupent avec des ciseaux sans aucun risque.

De la Langue.

La langue se peut corroder ou cicatriser par un ulcère chancreux, qui se forme dessus ou dessous vers la racine, et qui par la suite la fait tomber. Dans le commencement on s'en apperçoit par une touffe de poils jaunâtres, un bouton ou une vessie, quelquefois on voit le chancre même.

Remède. Il faut racler la partie malade ou cicatrisée, jusqu'à ce qu'elle saigne, avec une pièce de vingt-quatre sols, mise un peu en taillant d'un côté, ou l'emporter avec le bistouri et même des ciseaux, après quoi faire un gargarisme avec fort vinaigre, poivre et sel, de l'ail, de la rue, du blanc de poireau et deux gros de camphre dissous dans un mortier; du tout ensemble étuverez bien la langue jusqu'à guérison.

Du Mufle.

L'animal traînant le mufle contre terre, rencontre quelquefois du venin ou de petits insectes qui le piquent; si l'on s'apperçoit que le mufle soit enflé, il faut piler du plantin, et après en avoir exprimé le jus, le laver deux fois en deux heures, ensuite graisser avec de l'onguent de basilic chaud jusqu'à guérison.

Du Goîtron.

Le Goîtron est une enfle qui vient sous la gorge, provenant d'une inflammation aux amygdales ou glandes du gosier occasionnée par un sang épais.

Remède. Il faut faire une bonne saignée à la jugulaire, et graisser l'enfle deux fois le jour avec trois onces de savon d'Alicante coupé menu, un quarteron de graisse de porc, un petit pot d'eau-de-vie, faire bouillir le tout ensemble, et s'en servir chaud.

Du Col.

Pour l'enfle qui peut survenir au col, soit par accident ou saignée mal faite, l'on se servira du beurre suivant :

Beurre aromatique, anodin, résolutif et émollient.

Il faut cueillir à la fin de mai, ou au commencement de juin, plein deux mains de chacune des plantes nommées ci-dessous, desquelles on épluchera les grosses tiges, pour mettre le tout dans une chaudière, y ajoutant douze livres de beurre frais et douze pots de grosse lie de bon cidre ou de vin, que l'on fera cuire sur le feu pendant sept à huit heures ; quand on l'aura retirée, et étant à moitié refroidie, l'on pressera lesdites herbes dans un gros linge pour en tirer le liquide, qui sera mis dans des cruches sans les remplir, car cela fermente dans les chaleurs; on aura soin de les bien couvrir: vous remarquerez qu'il ne faut point graisser avec sur les plaies, mais bien autour, et sur l'enfle seulement. Ce beurre est bon pour la tension des nerfs, descente de boyaux et enfle. en un mot, il résout, calme la douleur, ramollit, aide la circulation, et donne nourriture à la partie.

Noms des herbes qui composent ce beurre.

SAVOIR:

Benoite ou Cariofillata.
Mouron à fleurs rouges.
Basilic.
Pouliot ou Pouliotin.
Thym.
Romarin.

B

Sauge.

Lavande.

Hysope.

Sariette.

Marjolaine.

Laurier.

Baume du Pérou.

Baume commun ou espèce de menthe.

Coq.

Mélisse.

Pariétaire.

Seneçon.

Epinars.

Ognon de Lis.

Racine de Consoude ou oreilles d'âne.

Mille-pertuis.

Grand Scrophulaire ou herbe du siége.

Linaire ou Lin de sauvage.

Chardons aux ânes.

Ciguë.

Morelle.

Persicaire.

Camomille.

Mélilot.

Fleurs de safran.

Fleurs d'Yéble ou de Sureau.

Bardane.

Jusquiame.

Mauve.

Joubarde.

Mandragore.

Bouillon-blanc ou Molêne.

Cynoglossum ou Langue de Chien.

Guimauve.

Mercuriale ou Foévolle.

Mal de Cerf.

Ce mal est pestilentiel, et se communique aisément; de sorte qu'il faut panser toutes les bêtes à cornes du lieu où quelqu'une a été prise de ce mal, avant même qu'elles ne s'en ressentent, et panser celles qui le sont dans les vingt-quatre heures, autrement elles périssent de la manière suivante. Elles ont le col roide, médiocrement enflé, ainsi que la tête, cette maladie provenant d'une eau rousse qui court entre cuir et chair, tant au col qu'à la tête, qui les rend furieuses, folles et comme enragées : cette eau rousse corrode, et corrompt presqu'aussi promptement que la gangrène. On prétend que ce mal est occasioné par la fiente d'oies sauvages qui se trouve dans les pâturages, et est mangée avec l'herbe par les bestiaux, qui s'en trouvent infectés, et dont la corruption gagne bientôt les autres.

Remède. Il faut tirer de la veine de l'œil gauche environ trois demions de sang de chacune des bêtes à cornes, à l'exception des génisses, desquelles vous en tirerez moins : le lendemain matin, vous mettrez sur le feu, dans une chaudière, autant de chopines de vin blanc ou de bon vieux poiré que vous aurez de bestiaux, autant de deux têtes d'ail pilées, autant de muscades aussi pilées autant de deux sols de cannelle en poudre, et autant de deux gros d'extrait de genièvre, le tout infusé dans ledit vin ou poiré que vous laisserez sur le feu une heure sans bouillir; après quoi en donnerez à chacun un breuvage de chopine, observant d'en donner moins aux génisses.

Pommes ou Poires dans le gosier.

Les bêtes prises de ce mal, enflent comme de vénin hâté, bavent et étouffent, parce qu'elles ont peine à respirer, on peut avec la main sentir ladite pomme ou poire à travers du gosier : il n'y a point de meilleur secret que de forcer avec la main, en poussant la pomme pour la faire entrer à force dans le corps, ce qui arrive fort souvent ; dans le cas où elle n'entreroit point, il faudroit la pousser avec la queue d'une pelle à feu suffisamment longue; la tenir ferme, et pousser le plus droit qu'il sera possible: je n'en ai vu périr aucune.

De la Bouchure du devant.

Les signes d'icelle sont, quand l'animal, ne pouvant respirer, tombe comme mort, bave et enfle, comme il est dit ci-dessus des embouchures de pomme ou poire: cela arrive plus souvent à une bête qui mange goulument, sans mâcher suffisamment son manger, qui reste en pelote dans le gosier; quelquefois à force de débattre, la pelotte passe: l'on peut aider aussi avec la main, la coulant le long du gosier, depuis la gorge jusqu'à la poitrine, pour l'aider à descendre; mais souvent elle se refuse, ou reste dans la poitrine.

Remède. Il faut donner promptement un breuvage composé de vingt-cinq blancs d'œufs, dans lesquels vous battrez un demiard d'huile d'olive, après quoi vous y ajouterez deux ou trois onces de gros plomb à tirer ; faire prendre le breuvage, et promener l'animal.

DES MALADIES DE LA PEAU.

Du Vers du Bouvier.

LES vers du Bouvier se forment entre cuir et chair, et sont presqu'aussi gros que le pouce, quelquefois en si grande quantité que l'animal en a jusqu'au col et aux jambes, ce qui rend l'animal étique.

Remède. Il faut saigner deux fois en huit jours de la jugulaire, et à mesure que les vers ont fait un trou au cuir, les imbiber d'huile d'olive deux fois le jour; ne pouvant vivre dans l'huile, et ne tardant point à percer le cuir, il est facile de les détruire; il n'est pas plus difficile de faire sortir les vieux par les trous déjà faits, en les pressant avec les doigts.

Des Dartres.

Il y a de deux sortes de dartres, savoir, dartre vive et dartre farineuse ou encroutée : le même remède les guérit toutes deux.

Remède. Quand les bestiaux en ont beaucoup, il faut saigner une fois à la jugulaire, et les graisser avec du tarc chaud, dans lequel vous mettrez force poivre et de la suie grasse broyée bien fine ; deux fois cela suffit.

Farcin et Gale.

Il faut saigner pour l'un comme pour l'autre la veille de la friction ; quand au Farcin, il faut donner un breuvage chaque jour, composé d'une chopine d'eau dans laquelle auront bouilli un demi-quart d'heure deux onces de racine de dogue ou de patience, et ce pendant six jours ; pour la Gale, il n'en est point nécessaire.

Graisse pour le farcin et la gale.

Prenez pour vingt-quatre sols de vif argent, incorporé dans une livre de graisse de porc que vous mettrez dans un mortier, vous remuerez bien le tout ensemble, jusqu'à ce qu'il soit transparent ; après quoi vous y ajouterez une demi-once de vert-de-gris, deux onces de mine de plomb et deux onces de blanc de céruse : le tout en poudre, les mêler bien ensemble, et faire la friction par-tout où sera le mal avec un petit morceau d'étoffe, et graisser légèrement au soleil ou au feu, et prendre garde que l'animal n'aille pas à la pluie pendant trois jours.

Nota. Il ne faut point graisser la mamelle.

Pour tuer les poux.

Vous prendrez un pot de bon vinaigre, de vin ou de fort vinaigre, dans lequel vous mettrez tremper deux onces de staphisagre et une demi-once de poivre : le tout moulu, pendant vingt-quatre heures, au bout desquelles vous en laverez l'animal quel qu'il soit ; il y en a qui se servent d'arsenic, mais ce remède est dangereux, endommage l'animal, et lui brûle le cuir.

Ereingue.

Ce qui s'appelle ainsi, est une espèce de dartre chancreuse au cuir et souvent sur les reins, qui s'élargit et supure un peu.

Remède. Il faut le blaser avec de l'eau-de-vie camphrée, dans demiou d'eau-de-vie, pour six sols de camphre, qui sera dissous dans un mortier, en triturant et en y mettant peu à peu de l'eau-de-vie à mesure de dissolution ; blaser six jours de suite, après quoi vous y mettrez six onces de suie grasse passée au tamis, une once de mine de plomb, une demi-once de vert-de-gris et une demi-once de blanc de céruse : le tout en poudre, étant bien mêlé, vous en mettrez en deux fois sur le mal sans enveloppe.

De la pienne.

La pienne est appelée souvent par ignorance venin dormant ; il sera facile d'en voir la différence, traitant dans ce petit ouvrage de l'un et de l'autre ; celle-ci provient d'un sang trop sec et trop chaud, qui desséchant la peau, la resserre de façon qu'on a peine à la détacher avec les mains, ce qui en se faisant, elle craque comme du bois sec ; l'animal est toujours maigre quand il est attaqué de ce mal.

Remède. Il faut faire une saignée à la veine du col dite jugulaire, le lendemain tenir pendant douze heures un drap de lessive imbibé d'eau chaude sur le corps, ayant soin de le remouiller souvent, lui donnerez deux breuvages pendant lesdites douze heures, composés d'une chopine de bon poiré ou de vin blanc, dans laquelle vous mettrez une once et demie de cumin et once et demie de maniguette en poudre, après quoi il faudra faire herber l'animal, comme il est dit ci-après.

Herber, comment, et avec quoi.

Ce qui se nomme herber, c'est de pincer environ deux pouces et demi de large la peau de dessus la poitrine, et la percer d'une part à l'autre avec une grosse alène, et après y passer une racine d'ellébore noire, appellée dans le public pas de corbeau, de la grosseur d'un gros fil de fer, de laquelle on aura extirpé avec un couteau la petite pellicule noire; ensuite on la passera dedans, de façon que chaque bout sorte par les deux côtés, afin que ladite racine appuie sur ladite poitrine; vous laisserez ainsi, et cela amassera en cette partie le trop d'humeurs que pourroit contenir l'animal, qui par la suite disparoîtront d'elles-mêmes.

Venin dormant.

Le venin dormant est une humeur froide qui court entre cuir et chair, soulevant un tant soit peu la peau, l'animal ne mange que peu, et promenant les doigts debout sur son dos, cela craque comme s'il étoit soufflé.

Remède. Il faut saigner à la jugulaire une fois, et deux heures après, donner un breuvage composé d'une chopine d'urine d'homme, dans laquelle sera dissous avec le pouce dans une cuiller, en plusieurs fois, une cassotée

de poudre à tirer, ajouter deux têtes
d'ail pilées ; si cela ne suffit pas pour
guérir l'animal , et que ce soit en été,
il faudra le faire suer aux orties, comme
il est dit ci-après, et en hiver dans le
fumier , de la même manière.

Manière de faire suer dans les orties.

L'on fait un trou dans un fumier à
l'endroit le plus sec, de façon qu'on
puisse y faire entrer l'animal par un
bout, lequel, étant arrivé à l'autre bout,
ait du fumier à la hauteur du dos; après
quoi ayant eu soin d'amasser des orties,
vous l'en entourerez et l'en couvrirez,
mettant un peu de fumier par-dessus,
lui laissant la tête seulement à l'air ;
quand il aura sué environ trois heures,
selon sa force, vous l'en retirerez; cela
est fort bon pour avoir eu trop grand
froid , pour la pienne dite ci-devant,

et pour ranimer la circulation trop ra-
lentie.

Venin hâté.

L'animal ne mange point, enfle promptement et furieusement, tègue, quelquefois l'écume lui sort par le fondement et urine souvent ; c'est signe qu'il
est grand temps d'y remédier.

Remède. Il faut promptement lui faire
une bonne saignée de la jugulaire ; et
si le sang ne vient pas assez vîte d'un
côté, il faut saigner de l'autre tout de
suite, lui jeter promptement un drap
de lessive mouillé sur tout le corps,
jeter trois ou quatre seaux d'eau dessus et dessous ledit drap, en récidivant
de temps en temps ; lui mettre un bâton
de la longueur d'un pied et gros de cinq
à six pouces dans la gueule, par les
deux bouts duquel on fera passer une
corde par-dessus les cornes, faisant

monter le bâton jusqu'au coin de la gueule, ce qui se nomme bavoir. Pour que l'animal bave bien, il faut l'attacher bas afin que la gueule soit vers la terre; pendant qu'il bavera, vous apprêterez le breuvage suivant : une chopine d'urine d'homme, faute de ce, une chopine de vin blanc ou poiré, dans laquelle vous dissoudrez une cassotée de poudre à tirer dans une cuiller avec le pouce, comme il est dit ci-devant, y ajoutant deux têtes d'ail pilées : donnerez le breuvage, retirerez le bavoir; quand elle sera guérie, retirerez le drap.

Eau rousse entre cuir et chair.

Cet épanchement de sang et d'eau provient souvent d'une forte maladie, où il y a eu beaucoup de fièvre, ce qui par la grande chaleur dans les vaisseaux sanguins, en a fait transpirer cette eau rousse, et dessécher le sang;

les signes d'icelle sont quand la peau
est soulevée par cette eau, alors promenant les doigts sur le corps de l'animal, il est facile de s'appercevoir que
la peau nage, et ne touche point sur
les chairs.

Remède. Il faut ouvrir le cuir au plat
des cuisses au dehors, à environ neuf à
dix pouces de la hanche, un pouce et
demi de long, la pointe de l'ouverture
en bas, faire autant au bas des deux pa-
lerons si vous voyez qu'il en ait sur le
devant, après quoi promenez la main
sur la quarre pour amener par lesdites
ouvertures ladite eau; ensuite vous ferez quatre emplâtres, composées de parties égales de poix noire et de poix de
Bourgogne, que vous appliquerez un
peu chaud sur les ouvertures; s'il venoit
à en tomber quelqu'une avant quatre
jours accomplis, on aura soin d'en remettre une autre.

DES MALADIES DU VENTRE

ET DES INTESTINS.

Du flux, nommé improprement flux bilieux.

CETTE maladie est facile à connoître par la fiente qui est comme de la bile, et qui cependant n'est autre chose que la raclure des boyaux.

Reméde. Vous ferez boire à l'animal pendant quatre jours le lait de deux vaches tout doux et sans le couler, et lui donnerez aussi pendant les quatre jours deux breuvages chaque jour, composés de trois demions d'eau de son et d'une demi-livre de miel chaque fois.

Du flux noir ou flux sanguin.

Ce flux est ordinairement accompagné de beaucoup de fièvre ; la fiente est toute noire et liquide ; l'animal est fort altéré et ne mange point.

Remède. Il faut donner de huit heures en huit heures deux pots de lait doux, une fois le jour de l'eau de son, dans laquelle vous mettrez trois quarterons de miel ; faire une tisanne avec six poignées de benoite ou cariofillata, feuilles et racines bien lavées, que laisserez bouillir pendant un quart-d'heure dans sept pots d'eau, après quoi en donnerez sans crainte jusqu'à sept à huit pots par jour, ce qui coupera la fièvre ; j'en ai vu la boire d'eux-mêmes après leur en avoir donné le premier breuvage, ce qui certainement leur étoit indiqué par la nature, vu qu'ils en avoient reçu du soulagement ; si en quatre jours le flux ne cesse point, vous mettrez dans le lait doux que vous lui faites prendre huit jaunes d'œufs chaque fois.

Du Flux ordinaire.

Le Flux ordinaire n'est qu'un relâchement qui provient souvent du changement d'herbe, ou d'eau bue en trop grande quantité dans les chaleurs; ainsi qu'un jour ou deux avant que de pisser le sang quand on s'apperçoit du flux, il faut prendre garde si l'animal ne pisse point le sang, en ce cas il faudroit donner ce remède.

Remède. Prenez des poussées de sureau d'un an, desquelles gratterez de la seconde écorce deux fois plein les deux mains, que mettrez tremper dans une chopine de bon cidre pendant quatre heures, après quoi frotterez bien avec les poings et laverez bien ladite écorce; puis l'ayant bien pressurée, la jetterez; il faut piler pour six liards de vitriol de Chypre que vous ferez fondre dans deux verres d'eau devant le feu sans bouillir; et étant fondu, vous le mettrez dans le cidre , ensuite balaierez de la suie de cheminée que vous passerez au tamis , froissant avec la main dans ledit tamis pour la faire passer , de laquelle suie en mettrez deux fois plein une cuiller à bouche dans votre breuvage , et l'ayant bien remué , il sera prêt à donner.

Il faut aussi prendre garde s'il ne reste point d'eau dans le corps ; dans ce cas vous lui donneriez ce breuvage.

Remede. Dans un pot de bon poiré délayer un levain et une once de thériaque, y ajoutant quatre gros ognons pilés , l'animal jettera toutes ses eaux si elles n'ont pas trop séjourné, et dans le cas où seroit cet inconvénient , il y aura corruption totale des intestins , alors sondant le corps avec le poing , comme nous allons expliquer la manière de le faire en parlant des mauvaises eaux , l'on entend un tintement; puis fouillant l'animal par le fondement, il vient du sang dans les excrémens, cela est signe de mort, il grince les dents, se couche toujours sur le ventre, enfle neuf à dix heures avant de mourir, et meurt ventre à terre comme la grenouille, les quatre jambes dans la même attitude.

S'il n'y a aucun de ces deux maux, le flux n'est rien, ou l'animal est sujet par lui-même au flux, ou gâté, auquel cas il n'y a point de remède.

Indigestion de manger.

Il arrive fort souvent que l'animal mangeant trop de grain, il reste dans la panse ou barque, ce qui s'appelle aussi être embarqué ; le manger ne se digérant que difficilement, l'animal ne mange que peu et sans appétit, il a cependant toujours le corps plein : cela arrive plus communément à ceux que l'on engraisse au grain ; il faut se don-

ner de garde de saigner en cette rencontre, car détruisant la chaleur, vous
rendriez le mal incurable.

Remède. Dans un pot d'eau de son
mettrez une muscade, pour deux sols
de cannelle, une demi livre de savon
noir et un demiard d'huile d'olive,
l'on répétera le breuvage au bout de
vingt-quatre heures s'il en est besoin;
il faut que l'animal fasse diète de manger et non de boire.

Mauvaise eau ou indigestion d'eau.

La mauvaise eau provient de la cru-
dité des eaux, qui étant prises en trop
grande quantité, séjournent par leur
froideur, et qui à force de séjourner,
putréfient et corrompent la panse, la
vessie et les intestins, ce qui cause la
mort : l'on s'en aperçoit en ce que la
vache ne donne point tant de lait, et
ne mange que peu ou point; en faisant

flotter le flanc droit avec le poing gauche, la main droite appuyée sur l'é-
chine du dos, prêtez l'oreille, vous
entendrez clabauder la mauvaise eau.

Remède. Dans une chopine d'urine
d'homme, mettez six têtes d'ail, deux
pincées d'absinthe pilées et une bonne
demi-poignée de sel; s'il en reste encore au bout de douze heures, vous
lui donnerez le breuvage que nous
venons de citer ci-dessus ; en parlant
du flux ordinaire.

Bouché dans le Corps ou dans la Mulette.

Les signes sont quand l'animal est
morne, triste, ne mange presque point,
et fiente fort peu.

Remede. Vingt-cinq ou vingt-six
blancs d'œufs battus avec un demiard
d'huile d'olive; s'il ne guérit pas dans
l'espace de douze heures, vous lui don-

nerez dans un pot d'eau de son deux onces de savon de Marseille coupé menu, que vous ferez dissoudre dans cette eau : il ne faut point que l'animal mange qu'il ne soit guéri ; mais il faut lui donner de bon boire blanc et de l'eau emmiellée.

Du mal de ventre ou colique.

Les signes sont quand l'animal se tord çà et là, piétonne, se couche ; et quand en se relevant il tremble, c'est que le mal est occasionné par un froid.

Remède. Un demion d'huile de rabette, chauffée par trois fois sur le feu dans une poële comme de la friture, la laissant refroidir un peu par deux fois dans l'intervalle des trois qu'il faut qu'il soit chauffé, crainte que le feu n'y prenne, et étant tiède, vous le ferez prendre à l'animal, que vous tiendrez chaudement pendant quatre heures seulement.

Du pissement de sang.

Il y a des pâturages forts sujets à faire uriner le sang, surtout où il y a beaucoup de chênes, parce que le bouton de chêne l'occasione, ou les herbes trop fortes.

Ce mal est toujours accompagné de flux et de fièvre plus ou moins forte, c'est ce qui oblige de tenir le corps de l'animal toujours frais et gras, crainte que les excrémens ne se recuisent, encore qu'ils vous paroissent lâches; il faut donner beaucoup de soupe à la crême avec de l'oseille, au moins quatre à cinq pots le jour, ainsi qu'une poignée d'auronne pilée et mise dans un pot de lait nouvellement tiré, seulement une fois ou deux pendant le courant de la maladie, et dans le cas où

l'on verroit que les excrémens vien-
droient à se recuire, c'est à-dire, que
la fiente deviendroit plus dure malgré
la soupe dont nous venons de parler;
mais il faut toujours donner un breuvage sitôt que l'on s'apperçoit du mal,
pour arrêter l'épanchement du sang,
et réitérer par la suite le breuvage
jusqu'à trois fois, s'il est nécessaire,
de vingt-quatre heures en vingt-quatre
heures, quoique observant le régime
ci-dessus. Je ne donnerai ici que deux
remèdes différens, encore qu'il en soit
au moins vingt de ma connoissance,
ne voulant point donner lieu de se
servir des moins sûrs, ou de donner
breuvage sur breuvage, ou toujours
changer, ce qui seroit la perte des
bestiaux.

Remède. Une bonne poignée d'herbe
à mille feuilles ou herbe à charpen-
tier, une poignée d'orties blanches,
une poignée de persil sauvage et une

poignée de sel, piler le tout ensemble,
et le mettre dans une chopine ou trois
demions de lait nouvellement tiré, répéter ce breuvage jusqu'à trois fois de
jour à autre s'il en est besoin. Nous
avons déjà indiqué le second remède
quand nous avons parlé ci-dessus du
flux ordinaire, où il se rencontre pissement de sang ; ce remède est plus sûr
que celui que nons venons de décrire,
mais fort dangereux dans le cas où
l'animal ne pisseroit pas le sang, c'est-
à-dire, que l'urine ne seroit pas assez
teinte en sang, car sitôt le breuvage
pris, l'animal mourroit ; c'est cependant celui dont je me sers comme étant
très-bon et certain ; il se répète jusqu'à
deux fois de jour à autre ; vous observerez qu'il faut, quand le breuvage
est prêt à donner, frotter dessous la
naissance de la vache et dessus le nerf
du bœuf avec la main, ce qui fait

uriner; l'on voit si l'urine est ensanglantée; et donnez le breuvage tout
de suite; s'il n'y a point long-temps que
la bête est malade, vous ferez à la jugulaire une moyenne saignée sitôt le
breuvage donné; mais dans le cas où
il y auroit deux ou trois jours, l'on ne
doit point saigner, l'animal ayant assez
perdu de sang; comme ce mal arrive
plutôt en été qu'en hiver, il faut laisser
l'animal dehors à la fraîche; et s'il fait
trop chaud, lui mettre un drap mouillé
sur le dos, que vous aurez soin d'hu-
mecter d'eau fraîche sur la chaleur du
jour seulement.

DES TUMEURS, LOUPES,

Apostumes et Abcès en général.

Ces quatre maux ne proviennent que de coups, humeurs indisposées, ou de la mauvaise qualité et malignité du sang.

Quant aux abcès qui se forment au-dedans du corps, il seroit difficile de distinguer ce mal, si ce n'est par la force de la fièvre, et quand l'animal ne mange point ; dès qu'on s'en apper-çoit, et que l'on n'y trouve aucuns autres maux qui puissent occasioner ce désordre, il faut faire ce qui suit.

Remède. Il faut saigner à la jugulaire deux fois pour un jour ; et s'il y avoit extrêmement de fièvre, saigner trois fois, même répéter le lendemain s'il en étoit besoin ; donner chaque jour un breuvage rafraîchissant composé de trois demions d'eau de son, dans lequelle vous pilerez un quarteron des quatre semences froides : on peut même le premier jour en donner deux breuvages si le mal presse ; l'on aura soin aussi de donner force tisanne de benoîte, comme il est dit ci-devant à l'occasion du flux sanguin, page 44.

Il se trouve fort souvent que la trop grande quantité de sang engourdit les membres et retire l'appétit, ce qui se trouve guéri par le moyen d'une bonne saignée à la jugulaire.

Quant aux tumeurs et apostumes, il faut toujours commencer par la saignée pour diminuer le volume du sang dont le cours est arrêté en cette partie, après quoi vous examinerez dans les vingt-quatre heures si l'humeur est fixée ; car, après la saignée, elle peut changer de place, et se dissiper peu à peu ; il faut graisser l'enfle une fois le jour avec de l'onguent de basilicum chaud, pour faire supurer, et s'il est besoin, faire ouverture quelques jours après pour donner cours aux matières, s'il y en a, et panserez la plaie, comme il va être dit, en parlant des plaies en général.

Il se peut rencontrer souvent des tensions de nerfs et gonflement des chairs, soit par coup, soit par la trop grande abondance d'humeurs inflammatoires ; il n'y faut point mettre de graisse chaude ni maturative, mais bien des graisses résolutives, émollientes, anodines et aromatiques toutes ensemble, tel qu'est mon beurre, dont j'ai donné la composition ci-dessus à l'article du Col, voyez page 25; il faut graisser tous les jours avec, et même deux fois.

DE LA FIÈVRE EN GÉNÉRAL.

La fièvre est un bouillonnement extraordinaire du sang, qui fait battre le cœur et les artères plus fréquemment que dans l'état ordinaire et naturel. Toutes fièvres continues ont une disposition inflammatoire ; et il est impossible de guérir aucune maladie à laquelle la fièvre est jointe, si vous ne commencez par couper la fièvre. Pour connoître si les animaux ont la fièvre, il faut placer la main dessous l'épaule contre le coffre vis-à-vis du cœur ; là, vous sentirez le battement déréglé du cœur et des artères. Dans toute fièvre il faut saigner hardiment, à proportion de la force de l'animal et de la fièvre ; dans l'intervalle de ces saignées, vous donnerez force tisanne de benoite, comme il est dit page 45, pour le flux noir ou flux sanguin ; mais si la fièvre continue jusqu'au troisième jour, vous donnerez un breuvage composé d'une demi-poignée moitié rue, moitié savigny, bouillies dans une chopine de cidre, que vous laisserez diminuer d'un tiers, coulerez et ferez prendre.

De la purgation.

La purgation est inutile à ces sortes d'animaux, en ce que les renvois fréquens de leur manger détruit la bile qu'ils pourroient avoir, revenant plusieurs fois dans la gueule, ce qui les oblige de remanger et ravaler une partie des alimens qu'ils ont déjà mangés auparavant, et fait que la bile passe en même temps qu'eux.

DES PLAIES EN GENERAL.

Toutes sortes de plaies doivent être pansées une fois par jour, et même deux en été; quand elles sont dangereuses ou qu'il fait chaud, les panser promptement et doucement sans meurtrir les chairs; tenir les plaies couvertes, que l'air n'y entre point jusqu'à ce qu'on s'aperçoive bien de la réunion des chairs.

Les plaies ordinaires, telles qu'apostumes, coupures, boutures, et celles que l'on fait pour aider à la suppuration, se pansent de la sorte : l'on se sert d'une seringue à injection, pour seringuer dans les plaies de l'eau-de-vie camphrée (pour douze sols de camphre dans une chopine d'eau-de-vie), quand il y a à craindre la gangrène, ou bien du jus de morelle, et dans les

plaies nouvelles l'on se sert de l'eau-
forte dont j'ai donné la composition à
l'article Taupe : l'eau faite avec cynoglosse ou langue de chien, est aussi très-
bonne : on ne peut s'en servir qu'en
été ; on en trouvera la composition à
la fin de cet article.

Il ne suffit pas seulement de laver
les plaies, il faut aussi chaque fois les
panser avec de la charpie de corde goudronnée, imbibée de térébenthine,
dont vous prendrez un quarteron, dans
laquelle vous delayerez deux jaunes
d'œufs, mettant dans les plaies plusieurs petites tentes, suivant qu'il en
sera besoin ; sans les trop entasser,
mais faisant en sorte qu'elles aillent
jusqu'au fond; il faut à chaque pansement laver toujours bien les plaies, et
quand il ne se fait plus de matières, il
suffit d'y seringuer deux fois par jour
une des eaux dites ci - devant, après

quoi on met la poudre à dessécher suivante.

Prenez une demi-once de mine de
plomb,

Trois gros de vert de gris,
Une demi-once de blanc de céruse,
Deux gros de sucre blanc,
Pour deux liards de poivre,

Trois gros de litharge d'or·, le tout
réduit en poudre et mis ensemble, en
saupoudrer les plaies que l'on veut dessécher, une fois le jour, pendant quatre à cinq jours de suite, sans les envelopper; s'il étoit trop difficile d'en arrêter le cours, l'on mettroit dans le fond,
par plusieurs fois, gros comme un grain
de bled de pierre de vitriol de Chypre.

Vous remarquerez qu'une plaie où
il y a apparence de beaucoup de matières se dépure avec poix noire et poix
de Bourgogne ensemble, moitié l'une
et moitie l'autre, changeant le cataplas-

me tous les jours, lequel tire beaucoup
et calme la douleur ; dans le cas où il
y auroit hémorragie, l'on arrête le sang
avant que de faire aucuns pansemens,
savoir, avec de l'herbe à mille feuilles
et de la grande éclaire pilées ensemble avec du sel et mis dans la plaie.

Eau de cynoglosse ou langue de chien.

Cette eau se fait au moyen de quatre poignées de cynoglosse ou langue
de chien, frottées et écrasées avec les
poings dans trois pots d'eau de fontaine,
en y laissant le marc; cette eau deviendra de couleur de lessive sous vingt-quatre heures; elle ne se conserve que
sept à huit jours, suivant les chaleurs;
elle est très bonne pour laver toutes
sortes e plaies; elle nettoie, consolide
les chairs, avance la guérison, et empêche la gangrène; on doit s'en servir
par préférence en été.

Denture ou morsure de loup ou de chien
qui auroient les dents venimeuses.

Il faut commencer par arrêter le venin des morsures, qui occasioneroit une enfle, gagneroit le cœur et feroit périr l'animal; cela s'arrête facilement au moyen d'huile d'aspic chaude, coulée jusqu'au fond des plaies; après quoi l'on garnira lesdites plaies de lierre terrestre pilé, avec une partie égale de grande éclaire et de berle d'eau, ainsi qu'une demi-poignée de sel, cela par trois jours de suite; ensuite desquels y mettrez de la bardane et de la cynoglosse, pilées par partie égale, encore pendant trois jours; après quoi vous seringuerez une des eaux, ou de cynoglosse, comme ci-dessus, ou de l'eau-forte, citée à l'article Taupe. *Voyez* page 17.

Coup de corne qui ouvre le ventre.

Il faut avoir soin de bien nétoyer la plaie avec de l'eau tiède , ainsi que les boyaux, s'ils sont visibles; après quoi il faut recoudre la peau bien uniment à fil double, et graisser cette partie jusqu'à guérison , qui sera environ huit jours , savoir , avec graisse de porc , moitié aussi gros de savon de Marseille coupé menu, et eau-de-vie; faire bouillir le tout ensemble , graisser chaud sur la couture et tout autour ; le lendemain du premier pansement, l'animal sera un peu enflé, il faudra lui ouvrir le cuir dans le haut au creux du flanc , pouce et demi de long , la pointe en bas, sans couper trop profond dans la chair , sur laquelle ouverture vous mettrez un emplâtre , composée de moitié de poix noire, et moitié de poix de Bourgogne sur de

la toile neuve, qui sera appliquée médiocrement chaude; et s'il arrivoit que
ledit emplâtre tombât avant sept à
huit jours , on en mettroit une autre
semblable; observez qu'il ne faut pas
que l'animal mange beaucoup pendant
six à sept jours.

PRÉSERVATIF,

Ou manière d'accommoder les bestiaux pour les préserver de différentes maladies auxquelles plusieurs pâturages les rendent sujets.

QUINZE jours après qu'ils seront dans les herbes, il les faut saigner à la jugulaire, et leur donner à chacun un breuvage composé d'une chopine de bon poiré ou de bon vin blanc, dans laquelle trois têtes d'ail, une muscade et deux sols de cannelle ; on pourra répéter ce breuvage au commencement de septembre ; vous suivrez, pour les faire herber, la méthode indiquée ci-devant, quand nous avons parlé de la pienne , page 36.

De la fourbure.

Quand un animal est fourbu , il a

peine à marcher , et en marchant il avance ses pieds proche l'un de l'autre , les tenant rassemblés par la peine qu'il a de les mouvoir, surtout étant fourbu du devant et du derrière; quelquefois il ne l'est que d'une de ces deux parties ; mais l'on s'en apperçoit toujours par la difficulté de mouvoir les membres affligés, d'autant qu'il ne paroît d'autres inconvéniens pour les en empêcher; le pansement est égal pour une partie comme pour deux.

Remède. Il faut leur couper les huit petits galets ou cafignons, comme il est dit ci-devant *dans l'opération des saignées* : ayant bien saigné, cela peut suffire pour les guérir; cependant s'il étoit nécessaire, on les saigneroit encore à la jugulaire, en observant que si les jambes sont enflées, il faudra les graisser avec partie égale d'huile d'aspic et d'huile de laurier un peu chaude.

Faire tarir le lait.

Pour faire tarir ou mourir le lait, voici deux bons moyens.

1.º On tire du lait dans un pot tenant environ une écuellée, dans lequel on ajoute pour un sol de térébenthine de Venise, que l'on fera chauffer devant le feu jusqu'à ce qu'elle soit fondue sans bouillir, l'on en lave bien la mamelle partout deux ou trois fois en deux ou trois jours de suite.

2.º De bon vinaigre de vin, dans lequel vous ferez détremper de la vieille argile, ajoutant pour trois sols de sang de dragon, en barbouiller la mamelle deux ou trois jours de suite : observez qu'un des deux remèdes suffit pour le faire tarir.

Du lait épanché dans la masse du sang.

Les symptômes de cet accident sont quand l'animal devient triste et dégoûté, rendant quelquefois le lait par les naseaux , cela provient de la trop grande quantité de lait que porte une vache que l'on tarit , qui par sa révulsion fait un grand ravage dans la masse du sang, si l'on n'a pas soin de prévenir cet accident par la saignée , lorsque l'on tarit le lait d'une vache qui en a beaucoup.

Quand le lait est épanché.

Remède. Il faut saigner à la jugulaire souvent trois fois en trois jours de suite, et donner aussi deux ou trois breuvages un chacun desdits jours , pour purifier le sang , composé d'une chopine d'eau de la forge d'un maréchal , la plus ancienne, que vous coulerez dans un linge, après quoi y ajouterez deux onces de résine en poudre, qui infusera à froid environ dix-huit heures , y ajoutant ensuite une once de foie d'antimoine , et donnerez le breuvage.

*Airs de terre que l'on croit souvent être
piqûre de bête venimeuse.*

Ces airs proviennent de la mauvaise
exhalaison de la terre, étant couchée
la mamelle dessus, ce qui occasione
une enfle fort dure et chaude dans un
côté de la mamelle ou un quartier seulement, et empêche d'en pouvoir tirer
le lait, ce qui augmente beaucoup l'enfle et l'enflamme: il faut avoir soin, et
tâcher de tirer le plus qu'il est possible
le lait quinze ou vingt fois le jour pour
empêcher l'inflammation, et que la vache ne perde la tette, de laquelle la
lumière se boucheroit. Observez que
l'on ne graisse jamais cette partie avec
des drogues trop chaudes ou trop fortes : mettez dans cette tette ou trayon
une petite plume par le bout pour en
conserver la lumière, et graisser la
mamelle une fois par jour jusqu'à guérison avec le beurre un peu chaud,

dont nous avons donné la composition page 25.

Piqûre des bêtes venimeuses.

Il faut saigner d'abord de la jugulaire sitôt que l'on s'aperçoit d'une enfle rapide, ensuite faire prendre une once d'orviétan dans une chopine de poiré ou cidre; laver l'enfle et piqûre deux fois en deux heures avec du jus de plantin, et graisser après avec le beurre décrit ci-devant page 25, pour ramollir l'enfle jusqu'à guérison : faute d'orviétan, vous mettrez une cassotée de poudre à tirer dans une chopine d'urine avec deux têtes d'ail, et dissoudre la poudre comme il est dit ci-devant pour le venin hâté page 40.

Des gales qui surviennent aux tettes ou trayons.

Les gales proviennent des exhalai-

sons de la terre, d'un temps trop plu-
vieux ou de trop de froid; les vaches
y sont particulièrement sujettes quand
elles commencent à coucher dehors,
ou quand elles couchent dehors ayant
nouvellement vêlé, ou quand elles
passent trop souvent dans l'eau jusqu'à la mamelle.

Remède. Prenez une demi-once de
blanc de céruse, demi-once de mine
de plomb, demi-once de litharge d'or :
le tout en poudre, que vous mêlerez
dans la graisse de porc fondue, et
engraisserez la vache après l'avoir ti-
rée; ce que vous ferez deux fois le
jour.

*Des crevasses qui surviennent aux
tettes ou trayons.*

Il suffit de faire fondre de la cire
vierge avec de l'huile d'olive, et grais-
sez deux fois le jour après avoir tiré
a Vache.

D

Du fil.

Si le fil est pendant, on pourra le lier avec de la soie retorse cramoisie, que l'on doublera pour serrer mieux ; il faut lier le plus près de la peau qu'il sera possible à nœud double, et par la suite le fil pourra tomber.

Autre moyen bien plus sûr, c'est d'abattre l'animal, et cassant tout le fil au ras de la peau, l'arracher avec la main, mettre après une poignée de cendre à l'endroit pour arrêter le sang : si le fil étoit trop long, vous l'arracheriez en deux fois, afin que l'animal ne perdît point trop de sang.

Des vèrrues.

Il faut racler les vèrrues jusqu'à ce qu'elles saignent ; après quoi les saupoudrer de réagal ou arsenic jaune, très-peu à la fois, et répéter tous les six à sept jours, cela détruira les ver-

rues jusqu'à la racine : il y a danger
d'en mettre trop à la fois, car l'on
feroit manger les bonnes chairs. Il faut
éviter que l'animal n'y puisse porter
la dent, et l'en empêcher.

De l'épaule démontée et débottée.

Démontée. Cela vient d'un fort coup
ou tressaut à l'épaule, et c'est un
vrai écart, d'autant qu'il se forme des
glaires entre le coffre et l'épaule, qui
mettent l'animal hors d'état de marcher, étant plus sensible que le cheval.

Remède. Prendre partie égale d'huile
d'aspic, d'huile de pétrole et d'esprit-
de-vin, graisser toute l'épaule au soleil
ou au feu, ayant fait auparavant une
bonne saignée à la jugulaire ; ensuite
couvrir toute l'épaule d'une charge
faite de parties égales de poix de Bourgogne, de poix noire et de résine,
placer une ortie à l'anglaise, graissée

de basilicum, au bas de l'épaule, entre l'épaule et la poitrine, que l'on aura soin de faire tourner avec le doigt tous les jours : l'on peut aussi faire herber l'animal, comme il est dit ci-devant page 37.

Déboîtée. Quand la boîte de l'omoplate ou palleron se trouve hors de son lieu, ce qui fait que l'omoplate descend environ trois ou quatre doigts, suivant que les parties nerveuses d'autour de la boîte sont relâchées, ce qui est facile à voir dans tout le haut de l'épaule.

Opération. Il faut abattre l'animal sur le côté opposé, remonter l'omoplate en son lieu, faisant replacer la boîte en remuant la jambe; après quoi mettre une charge, depuis demi-pied au-dessous de la boîte jusqu'en haut, de façon qu'elle prenne quatre doigts de l'autre côté, afin qu'elle tienne mieux, et la laisser jusqu'à ce qu'elle tombe d'elle-même. La charge sera composée d'une livre de poix noire, une livre de poix de Bourgogne et une demi-livre de résine, le tout bouilli ensemble, étendu sur un morceau de toile neuve, suffisamment grand, vous l'appliquerez un peu chaud; ensuite vous chaufferez partout avec une pelle à feu pour que cela tienne, en passant de temps en temps la main dessus.

Jambes enflées par mémarches, coups, tressauts de nerfs, ou humeurs qui tombent sur cette partie.

Si l'enfle est molle, et qu'il n'y ait pas matière, il suffit de la graisser avec onguent de basilic chaud, une fois le jour jusqu'à guérison.

Quand il y a matière, il faut y faire ouverture pour qu'elle s'écoule; s'il y a engorgement ou tumeur dure, ainsi que pour la douleur de nerfs, il faudroit

graisser deux fois le jour jusqu'à guérison avec le beurre indiqué ci-devant
page 25.

Ruptures.

Les ruptures ne sont faciles pour la
cure, que lorsqu'elles se trouvent en
une partie où il est possible de faire
tenir les bandages, comme les jambes
et le bas des cuisses, où ils peuvent
tenir facilement.

Opération. Il faut tirer fortement
du haut et du bas; pour tirer du haut,
c'est par le moyen d'un drap que l'on
passe dessons la cuisse ou l'épaule, l'a-
nimal étant abattu sur le côté opposé,
puis tirant fort, celui qui opère re-
place les deux parties de l'os, l'une sur
l'autre, c'est-à-dire, bout à bout, et
pendant qu'on les tient ainsi, on applique une compresse simple trempée
dans de l'eau-de-vie, ensuite une bande
faisant trois tours, après cela une autre

faisant aussi trois tours de l'autre sens,
alors on met des compresses de six à
huit doubles du haut en bas, tant qu'il
en faut pour remplir tous les vides,
deux éclisses de bois, et par-dessus une
bande fort longue. Observez qu'il ne
faut serrer ni trop ni trop peu, mais
de raison, afin que les bandages tiennent les os en état, et que la circulation ne soit nullement empêchée. Le
calus sera formé en quarante jours, au
bout desquels vous retirerez le bandage, et graisserez la partie avec le
beurre composé comme ci-devant
page 25, dans lequel vous ajouterez un
peu de beurre frais, et cela pendant
huit jours deux fois le jour, pour ras-
souplir et donner nourriture plus
prompte à la partie ; pendant lesdits
quarante jours vous laisserez l'animal
libre, c'est-à-dire, sans soupentes, car
il se gardera bien d'appuyer dessus.

Du fourchet.

Ce mal vient dans le fourchet des pieds, soit devant, soit de derrière. C'est un pus qui s'y amasse et se racornit comme un peloton jaunâtre de chair morte, quelquefois gros comme un jaune d'œuf, et qu'il faut extirper dans la suite, cela fait boiter considérablement l'animal. Les remèdes que nous allons indiquer, servent surtout à faire racornir ou découvrir le mal plutôt, qui, sans ce, pourroit occasioner un grand dommage dans tout le pied, jusqu'à en esquiller les os.

Remède. De là bouillie faite avec de l'eau, farine de froment, deux blancs de poireaux pilés, et gros comme un jaune d'œuf de graisse de porc fondue, que vous mettrez sur des étoupes et envelopperez le mal deux fois en deux jours, après quoi vous mettrez dessus

le mal des parties égales de vert-de-gris,
sucre blanc et poivre : le tout en poudre, et un restringent en cataplasme
sur des étoupes, composé de suie grasse
broyée et passée au tamis, incorporée
dans des blancs d'œufs, cela tous les
jours, jusqu'à ce que vous puissiez dé-
charner le peloton de mauvaise chair,
ce qui sera devenu facile, n'ayant plus
rien de commun avec la bonne : il se
tire avec les doigts ou le couteau, après
quoi il reste un creux, dans lequel on
mettra deux ou trois fois, sans envelopper, du tarc ; vous y incorporez de
la poudre à dessécher, donnée ci-dessus
à l'article des Plaies, page 21.

Des gros galets ou gros cafignons.

Il arrive souvent que l'animal ayant
trop marché plusieurs jours de suite,
il se forme une courbature dans le gros
galet, ce qui les fait tomber, si on
n'y apporte remède auparavant.

D 5

Remède. Pour prévenir cet accident, quand vous voyez qu'il boite fort bas, il faut lui envelopper le pied dans un cataplasme fait avec des ognons cuits et de la graisse de porc et du tarc : vous appliquerez le tout ensemble chaud, une fois chaque jour pendant trois jours, et il guérit.

Quand le galet est tombé, l'on met dessus parties égales de vert-de-gris, sucre blanc et poivre : le tout en poudre, pour empêcher qu'il ne croisse de petits bubons de chair vive; après l'en avoir saupoudré, vous y appliquerez un restringent, tel que de la suie grasse broyée, passée au tamis, incorporée dans les blancs d'œufs et un peu de vinaigre de vin ; vous panserez de la sorte pendant quatre ou cinq jours, suivant que vous verrez la disposition des chairs ; quand il ne paroîtra plus de chair trop vive, ni d'excroissance, vous panserez seulement avec le cataplasme restringent, et sur la fin vous n'y mettrez que du tarc chaud, sans envelopper le pied, observant qu'il ne mette le pied à l'eau jusqu'à guérison.

Clou de rue dans le pied, épine, esquille de bois, ou petit amas de pus.

Premièrement, il faut retirer tous les corps étrangers, tels que le clou, etc.; après, faire ouverture à la corne sur le mal, afin de donner lieu aux matières de s'écouler, au lieu de séjourner en cette partie; vous introduirez dans cette ouverture de l'huile d'aspic chaude, ou du suif avec du poivre, que vous ferez bouillir dedans avec des pinces à feu, rouges, cela se répète jusqu'à ce qu'il n'y ait plus de matière.

Remarquez que dans le cas où la matière auroit trop séjourné, et viendroit à souffler aux poils, c'est à-dire, à sortir par la couronne du pied, on mettra autour de la couronne le restringent ordonné dans l'article précédent, ayant soin de tenir l'ouverture que l'on a faite sous le pied toujours ouverte pour en faciliter l'écoulement; dans le cas où les matières seroient trop abondantes, l'on ne mettroit point le feu d'abord, ni l'huile d'aspic, mais bien parties égales de vert-de-gris, sucre blanc et poivre, le tout en poudre; faire ce pansement tous les jours jusqu'à ce que l'abondance des matières soit tariés, après quoi y mettre suif et poivre, et faire bouillir, comme nous venons de l'expliquer, s'il est nécessaire, car dans le cas où il n'y auroit apparence de matière née ou à naître, il seroit inutile.

Cuisses démises.

Les cuisses ne se démettent, de ma connoissance, qu'au troisième joint,

vis-à-vis la mamelle, l'autre joint d'au-
dessus n'étant sujet qu'à un relâchement et tressaut de nerfs, ce qui s'appelle ouin, le joint ou jointure paroît
plus gros qu'à l'ordinaire, et l'est effectivement : en faisant marcher l'animal on voit tressauter les nerfs, ce qui
souvent le fait boiter et le rend pesant;
cette jointure est la quatrième dans le
haut au gros de la cuisse, au-dessous
de la hanche vers les cimiers.

Remède. Il suffit d'y mettre, aussitôt
que l'on s'en aperçoit, la charge que
nous venons de donner ci-devant pour
l'épaule démontée. Quant à la cuisse
démise, c'est un os plat du dedans de
la cuisse qui se déplace par le devant
et reste en dehors, ce qui fait que l'animal ne peut marcher ; cela se remet
facilement.

Opération. Tirer la jambe en arrière
ou en avant, suivant qu'il est plus fa-

cile, pour donner liberté à l'os de repasser sous la peau par le devant de la
cuisse , pendant que celui qui opère
l'aide à repasser avec ses mains ; l'os
se trouve aussitôt à sa place , et l'animal ne boite plus.

Du mal de cuisse.

Il y a un mal qui se nomme ainsi ,
parce qu'étant dans la cuisse il contraint
l'animal de boiter d'un pied de derrière. C'est une espèce de gangrène ou
tac, maladie presqu'incurable, à cause
de la quantité de sang qui vient se répandre dans cette partie ; dès qu'on
s'en aperçoit, il faut faire de fréquen-
tes saignées , et graisser la cuisse avec
de l'eau-de-vie camphrée, dans laquelle
il y aura un tiers d'huile d'aspic , ensuite bien frotter toute la partie avec
du savon d'Alicante, ce qu'il faut répéter deux fois en vingt-quatre heures,
encore ne réussit-on pas toujours.

Vaches robinières ou taurelières.

'C'est une Vache qui ne se fait point remplir, et qui cependant se fait servir par le taureau à chaque moment, et n'en peut rien retenir ; souvent elle mugit comme le taureau, et a la queue haute, ce qui vient de la chaleur du sang, ainsi que de l'abondance de l'humidité : on peut la calmer par le moyen de deux grandes saignées en deux jours de suite, ainsi qu'en lui donnant deux breuvages les deux autres jours suivans, composés d'une poignée de rue pilée et mise dans une chopine de poiré avec demi-once de foie d'antimoine ; mais il convient auparavant de lui couper dans la naissance un petit bouton vermeil, qui est presque tout dans le bas, avec des ciseaux, et après, brûler la place avec des pinces à feu rouges ; après ces opérations, elle sera tranquille un mois ou deux, pendant lequel temps elle pourra se trouver pleine ou grasse; si cela n'arrive pas , et qu'elle recommence , il faut recommencer l'opération et les remèdes.; vous observerez que les Génisses, qui ont le derrière , le col et les cornes semblables à celles du taureau , se nomment Taurelières; elles ne portent jamais de veau, étant mitigées; il n'y a aucun remède pour elles.

DU VÊLAGE.

Signes d'avortement, avec la manière de replacer le Veau déplacé.

QUAND une Vache est malade pour avorter, elle meugle, piétine, se détord comme étant prise du mal de ventre, elle amouille de naissance, et jette des filandres; quand vous verrez ces symptômes, il faudra, avec le poing, sonder le Veau, comme il est dit ci-devant pour les Vaches amouillantes, page 5. Au tact, vous sentirez la position du Veau, et suivant qu'il doit être haut, à proportion du temps que la Vache est pleine; il faut sonder aussi à l'autre flanc, s'il s'y trouve; c'est une marque qu'il est déplacé; il faut savoir aussi s'il est mort ou vivant : celui qui est vivant est mobile au tact et balance; celui qui est mort est au coutraire immobile. Dans le cas où le Veau n'est que déplacé, il faut prendre un drap que l'on passera dessous le ventre, le lever doucement et peu à peu, à quatre personnes, qui lorsqu'elles viendront à se fatiguer, le relâcheront aussi tout doucement, après quoi ressonder au tact pour voir s'il est remonté ou retourné; s'il ne l'est pas répéter jusqu'à trois fois la même opération; alors s'il n'est pas replacé tout-à-fait, c'est une marque qu'il est bien foible ou mort; comme aussi, si en relâchant le drap doucement, la Vache s'abat en même temps, c'est signe que le Veau est mort, ou qu'il a les quatre pieds en haut vers le faîte de la Vache. On sent au tact le Veau qui a les pieds en haut en deux endroits, au même côté que l'on sent la Vache pleine de deux Veaux; la seule différence est en ce que les deux Veaux sont placés à côté l'un de l'autre et qu'au contraire, quand le Veau est renversé, on croiroit en sentir un dans le haut et un autre dans le bas; dans cette position, il ne peut se remettre à sa place, il faut le tirer comme l'on feroit à un Veau mort, pourvu qu'il y ait du passage, ainsi que nous allons l'expliquer dans l'article suivant.

Le Veau bien replacé, saignez à la jugulaire, ce qui fera que la Vache n'avortera point, et ne donnera son Veau qu'au bout du temps qu'elle le doit porter, qui est ordinairement neuf mois, quelquefois quinze jours ou trois semaines après; observez qu'elle supporte davantage à l'herbe qu'au sec; il y en a qui cependant avortent un instant après que le Veau est replacé, mais avec bien plus d'aisance que s'il ne l'étoit pas.

Il y a des Vaches qui ne sont point ouvertes, c'est-à-dire, qu'il n'y a point assez de passage pour aller chercher

le Veau, qui , restant dans le corps de
la Vache, se racornit comme une boule;
la Vache ne périt point pour cela, en en
ayant grand soin ; mais il y en a beaucoup qui périssent quand , au lieu de
se racornir, il tourne en corruption La
Vache qui porte son Veau racorni dans
la vêlière ou portière, ne demande plus
le Taureau ; il est facile d'y être trompé dans un marché, et de l'acheter encore pour une amouillante , car l'on
trouve le Veau au tact , et du lait d'a-
mouille dans la mamelle pendant plus
de deux mois , et même trois; mais au
tact vous devez sentir qu'il est immobile et mort ; il faut garder ces sortes de
Vaches près de dix mois ou un an à
les bien nourrir, surtout d'abord quand
le veau se racornit; car elles mangent
bien peu , deviennent extrêmement
maigres en quinze jours de temps ;
au bout de dix mois, ou avant , si

l'herbe est venue, l'on mettra ces sortes de vaches à l'herbe pour graisser, et
elles engraisseront comme les autres;
les bouchers trouveront encore le
veau racorni dans la vêlière.

Opération du vêlage.

Il faut chauffer de l'eau nette un peu
plus que tiède, et s'en laver le bras
et la main chaque fois que vous le passerez dans le corps; s'il est possible
de passer deux ou trois doigts à l'entrée de la vêlière, à force d'y essayer
on y passera la main et le bras; si,
au contraire, on ne peut y passer
qu'un doigt, et que le trou soit en tour-
nant, c'est marque que la vêlière est
renversée, c'est-à-dire, qu'elle a fait
un demi-tour, et il est impossible d'y
entrer.

Opération. Quand on y est entré, il
faut remarquer la position du veau,

et le tourner s'il est possible dans la vraie position qu'il doit avoir pour venir, qui est les deux pieds de devant sur lesquels est la tête ; après quoi, avançant un peu les pieds, tenant la tête dessus, vous passerez un petit cordeau, qui ait un *glas* ou nœud coulant au bout, que vous porterez dans le corps, laissant l'autre bout dehors pour vous en servir; étant arrivé à la tête, vous creuserez la taie vis-à-vis de la gueule avec les ongles, et passerez le *glas* dudit cordeau dedans la gueule à la machoire inférieure, que vous *glacerez* ou serrerez, bien entendu que ladite tête sera bien placée sur les pieds; puis vous tirerez les deux pieds avec la main qui est dans le corps, et la tête avec le cordeau avec la main qui est au-dehors, de façon que tout vienne l'un quand l'autre : étant arrivé une fois dans la *croi-*

sée, vous tirerez toujours peu-à-peu,
et à mesure que la vache fera ses efforts, jusqu'à que le veau soit venu;
comme il arrive souvent qu'il y en a
qui ne se couchent point, et que l'on
a le bras trop court pour pouvoir atteindre le veau, ou le retourner, on
prend un drap à quatre pour soulever
le ventre, ou une planche à deux, ce
qui donne aisance à l'opérant d'y atteindre; il arrive aussi quelquefois que
le veau vient le derrière devant, ou
il y est disposé, et qu'il est impossible
de le tourner d'un bout à l'autre; on
peut le faire venir de cette manière,
tirant les deux pieds de derrière et la
queue. Quand un veau présente les
pieds de devant seulement, sans tête,
il faut se donner de garde d'aller le
tirer, car quelquefois la tête est renversée sur les épaules, ou elle est en
bas vers la mamelle de la vache, ce

qui feroit trop de violence pour venir
ainsi ; mais on repousse les pieds dans
le corps pour faire suivre la tête, comme
il est dit ci-devant. Comme il y a des
veaux qui se trouvent difformes et
tortus de membres, ce vêlage est souvent très difficile ; cependant il ne faut
point y atteler de chevaux comme
d'aucuns ; mais on peut attacher la
vache avec deux traits par les cornes, et
étant du monde suffisant, tirer à mesure que la vache s'efforce, et non
autrement. S'il arrivoit qu'une vache
étant vêlée, fût forcée dans la croisée,
l'on mettroit une charge sur les reins,
vis-à-vis la croisée, composée de poix
navale, etc. comme il est dit ci-devant
page 63, que vous appliquerez chaude
dessus de la toile, et chaufferez après
avec une pelle à feu ; vous observerez que, quand l'opération du vêlage
est longue, on peut donner du cidre

ou du vin à la vache, pour la forti-
fier, ainsi qu'après l'opération : il peut
arriver qu'un de ces animaux taure
l'un sur l'autre, se blesse dans les reins
ou croisée, on y mettra la même
charge que dessus.

Nettoyer ou faire nettoyer.

On peut nettoyer à la main, ou
faire nettoyer par breuvage. Nettoyer
à la main, c'est suivre le cordon qui
pend à la naissance, et aller détacher
la taie tout autour, afin de pouvoir
l'avoir.

Faire nettoyer, c'est donner deux
breuvages en vingt-quatre heures,
composés chacun d'une livre de levain
et d'une once de thériaque dissous en
trois demions de bon cidre ou poiré,
et ne donner presque point à manger
à la vache qu'elle ne soit nettoyée;
répéter jusqu'à trois fois s'il est nécessaire.

E

Du ros qui se présente ou qui est sorti hors du corps.

Il y a des vaches qui font voir leur ros avant de donner leur veau, ce qui les empêche quelquefois de pouvoir vêler ; d'autres le jettent après le vêlage, en s'efforçant, soit pour se nettoyer, soit à cause du ros même, qui se trouvant au passage, oblige la Vache de le jeter hors.

Opération. Il faut bien nettoyer le ros avec un linge fin et de l'eau tiède, et le soutenant dans un linge bien blanc, on le repasse doucement sans le meurtrir jusque passé la croisée ; après quoi il se trouve à sa place ; crainte que la Vache ne s'efforce pour le jeter de rechef, il faut lui mettre sur le dos une besace pleine de cailloux, et mettre beaucoup de fumier sous les pieds de derrière, pour lui tenir cette partie plus haute que le devant, il ne lui faut pas beaucoup donner à manger, ce, pendant quarante-huit heures ; remarquez qu'il y en a qu'on est obligé de boucher.

Je ne parlerai point de se téter ou se laisser téter, de perdre le lait, ni d'apprêter les Vaches en lait, c'est-à-dire, farder la mamelle, comme font les maquignons; cela est trop connu du public.

Mort subite.

Il arrive en certains endroits que les Bœufs ou Vaches meurent subitement; ce qui est occasioné par une eau rousse, qui se trouve dans la taie du cœur et l'engloutit : il faut avoir soin de faire ouvrir la première morte, et en faire la visite. Pour les autres, encore qu'elles ne paroissent pas malades, il faut les saigner à la jugulaire, et donner le lendemain à chacune un breuvage, composé de quatre gousses d'ail, d'une muscade, de deux sous de cannelle, le tout en poudre, et mis dans une chopine de bon poiré ou vin blanc ; après quoi les faire herber, comme il est dit page 37.

De la jaunisse.

La jaunisse est occasionnée souvent par défaut de nourriture, ou pour avoir souffert long-temps faute de saignée ; elle se connoît par le tour de la prunelle des yeux, qui est jaune, ainsi que le dedans des lèvres.

Remède. Il faut saigner deux fois en quatre jours, donner deux breuvages dans le courant desdits quatre jours, le jour que l'on ne saignera point ; ces breuvages seront composés d'une chopine de poiré, dans laquelle on mettra une once de safran et une once de foie d'antimoine, après quoi herber de la manière ci-dessus page 37.

De la bouze.

Quand la bouze ou fiente est trop claire, et qu'elle pue, c'est signe que l'animal est gâté ; il est à remarquer qu'elle est aussi claire, sans sentir si mauvais, quand l'animal pisse sang, qu'il a mauvaise eau ; ce qui arrive aussi souvent quand on le met dans des herbes tendres, ce qui alors n'est rien ; quand la fiente est trop dure, c'est signe de fièvre ; quand elle est ensanglantée et noire, c'est signe de corruption dans les intestins.

De la manière de donner les breuvages.

Les breuvages se donnent toujours à jeun, à moins que le mal ne presse, avec une corne, comme pour les chevaux, tenant à l'animal d'une main les naseaux, et de l'autre la langue.

Des lavemens.

Il faut en donner quand on voit que le corps ne fait point ses fonctions, avec une corne menue et longue de la pointe; il faut fouiller l'animal avant pour le disposer à le recevoir. Les lavemens seront composés d'eau de son, demi-livre de miel et demi-livre de beurre frais.

Tisanne de Benoite ou Cariofillata.

Cette tisanne se fait avec trois jointées ou six poignées de benoite, feuilles et racines bouillies pendant un quart d'heure dans six pots d'eau : je ne connois pas d'auteur qui ait donné à cette plante la qualité de fébrifuge ; cependant elle est très-bonne pour détruire toute espèce de fièvre, en donnant de cette tisanne aux bestiaux, jusqu'à six ou sept pots par jour.

Signes de mort.

Les signes de mort sont quand le pied de l'oreille est froid, la respiration trop gênée par sanglots, quand l'animal se donne des coups de pied au ventre, que ses boyaux tintent, que la tête est couchée vers le flanc, que les yeux sont tournés et rentrés, que le cœur bat précipitamment, quand la gueule est froide et serrée que l'haleine sent mauvais, quand l'animal grince des dents.

TRAITÉ

Des maladies des Moutons.

DE LA BOUCHURE.

Un mouton bouché est triste et ne mange point; il faut faire bouillir du son de froment, faisant fondre dedans gros comme le pouce de savon coupé menu, lui en faire avaler plein une écuelle, et répéter le remède au bout de vingt-quatre heures s'il est nécessaire.

Gale des Moutons.

Il faut bien séparer la laine pour graisser, et le faire non-seulement sur la gale et bubons de gale, mais encore tout autour et un pouce au-delà, ce qui s'appelle arrêter la gale.

Graisse pour ladite gale.

Dans une livre de graisse de porc incorporer cinq gros de vif-argent, jusqu'à ce qu'il soit imperceptible, ce qui est essentiel pour que la graisse soit bonne; vous y ajouterez de l'ardoise neuve pilée et passée au tamis fin jusqu'à ce que la graisse soit bien bleue, alors vous pourrez vous en servir.

Des Poux ou pouillotement.

Ce que l'on appelle ainsi sont des petits poux qu'ont les Agneaux ou jeunes Moutons, les jeunes et anelliers y étant plus sujets que les autres, quoiqu'étant dans le même bercail, ce qui se communique. L'on s'en aperçoit en ce qu'ils se tirent, c'est-à-dire que la laine surpasse l'autre en bien des endroits comme si elle étoit arrachée, ce qui s'appelle tirons.

Remède. Pour cent bêtes, il faut un quarteron d'arsenic pilé, que l'on fera bouillir dans douze pots et demi d'eau pendant un demi-quart d'heure ; après, étant refroidie, l'on séparera la laine de chaque mouton, les uns après les autres, depuis le col jusqu'à la queue, et versant sur chacun un demiard de cette eau le long de ladite séparation de la laine ; de suite frottant partout avec les deux mains , en remontant, afin que ladite eau mouille tout le corps, ce qui fera mourir les poux, et même empêchera qu'ils n'aient si-tôt la gale : pour parer les moutons après le pansement, on prend des forces et on tond les tirons de laine qui surpassent : observez qu'il est né-cessaire de choisir un jour de beau temps pour ce pansement et de le faire sitôt qu'on s'en apercevra, aussi bien qu'au sujet de la gale, car la né-

gligence feroit occasioner beaucoup
de perte sur la laine.

Trop de sang.

Quand le mouton est pris de trop
de sang, il tégue, se couche, et quelque fois se vautre par terre et meurt
à l'instant; il faut le saigner promptement des deux veines de dessus les
yeux avec un canif ou un petit couteau
pointu, que l'on enfonce et relève de
biais dans les deux petites cavités dessus les yeux; après quoi donner une
demi-once de foie d'antimoine dans
un demiard de cidre.

Chaleur.

Le mouton étant trop chargé de
lait, ne peut se trouver pris de
chaleur.

Remède. Il faut le mouiller promptement dans l'eau fraîche et le mettre

à l'ombre, et lui faire prendre une demi-once de foie d'antimoine dans un demiard de cidre, comme il est dit ci-devant.

Eau croupissant dans le corps.

Cette eau provient souvent des rotoires du fumier; il faut abattre le mouton sur le dos, et lui faire flotter le ventre avec les mains; s'il a de l'eau on l'entendra clapoter.

Remède. Dans un demiard de cidre délayer deux onces de levain et une demi-once de thériaque, répéter au bout de vingt-quatre heures s'il est besoin.

Autre remède. Dans un demiard d'urine d'homme deux gousses d'ail pilées et une bonne pincée de sel, répéter aussi au bout de vingt-quatre heures s'il est besoin.

Des morsures de Loup ou de Chien.

Il faut à toutes morsures avoir soin d'abord d'en arrêter le venin, qui s'arrête par le moyen de l'huile d'aspic chaude, de l'huile d'olive bouillante, ou du sel menu : une de ces choses mises dans la plaie; après quoi il faut piller des feuilles de *teigneux* ou bardane avec un peu de sel; puis prenant le marc, duquel l'on en fera tomber le jus dans les plaies; si c'est en hiver, l'on se servira d'huile *d'ypericum*, dans laquelle on ajoutera un peu d'onguent rosat, que l'on fera fondre ensemble, et mettra un peu chaude, dans les plaies, qu'on pansera une fois chaque jour.

Goîtron.

Le Goîtron est une enfle qui vient dessous la gorge, et enfle de façon à étouffer l'animal.

Remède. Il faut tondre la laine, et graisser ladite enfle avec un quarteron de graisse de porc, dans laquelle on mettra deux onces de savon noir et pour trois sous d'eau-de-vie, le tout bouilli ensemble, graisser une fois le jour jusqu'à guérison.

Gobbes.

Ce qui est appelé ainsi, est une petite pelote plate, large d'un pouce par le milieu, et pointue des deux bouts, qui est indigeste et quelquefois empoisonnée; elle reste ordinairement dans la mulette, ou en bouche l'entrée ou la sortie, ce qui empêche de passer les immondices, et fait périr le mouton : les symptômes que donne le mouton engobbé, sont qu'il cesse de manger, regarde en haut, et fait un peu le haut dos. Je ne dirai point la manière de composer ces sortes de maléfices et empoisonnemens, crainte qu'il ne soit encore des malfaiteurs et empoisonneurs : je me contenterai de donner la connaissance d'un breuvage, pour aider à faire passer et digérer celles qui ne sont qu'indigestes.

Breuvage. Six blancs d'œufs, dans lesquels ajouter pour quatre sous d'huile d'olive et le tiers d'une cassotée de poudre à tirer, le tout battu ensemble et le lui faire avaler; répéter vingt-quatre heures après s'il est besoin.

De la Vérole pouacre, ou mauvais Museau.

Tous ces maux viennent à la tête et sur le nez : la même graisse les guérit; observez que quand le mal est en croûte, il faut le gratter avec un couteau avant que de graisser, sans cependant faire beaucoup saigner.

Graisse. Dans une livre de graisse

de porc une once de vif-argent incorporé, jusqu'à ce qu'il soit imperceptible ; après quoi y ajouter une demi-
once de vert-de-gris, deux onces de
blanc de céruse et deux onces de mine
de plomb, le tout en poudre, que
l'on incorporera avec la spatule, et
graisser de suite : s'il est besoin, on
pourra graisser une seconde fois au
bout de huit jours, ce qui arrivera
rarement, ou la graisse ne serait pas
bien faite : il est à remarquer que si
le mal est trop invétéré, vous le graisserez avec de la friture de poisson,
avant que de répéter le remède ci-
dessus, pour donner plus de facilité à
enlever les croûtes qui seroient formées.

Meurtrissures des chairs, muscles ou
vaisseaux sanguins.

Pour les meurtrissures occasionées
par coups ou dentures de chiens, aux-

quelles il n'y a point d'ouverture qui laisse épancher le sang qui y survient et qui tourne en corruption, il faut, auparavant tout, calmer la partie irritée, et aider la circulation du sang qui est empêchée, par le moyen du beurre ci-dessus, page 25; et dans le cas où les matières seroient formées, ou qu'il y auroit amas de sang corrompu, il faudroit faire ouverture, et graisser la partie avec de l'eau-de-vie, du savon noir et du beurre frais, parties égales bouillies ensemble.

Loupes et enflures.

Il survient des enfles qui se nomment loupes, vu que ce qu'elles contiennent n'est ni pus, ni eau rousse, mais une humeur racornie, ce qui n'est point douloureux; et négligé, peut augmenter considérablement.

Remède. Il faut ouvrir la peau en quatre, et extirper la grosseur avec

le bistouri; ensuite panser la plaie
avec lierre terrestre, berle d'eau et
bardanne, parties égales, pilés ensemble, avec un peu de sel. Quant aux
autres enfles qui paroissent ne contenir que du pus ou de l'eau rousse, on
leur fait ouverture pour donner lieu
à la matière d'avoir cours; après quoi
seringuer dans la plaie de l'eau de cynoglosse ci-dessus, page 64, jusqu'à
guérison.

Castration par la ligature.

Quand un Mouton a servi de ran,
il n'est plus temps de le châtrer de la
même manière qu'étant Agneau; il
faut le lier de la manière suivante.

Opération. Il faut prendre environ
trois pieds de ficelle, une fois plus
grosse que du fouet, attacher à chaque
bout une bûche de bois de grosseur
du doigt et longue de trois pouces,
pour donner aisance de tenir et serrer

ladite ficelle, qu'il faudra graisser pour la rendre plus coulante, ensuite abattre le mouton sur le dos, et mettre un homme devant et un autre derrière, tous deux assis par terre; alors l'opérant fera descendre, le plus qu'il est possible, la peau des testicules, c'est-à-dire, n'en laissera autour que ce qu'il faut pour les contenir, et les comprimera en remontant : il faut lier au ras au-dessous à nœud simple, avec la ficelle, que les deux hommes serreront bien, en tirant l'un contre l'autre; faisant ensuite un second nœud double, puis après couper les deux bouts de la ficelle restans, et couper avec un rasoir les testicules par la moitié de travers : il faut avoir soin de laisser le mouton deux ou trois jours à la bergerie, après lesquels on mettra du tarc chaud sur le mal, ensuite laisser aller ledit mouton à la plaine avec les autres.

TRAITÉ

Des maladies des Porcs.

DE LA BOSSE.

La bosse est une enfle inflammatoire des glandes du gosier, qui par conséquent vient sous la gorge, ce qui se communique.

Remède. Il faut fendre l'enfle par éguillettes, large de cinq quarts de pouce, prenant garde au gosier; faire les ouvertures avec un rasoir, et qu'elles soient plus profondes dans les côtés; après on remplira lesdites ouvertures de sel menu, graisse de porc ou vieux oing; on aura soin de tenir la plaie pendant trois jours enveloppée, et de panser une fois par jour jusqu'à guérison.

Des soies.

L'on connoît qu'un porc a les soies par une touffe de poils qui paroît au-dehors du col, vis-à-vis du gosier, et qui alors ne peut plus manger parce qu'il y a une autre petite touffe de poils dans les chairs jusqu'au gosier, ce qui forme au-dehors et au-dedans un petit rond comme une fistule; ce n'est cependant autre chose que les-dites touffes de poils et il ne s'y forme point de pus.

Opération. Il faut avec une aiguille, enfilée de fil double, le passer deux fois, c'est-à-dire faire un arrière-point sur le rond où est ladite touffe de poils, pour après soulever doucement, par le moyen de ce fil, et couper tout autour avec le bistouri, prenant garde de couper la touffe de poils qui est au-dedans, que l'on grattera peu-à-peu tout autour, en descendant, pour l'avoir en entier, après quoi l'on mettra dans la plaie du sel menu et de la graisse de porc une fois par jour, pendant deux ou trois jours seulement.

DES PLAIES EN GÉNERAL,

ainsi que de la gourme.

Les plaies des porcs se pansent toujours avec sel, comme pour une morsure de chien ou de loup : il faut force sel pour arrêter le venin, avec graisse de porc, blanc de poireau ou quelques simples, telles que le lierre terrestre, grande éclaire ou bardanne, toujours pilées avec sel ; ainsi il suffit à toutes plaies de les panser avec sel menu et graisse de porc, et quand on voit qu'il n'y a point de pus, l'on couvre la plaie de tarc chaud, dans lequel on mettra du sel.

La gourme n'est autre chose que des apostumes qui leur viennent aux cuisses ou aux jambes étant jeunes ; il faut les ouvrir avec le bistouri lorsqu'elles sont mûres pour en faire sortir le pus, et mettre dedans du sel et de la graisse de porc.

Enfles, coups ou meurtrissures.

Quand un porc reçoit quelque coup violent, qui rompt quelques vaisseaux, cela occasione un grand gonflement dans la partie, comme aussi étant mordu d'un chien, et que le sang ne s'épanche point au déhors, ce qui occasione une enfle bien douloureuse, ainsi que les nerfs blessés.

Remède. Un quarteron de graisse de porc, trois onces de savon coupé menu, la plus petite mesure d'eau-de-vie et un quarteron de tarc, le tout bouilli ensemble, en graisser chaud une fois le jour jusqu'à guérison.

Du ladre.

L'on connoît le ladre par la langue

avec les doigts, étant vacillant quand on le touche; ce n'est autre chose qu'une petite vessie pleine d'eau, ou une espèce de chyle blanc qui se débite dans le maigre et non dans le gras : il y en a qui en ont plus ou moins; ceux qui en ont beaucoup, la viande fait la soupe blanche. Ce mal doit garantie, si bien que, presque dans tous pays, la viande est confisquée et jetée à l'eau, excepté en Flandre et dans la ville de Dieppe, où l'on ne diminue qu'un sou pour livre du prix de la vente des gras, et deux sous pour livre aussi du prix de la vente des maigres.

Il y en a qui prétendent que, faisant manger aux porcs ladres une once de foie d'antimoine par jour, pendant un mois, dans du son ou de la farine d'orge, ils guérissent radicalement du ladre, c'est ce que je n'ai point expérimenté.

Des avives.

Les avives des porcs sont sujettes à s'apostumer : un porc qui a mal aux avives ne mange presque point, fait le haut dos, est tremblant.

Opération. Il faut lui coucher l'oreille le long de la ganache entre le col et la tête, et où tombera la pointe de l'oreille, là sera l'avive de chaque côté ; il la faut ouvrir en descendant, de près de deux pouces et demi de long avec le bistouri, après quoi gratter avec la pointe d'un couteau dans ladite ouverture, de laquelle on fera sortir du gravier, et même du pus, s'il y a plusieurs jours qu'il soit pris.

Remède. L'on mettra dans la plaie, après l'avoir bien grattée, sel menu et de graisse de porc une fois par jour, cela pendant trois ou quatre jours seulement.

Mal dans le corps.

Ces animaux sont aussi sujets à avoir mal dans le corps, non par indigestion, mais par tranchée ou venin, ayant mangé quelque bête venimeuse. Symptômes : ils ne mangent point, se tiennent presque toujours couchés, et ont quelquefois le ventre gonflé.

Remède. Il faut leur faire prendre six onces de beurre frais, dans lequel l'on aura incorporé une cassotée de poudre à tirer et deux têtes d'ail ; pilez le tout ensemble, et répétez la même chose douze heures après s'il est besoin.

REMÈDES EXPÉRIMENTÉS

Pour les chevaux.

Il est inutile que je m'étende beaucoup à ce sujet, M. de Garsault s'y est assez étendu, ainsi que plusieurs autres ; je me contenterai seulement de donner la connaissance de plusieurs remèdes que j'ai expérimentés, qui n'ont été donnés par aucuns auteurs.

Gourme.

Quand un poulain enfle beaucoup sous la gorge, pour jeter sa gourme, il n'y a point de meilleur remède que le savon mou chaud, graisser une fois chaque jour, et tenir l'enfle couverte d'un morceau de peau de mouton, la laine en dedans, il guérira bien plutôt, qu'avec l'huile, laurier et populeum ; remarquez que si c'est une gourme qui fait apostume en plusieurs endroits du corps, il faut graisser avec l'onguent de basilicum chaud, ainsi que les enfles apparoissantes qui ne sont point douloureuses.

Tension des nerfs, coups de pieds, meurtrissures, et descente de boyaux.

Le beurre composé ci-devant page 25, est très-bon pour guérir ces accidens, le faisant chauffer et graisser deux fois le jour jusqu'à guérison.

De la morve.

Quand on soupçonne des chevaux être morveux, pour la sûreté et vraie connaissance d'icelle, et même la guérison de ceux qui étant soupçonnés l'être, ne le seroient point.

Remède. Dans une chopine de vin

blanc faire bouillir une jointée ou deux poignées de feuilles ou fleurs de tussilage ou pas-d'âne, qui, après être coulé, sera donné en breuvage au cheval, cela répété deux jours de suite; et pour le troisième jour, vous donnerez le breuvage suivant : un quarteron de beurre frais mis en friture, c'est-à-dire, le faire noircir; sitôt retiré du feu, y ajouter une petite mesure d'eau-de-vie, et autant de bon vinaigre de vin, ainsi que pour deux liards de poivre blanc; ce breuvage sera donné par les naseaux, à jeun, et une heure après, l'on donnera à manger au cheval par terre, afin de donner occasion à la morve de s'épancher; le lendemain et jours suivans il lui faudra donner des feuilles de rue vertes ou sèches dans son avoine, et cela, pendant trois ou quatre jours; chaque fois qu'il mangera l'avoine, l'on aura soin de le changer d'écurie, ou de bien laver la mangeoire et le ratelier avec de l'eau et chaux vive; j'en ai vu beaucoup guérir que l'on croyoit être morveux : ceux qui ne guérissent point avec ces remèdes, on les peut faire tuer, avec certitude qu'ils sont ulcérés aux poumons, ce qui est incurable.

De la taupe.

L'opération de la taupe se fait comme il est dit dans le pansement des Vaches, ci-devant page 17 : observez que l'on peut s'éviter de couper avec un rasoir quand la taupe est sur le col ou sur le garot, mais non sur le sommet de la tête, en mettant une botte de chaque côté qui la fera tomber en pourriture.

Opération. L'on percera deux trous dans le haut de ladite taupe, l'un d'un côté, l'autre de l'autre, entre cuir et chair, de la profondeur de deux pouces et demi; après quoi, il sera lié avec du fil, dix allumettes cinq à cinq, desquelles on aura coupé les bouts ensoufrés, puis étant les deux petits paquets appelés bottes, bien mouillés de salive, on les saupoudrera de la poudre suivante ; savoir, pour six liards d'arsenic calciné, y ajouter pour six liards de camphre, réduits ensemble en poudre fine; après avoir bien saupoudré les deux susdites bottes, on les mettra dans les deux trous que l'on a fait sur la taupe du cheval, et quand elle sera tombée en pourriture, ce qui arrive souvent en trois jours, l'on coupera les lambeaux, s'il y en a qui pendent, et l'on pansera les plaies avec eau de cynoglosse ou langue de chien, indiquée ci-devant page 63; sur la fin, l'on y mettra de la poudre à dessécher, ci-devant page 21.

De l'écart manqué, le guérir.

Il y a beaucoup de maréchaux qui, pour écarts, ne font que graisser l'épaule du cheval, ce qui ne peut tirer ni diminuer les glaires qui se forment trop promptement, ou sont formés entre l'épaule et le coffre du cheval, ce qui est la cause que le plus souvent ils ne réussissent point à la guérison des écarts : quand il y auroit un an que l'on auroit manqué de guérir un écart, cela est encore possible, au moyen d'une botte que l'on place à l'air du côté où est l'écart ; cette botte se compose de la manière suivante ; savoir, des dernières pousses de marroniers d'Inde fendues, semblables à des allumettes d'environ deux pouces et un quart de long, en lier cinq petites bûches ensemble avec un peu de fil d'un bout à l'autre, que l'on mettra tremper pendant vingt-

quatre heures dans du jus d'une simple nommée *tithymale*, qui aura été
pilée et exprimée avant.

Opération. Quatre à cinq pouces
au-dessus de la veine des aires, entre
le poitrail et le gros de l'épaule ; pinçant la peau, on fera une incision
avec les flammes ou le bistouri, de
sorte que l'on puisse y passer le bras
des pinces à ferrer ou un petit bâton
de la même grosseur, l'introduire entre cuir et chair en descendant, de
la profondeur d'environ trois pouces et demi, dans lequel trou l'on
mettra la botte apprêtée, en y versant aussi un peu du jus dans lequel
elle a trempé ; cela occasionera une
enfle assez considérable, et fera couler continuellement des eaux, ce
qu'il faut laisser agir pendant quarante-huit heures ; après quoi, faire
ouverture au bas de l'enfle, afin que
l'amas du pus s'écoule, et que la botte
s'en aille ; on seringuera par l'ouver-

ture d'en haut, avec une seringue à injection, de l'eau de cynoglosse, ci-devant indiquée page 63, de sorte que la plaie soit bien lavée, et qu'il en sorte plusieurs fois par l'ouverture d'en bas : l'on pansera, de cette manière, deux fois le jour jusqu'à guérison, ce qui ne tardera pas. S'il manque du poil aux endroits des ouvertures après qu'elles seront guéries, on les frottera de miel chaud, deux ou trois fois en différens jours.

Des crevasses, mules traversières ou jambe gorgée.

Le même remède guérit ces trois sortes de maux.

Remède. Il faut faire de la bouillie à proportion que le mal est grand, avec de la farine de froment, de l'eau, de la graisse de porc et des blancs de poireaux pilés, que l'on appliquera avec des étoupes sur le mal ; répéter

F 6

ceci trois jours de suite, tenant le mal enveloppé, après lesquels la durée sera ramollie, et l'enfle dissipée; il suffira après, laissant le mal sans l'envelopper, de le graisser une fois avec le composé qui suit pour les eaux aux pieds, ce qui desséchera et guérira radicalement les crevasses ou mulés: il est à observer qu'il faut se garder de mettre les pieds du cheval à l'eau jusqu'à guérison.

Des eaux aux pieds.

On laissera couler lesdites eaux jusqu'à ce qu'elles sentent mauvais, après quoi l'on tondra le poil, et fera le composé qui suit :

SAVOIR :

Un quarteron de vert-de-gris.
Un quarteron de mine de plomb.
Un quarteron de blanc de céruse.
Une once de litharge d'or.

Et un grain de sublimé corrosif, le tout ensemble réduit en poudre; puis prendre une livre de miel que l'on fera bouillir dans un pot devant le feu, ensuite ajouter lesdites poudres, remuant toujours, crainte que le tout ne s'enfuie; l'ayant retiré du feu, graisser chaud avec un morceau d'étoffe, laissant le mal sans l'envelopper, et se garder bien de mettre les pieds du cheval à l'eau pendant trois ou quatre jours; observez que la dose est pour quatre pieds, et que, s'il y en a moins d'infirmes, l'on diminuera ladite dose à proportion : deux jours après avoir fait le pansement, il faut saigner le cheval à la jugulaire, et lui faire prendre le lendemain un breuvage pour expulser par les urines les humeurs qui pourroient se renfermer dans le corps.

Breuvage. Une chopine d'eau de la forge d'un maréchal, la plus ancienne est la meilleure, que l'on passera dans un linge, mettant ensuite dedans trois onces de poix résine pilée et passée au tamis fin, la laissant tremper douze heures, après lesquelles y ajouter une once d'antimoine cru, aussi en poudre, ensuite le faire prendre; l'on répétera ce breuvage deux jours après, sans saigner davantage.

Indigestion d'eau et tranchées telles qu'elles soient.

Je puis assurer de n'avoir jamais vu manquer la réussite d'un de ces remèdes que l'on donne pour indigestion d'eau et pour tranchées, de telle espèce qu'elles soient.

Reméde. Un demion d'huile de rabette, que l'on fait chauffer dans une poêle à frire, en trois reprises, aussi chaude comme de la friture, la laissant un peu refroidir par intervalle,

que l'on fera prendre tiède au cheval, le laissant tranquille dans l'é-
curie.

Autre remède. Etant pressé par le
mal trop violent, et au défaut d'huile
de rabette, l'on donnera, dans une
chopine d'urine d'homme, une cuil-
lerée d'essence de térébenthine ou
d'huile d'aspic, ce qui est aussi fort
bon, mais cuisant un peu le gosier;
faites tousser le cheval pendant trois
semaines, cependant il ne lui en arrive rien de fâcheux.

Javart encorné, étant trop difficile à faire décharner.

Prendre trois gros de sublimé corrosif, trois gros d'arsenic jaune ou
réagal, trois gros de camphre, deux
gros d'alun, le tout en poudre fine,
que l'on mêlera dans une verrée de
jus de l'herbe appelée tithymale,
et ensuite en incorporer un quart

dans suffisante quantité de blancs de poireaux pilés, et mettre le tout ensuite sur des étoupes: envelopper le pied, et un linge par-dessus; panser de la même manière tous les jours, jusqu'à ce que le javart soit décharné, ce qui arrive souvent dans l'espace de trois jours; l'on aura suffisamment du composé, en ce qu'il y en a pour quatre jours, si ce n'est le blanc de poireau qu'il faut piler chaque jour que l'on en a besoin; le javart étant bien décharné, il faudra dessécher la plaie avec la poudre à dessécher, ci-devant page 21; laissant le mal sans enveloppe.

Remede certain pour la gale.

Il faut saigner les chevaux la veille du jour que l'on veut faire la friction, et les bien étriller avant de graisser.

Dose pour un Cheval.

Prenez deux onces de vif-argent.

Une demi-once de vert-de-gris.

Deux onces de blanc de céruse.

Deux onces de mine de plomb; réduire ces trois dernières drogues en poudre fine, et commençant par bien incorporer le vif-argent dans une livre de graisse de porc froide, avec la main, dans un plat, pendant deux ou trois heures, c'est-à-dire jusqu'à ce que le vif-argent soit imperceptible; après quoi l'on incorporera aussi lesdites poudres, et l'on fera friction par tout le corps, excepté la mamelle ou testicules, avec un morceau d'étoffe, frottant bien, et graissant peu épais; observez qu'il faut graisser au soleil en été, et au feu en hiver, ou échauffer fortement l'écurie; on les peut mettre au travail le lendemain, si l'on veut; mais cependant qu'il ne pleuve point dessus pendant quatre jours, et que l'on soit huit jours sans les étriller.

Vieux maux dans toute la capacité de la jambe, depuis la cuisse jusqu'au sabot.

Quand un maréchal a manqué la cure, soit sur les jointures ou ailleurs, et que la partie reste douloureuse, et même gonflée, le composé ci-après réussit souvent, pourvu que le feu n'ait point été mis sur la partie malade.

COMPOSÉ.

Deux onces de térébenthine fine de Venise.

Une once d'huile de mille-pertuis; dit Ypericum.

Une once d'huile de pétrole.

Deux gros d'orchanette en poudre.

Et la grosseur d'une grosse noix de cire jaune; faisant fondre le tout ensemble sans bouillir, et graisser chaud deux fois le jour.

DISSERTATION

Sur la maladie des Chevaux qu'on nomme la Morve.

Les animaux abandonnés à eux-mêmes sont sujets à peu de maladies; les excès et les maux qu'ils produisent leur sont également inconnus; mais ceux qui sont destinés à être, pour ainsi dire, domestiques de l'homme, paient ordinairement les charges de cette société, par les maladies plus ou moins nombreuses qu'elles entraînent nécessairement avec elles.

Le cheval est peut-être, de tous les animaux domestiques, celui qui s'y trouve le plus souvent exposé, les travaux pénibles et forcés auxquels on l'emploie, le froid auquel il est souvent exposé, lorsqu'une agitation violente vient de l'échauffer, et mille

autres accidens qu'il seroit trop long
de décrire, sont pour lui la cause
d'une infinité de maladies.

Une des plus à craindre est celle
qu'on nomme la morve : elle est d'autant plus redoutable, qu'elle avoit toujours été regardée comme incurable,
et qu'elle a la funeste propriété d'être
contagieuse, ce qui obligeoit de faire
tuer, sans distinction, tous les che-
veaux qui en étoient attaqués.

Une si horrible maladie méritoit
bien qu'on fît les derniers efforts pour
en trouver le remède ; mais ces efforts avoient toujours été inutiles ;
ce n'est que depuis assez peu de temps
qu'on commence à pouvoir espérer
d'y réussir, et il ne sera peut-être pas
inutile de remettre ici, sous les yeux
du lecteur, les tentatives qui ont été
faites sur ce sujet, avant de parler
des observations de **M.** Malouin, desquelles nous avons à rendre compte :

nous allons essayer d'en présenter le tableau.

En 1749, M. la Fosse, maréchal des écuries du roi, présenta à l'Académie un mémoire dans lequel il fait voir que la morve, qu'on avait crue jusqu'alors une maladie des viscères de l'animal, étoit un vice purement local, qui attaquoit la membrane pituitaire; il appuya son opinion sur l'ouverture de plusieurs chevaux morveux, dans lesquels cette membrane, et particulièrement la partie qui revêt les cornets du nez, étoit enflammée, tuméfiée ulcérée et comme chancreuse, et les glandes sublinguales, durès et engorgées, ce qu'on exprime en disant que les chevaux sont glandés, quoique les poumons et les autres viscères de ces animaux fussent sains; il fit plus: pour faire voir que la morve étoit un vice purement local, il entreprit de la donner à des chevaux bien sains, et il y réussit, en leur seringuant dans les narines une liqueur corrosive qui pût enflammer la membrane pituitaire : les chevaux devinrent morveux et glandés, soit des deux côtés, soit d'un seul selon que l'injection avoit été faite par les deux nasaux, ou par un seul ; il ajouta que l'exercice de son art lui avoit offert une très-grande quantité de circonstances dans lesquelles la morve étoit venue à la suite de coups portés sur le nez de l'animal.

Le traitement proposé par M. la Fosse, était absolument conforme à ce système ; il n'admettoit aucun remède interne, et portoit seulement ses vues sur le dérangement survenu dans la membrane pituitaire, qu'il attaquoit par des injections vulnéraires, détersives, en un mot appropriées à la maladie ; et même, pour se faire jour dans les occasions où il était nécessaire, il n'hésitoit point à pénétrer dans les cavités osseuses dont nous avons parlé, par le moyen du trépan, à l'aide duquel il y faisoit des ouvertures et contre-ouvertures nécessaires pour l'écoulement de l'humeur et des injections; il a fait voir, même par plusieurs expériences faites en présence des commissaires de l'Académie, que ces ouvertures n'étoient ni mortelles, ni dangereuses.

Il semble qu'on puisse légitimement inférer de ce que nous venons de dire, que la morve est, comme le prétend M. la Fosse, un vice purement local. Voici cependant d'autres observations qui semblent la remettre dans la classe des maladies humorales.

Les fonctions que M. Malouin exerce à la cour, l'ayant mis à portée d'examiner plusieurs chevaux des écuries du roi, atteints de cette maladie,

il entreprit de suivre cet objet intéressant, et voici le résultat de ces
expériences qu'il a communiquées à
l'Académie.

Le premier pas qu'il fit dans cette
recherche, fut d'employer l'examen
anatomique. Plusieurs chevaux morveux, depuis plus ou moins long-
temps, furent ouverts; le cerveau,
dans tous, se trouva sain, mais la
membrane pituitaire étoit toujours
rouge, plus épaisse et plus lâche que
dans l'état naturel, et plus ou moins
garnie d'une matière semblable à celle
qu'avoient jetée les chevaux : elle n'é-
toit pas également affectée dans tous :
dans les uns, il n'y avoit qu'une partie
de cette membrane qui portât le caractère de la maladie; dans d'autres, elle
étoit totalement viciée et ulcérée : le
voile du palais étoit le plus souvent
affecté, il paroissoit même, dans un
grand nombre, que c'étoit de cette

partie que découloit principalement la morve.

Dans presque tous, les poumons étoient malades, et plus ou moins remplis de tubercules et de petits abcès remplis de la matière de la morve, souvent le foie avoit de grandes taches blanches, surtout à sa partie convexe; et sous ces taches, on trouvoit presque toujours des abcès semblables à ceux du poumon, et remplis de la même matière; quelquefois le mésentère, les reins, le pylore et la trachée-artère en étoient attaqués; mais très-rarement l'œsophage, l'estomac, les intestins et la rate participoient à la maladie.

Plus la maladie étoit ancienne, plus il y avoit de ces parties attaquées : dans ceux qui n'étoient malades que depuis peu de temps, on ne trouvoit que la membrane pituitaire viciée; mais dans ceux qui l'étoient depuis

G

long-temps, on trouvoit toujours d'autant plus de viscères attaqués, qu'il y avoit plus de temps que le mal avoit commencé.

Muni de toutes ces connaissances, M. Malouin engagea M. Servier, maréchal de la petite écurie, à demander qu'il lui fût permis de traiter des chevaux attaqués de la morve, et les expériences dont nous allons donner le précis ont été faites sous les yeux et par les ordres de MM. les écuyers du roi.

Le premier sujet sur lequel elles furent tentées, étoit un cheval de selle, âgé d'environ dix ans, glandé du côté droit, ou hors le montoir, et jetant une morve très-fétide par la narine du même côté, qui étoit elle-même attaquée et chancreuse.

On donna à cet animal, une fois par jour, de l'œthiops antimonial inventé par M. Malouin (1), et une fois de la pervenche hachée et mêlée avec du son; on le mit à l'usage d'une eau blanche faite avec de la pâte levée; on fit trois trous de trépan pour pénétrer dans les sinus, et pour injecter par ce moyen la membrane pituitaire, d'abord avec la décoction d'aristoloche, ensuite avec l'eau vulnéraire, et à la fin du traitement, avec l'esprit de vitriol; on le purgea tous les huit jours; on fit une incision pour découvrir la glande tuméfiée qui ne cédoit pas aux remèdes, et on y appliqua un caustique qui la fondit; on le promena au soleil, et on observa de le bouchonner très-souvent lorsqu'il étoit à l'écurie.

Au bout d'environ quatre mois de

____

(1) *Voyez* Hist. 1750, pag. 105, et la Chimie médicinale de M. Malouin, tom. II, pag. 169.

ce traitement, le cheval n'avoit plus aucun signe de morve, et on cessa de lui continuer les remèdes, quoique M. Malouin fût d'avis de n'éloigner les purgatifs que peu-à-peu, pour mettre l'animal à couvert de toute récidive; mais trois mois s'étant encore écoulés, et le cheval ayant été jugé très-sain, et ayant même repris de l'embonpoint, on le remit au travail, qu'il soutint très-bien pendant trois mois, et qu'il auroit probablement soutenu plus long-temps, si le bien du service n'avoit engagé MM. les écuyers à le faire tuer, pour juger, par l'ouverture de son corps, de l'effet des remèdes : on en trouva toutes les parties saines, à l'exception de la membrane pituitaire du côté droit, duquel le cheval avoit jeté, qui parut encore un peu enflée et imbue d'une humeur de morve, ce qui marque que ce cheval n'étoit pas à couvert de récidive, et qu'il auroit eu réellement besoin de la continuation du traite-ment que M. Malouin vouloit qu'on lui fît.

Le second cheval qui fut soumis aux expériences, étoit âgé de douze ans, il étoit poussif, et battoit du flanc depuis long-temps; il étoit glandé du côté du montoir, et il jetoit par le naseau de ce même côté une morve très-fétide.

Il fut traité, comme le premier, avec l'œthiops antimonial et la pervenche; mais on ne lui fit aucun trou de trépan, aucune injection, ni aucune fumigation par les naseaux; on ne fit aucune incision sur la glande, on n'y appliqua aucun caustique; on le purgea seulement d'abord de huit en huit jours, puis de quinze en quinze, et enfin on éloigna les purgations in-sensiblement.

Ce traitement a suffi pour que le

cheval ait cessé de jeter et de battre
du flanc; la respiration est devenue
libre, il n'a plus toussé; en un mot,
on l'a jugé guéri de la pousse et de la
morve, et au bout d'environ six mois
on l'a remis à travailler avec les autres chevaux de l'attelage du roi, dont
il fait partie, et c'est actuellement
celui de tous qui fatigue le plus, étant
chargé du postillon; la seule précau-
tion qu'on ait prise est de le purger
de temps en temps, et M. Malouin a
obtenu qu'on la continuât, et que ce
cheval ne fût jamais réformé, pour
voir ce qu'il en arrivera.

Le troisième cheval étoit morveux
au dernier degré, les os mêmes de la
tête, du côté droit, étoient tuméfiés;
il étoit glandé, et jetoit de ce côté
une morve très-fétide, roussâtre, et
souvent mêlée de sang; la narine étoit
chancreuse; et pendant qu'on le trai-

toit de la morve, il fut attaqué du farcin.

On fit à ce cheval trois trous de trépan, et on injecta les sinus avec une liqueur vulnéraire; on lui fit prendre de la poudre d'aristoloche et de la pervenche, un peu d'œthiops antimonial, et il fut purgé quelquefois.

L'usage de ces remèdes fit assez promptement disparoître le farcin; mais la morve tint bon, et ne se dissipa jamais entièrement; elle diminua cependant, et devint de bien moins mauvaise qualité : lorsque le cheval a commencé à jeter moins du côté droit, il a jeté du côté gauche, et a continué à jeter des deux côtés, sans jeter cependant pour cela davantage; au contraire, la quantité étoit moindre; il a même été plusieurs jours sans jeter, et la morve, surtout vers la fin du traitement, étoit devenue blanche, moins épaisse, et sans mauvaise odeur ; la glande du côté droit fut attaquée par un caustique qui en fit sortir une liqueur purulente, semblable à de l'eau de savon ; les os qui étoient tuméfiés revinrent dans leur état naturel; seulement les purgatifs ayant été négligés pendant quelque temps, il parut au jarret gauche une enflure, qui se dissipa par l'usage de ces remèdes; l'animal même avoit repris de l'embonpoint.

Malgré cela, la guérison de la morve n'avançoit point ; le cheval étoit dans les remèdes depuis deux ans, et la dernière année n'avoit paru procurer aucun soulagement : MM. les écuyers jugèrent à propos de le faire tuer, et voici ce que M. Malouin observa à l'ouverture de son corps, qui fut faite en sa présence.

La tête paroissoit dans son état naturel, excepté au côté droit, où les sinus zygomatiques et maxillaires étoient encore imbus de l'humeur de morve, et où la tubérosité même de l'os maxillaire en étoit pénétrée; il y avoit un reste de glande adhérent à la ganache, le lobe droit des poumons étoit intérieurement parsemé de tâches bleuâtres : il y avoit un petit abcès à la rate; le reste du corps étoit parfaitement sain.

Ces observations semblent replacer la morve au rang des maladies humorales, puisqu'elles offrent une guérison complète d'un cheval morveux, opérée par les seuls remèdes internes, et sans aucunes injections qui pussent attaquer le vice local, et elles s'accordent en ce point avec les remarques qu'avoit faites M. Malouin à l'ouverture des chevaux qu'il avoit précédemment disséqués.

Malgré cet accord, le sentiment qu'il appuie a été attaqué par M. La

Fosse le fils, qui, dans un mémoire qu'il présenta à l'Académie, et qu'elle a destiné à être imprimé dans le Recueil des savans étrangers, persiste toujours à regarder la morve comme un vice purement local. L'Académie, frappée de l'importance de cette matière, et persuadée de l'utilité de ces recherches, nomma des commissaires, tant pour examiner l'écrit de M. La Fosse, que pour assister à l'ouverture qu'il se proposoit de faire de plusieurs chevaux morveux.

Dans quatre chevaux morveux, qui furent ouverts, il ne s'en trouva qu'un seul, sur le foie duquel on aperçut quelques taches blanches, encore n'étaient-elles que superficielles; le reste des viscères de cet animal, ainsi que tous ceux des trois autres chevaux, étoient parfaitement sains : on n'observoit de vestiges de la maladie, que dans les sinus maxillaires et frontaux, et aux glandes sublinguales ou de la ganache; les poumons surtout parurent être absolument dans leur état naturel.

Comment concilier des faits qui paroissent aussi opposés que les observations que nous venons de rapporter le sont à celles de M. Malouin? Elles peuvent cependant être ramenées au même point de vue, en distinguant deux causes de morve proprement dite, la première externe, qui agit immédiatement sur la membrane pituitaire, et l'autre procédant d'une maladie préexistante, qui, en procurant l'écoulement d'une sérosité âcre par le nez, irrite la membrane pituitaire, et y occasione une inflammation. Les coups sur le nez, le refroidissement trop subit, une matière corrosive respirée ou injectée, seront au nombre des premières causes, et cette espèce de morve doit être atta-

quée par les injections, les fumiga-
tions, etc.

La pulmonie, la gourme maligne, la
courbature, le farcin, et mille autres
espèces de maladies, peuvent être
regardées comme causes de la seconde
espèce de morve, et il est évident
qu'on tenteroit inutilement de guérir
celle-ci par des remèdes topiques,
puisque la cause subsistant toujours,
la reproduiroit à chaque instant, et
qu'il faut dans cette occasion détruire,
avant tout, la maladie qui en est la
véritable source : c'est donc alors aux
remèdes internes qu'il faut avoir recours, et il doit arriver souvent que
dans ce cas le vice local se guérira de
lui-même, lorsqu'on aura détruit la
cause qui l'entretenoit ; cette cause
même doit être assez commune,
parce que la position du voile du palais, qui s'abaisse beaucoup dans le
cheval, oblige tout ce qui peut sortir

de la trachée-artère, d'enfiler la route des naseaux ; d'où il suit que le moindre vice du poumon doit presque nécessairement se communiquer à la membrane pituitaire : les chevaux attaqués de la morve de la première espèce, conserveront leur force et leur embonpoint ; mais ceux qui seront affectés de la seconde, souffriront plus ou moins, et seront détériorés, à proportion de la force et de la qualité plus ou moins mauvaise de la maladie qui en est la principale cause.

Mais ce qu'on ne doit pas perdre de vue, c'est que la morve de la première espèce peut et doit affecter les viscères de l'animal si elle dure long-temps ; on sait avec quelle facilité les vaisseaux sanguins repompent des matières purulentes, pour les aller reporter ailleurs sur les parties où le cours du sang est le moins vif. Il doit donc très-souvent arriver que la morve même de la première espèce exige , lorsqu'elle a duré quelque temps, les mêmes remèdes que celle de la seconde, et peut-être s roit-il prudent d'administrer en même temps et les topiques et les remèdes internes : ce seroit assurer le succès des uns et des autres sans aucun inconvénient. Cette espèce de métastase paroît même n'avoir pas été inconnue à Aristote, qui, en parlant de l'âne, et décrivant une maladie de cet animal qui ressemble beaucoup à la morve, en distingue deux espèces, dont une qui se borne à la tête, et qu'il ne regarde pas comme mortelle, peut, dit-il, le devenir si elle gagne le poumon.

Il résulte de tout ceci que les observations et les expériences de M. Malouin, quoique en apparence très-opposées à celles de MM .de La Fosse, se peuvent pourtant concilier avec elles, qu'elles n'ôtent point à ces derniers

le mérite et l'honneur d'avoir décou-
vert le siége le plus ordinaire de cette
maladie : mais les unes et les autres
laissent encore entrevoir une longue
suite d'observations nécessaires pour
bien discerner les symptômes qui en
caractérisent les espèces, celles qui
se peuvent guérir, celles qui sont
incurables, et enfin les différens
remèdes qu'on doit employer, et qui
doivent vraisemblablement varier autant que les maladies qui peuvent
causer ou accompagner la morve :
quoi qu'il en soit, la réussite complète fût-elle réservée à la postérité,
on devra toujours aux travaux dont
nous venons de rendre compte, d'a-
voir mis les physiciens et ceux qui
s'occupent de la médecine vétérinaire,
à portée de combattre avec succès
une maladie qu'on avait toujours jugée
incurable, et qu'il seroit cependant
si intéressant de pouvoir guérir, ne fût-
ce que dans quelques cas particuliers.

EXPERIENCES

Faites au sujet de la maladie des Chevaux, nommée la Morve.

PAR M. MALOUIN.

Premier avril 1761.

LE cheval mérite d'autant plus d'attention, que c'est un des plus beaux et des meilleurs animaux qu'il y ait, et que c'est en général le plus utile de tous; mais il faut beaucoup de soins pour le conserver : il est très-sujet à être malade, tant par sa délicatesse naturelle, quoi qu'il soit fort, que par les exercices violens auxquels il est exposé pour le service de l'homme; aussi dans tous les temps on a plus fait pour les chevaux, et on s'est plus occupé de leurs maladies que de celles de tous les autres animaux.

La morve est, de l'aveu de tout le monde, la plus pernicieuse de toutes les maladies auxquelles sont sujets les chevaux, puisqu'on l'a toujours regardée comme incurable : jusqu'à présent on n'a pas trouvé de remède sûr pour la guérir (1); ce qui la rend encore plus fâcheuse, c'est qu'elle est très-commune, parce qu'elle est contagieuse, et parce que les autres maladies longues des chevaux, comme sont la pulmonie et le farcin, causent

____

(1) M. Bourgelat, écuyer du roi, correspondant de l'académie royale des sciences, a dit, en parlant de la Morve : « Cette maladie, formidable et rebelle, que jusqu'à présent on n'a pu vaincre ». *Élémens d'Hippiatrique, tom. II, pag.* 280, *année* 1553. Et M. de la Fosse, un des maréchaux du roi, dit : « Qu'il est inouï qu'on ait jamais guéri un Cheval morveux. ». *Traité sur le siége de la Morve, approuvé par l'Académie en* 1749, *pag.* 6.

souvent la morve, ou finissent par elle.

C'est une maladie chronique, le cheval peut vivre très-long-temps morveux, même avec de l'embonpoint, jetant d'un des naseaux, quelquefois des deux, une matière qui a donné le nom de *Morve* à la maladie. Cette matière, qui dans les commencemens n'est que glaireuse, devient plus épaisse et blanchâtre, ensuite elle est grumeleuse et collante, puis elle devient jaunâtre ou verdâtre, et dans les derniers temps elle est roussâtre, et quelquefois mêlée de sang.

Les chevaux morveux sont aussi ce qu'on appelle *glandés*, c'est-à-dire ils ont sous la mâchoire inférieure une, et quelquefois plusieurs glandes enflées, douloureuses et adhérentes à la ganache du côté de la narine d'où ils jettent; et ceux qui jettent des deux naseaux, sont glandés des deux côtés : quelquefois aussi ils cessent de jeter d'un côté et ils jettent de l'autre; alors la glande du côté d'où ils cessent de jeter se fond, du moins en partie, et celle de l'autre côté d'où ils commencent à jeter, devient grosse, dure, douloureuse et adhérente.

L'humeur de Morve acquiert avec le temps, dans le progrès de la maladie, une si grande âcreté, qu'elle corrode et ulcère les naseaux d'où elle coule; et enfin elle devient si forte dans la suite, qu'elle pénètre les os mêmes, surtout les cornets du nez, dont le réseau est fort disposé à se pénétrer de cette humeur.

Lorsque la morve est parvenue à ce degré d'acrimonie, l'odeur en est très-fétide, et l'animal a perdu sa force et son embonpoint; il devient chancelant et hideux à voir lorsqu'il est prêt à mourir de cette longue maladie.

La maigreur extraordinaire, la foiblesse, et toutes les incommodités qui résultent de la mal-propreté et de la contagion de cette maladie, déterminent enfin à avancer la mort de ces chevaux, ce qui se fait cependant à regret ; on a toujours désiré ardemment de pouvoir remédier à cette fâcheuse maladie d'un animal qu'on chérit, et qui souvent est d'un grand prix.

Quoique les diverses tentatives pour guérir la morve aient été inutiles, on n'a jamais regardé la chose comme absolument impossible, et dans ces derniers temps nous avons fait aux écuries du roi de nouvelles expériences pour la guérir. Il y eut en 1759 beaucoup de chevaux attaqués de la morve ; messieurs les écuyers du roi, dont on connoît le zèle pour le service

de sa majesté et pour le bien public,
prirent toutes les mesures que la pru-
dence peut inspirer en pareille occasion, afin d'arrêter les progrès de
cette maladie, en profitant des lumières de ce siècle; car, je le répète,
quoique cette maladie ait toujours
été regardée comme incurable en général, on n'a jamais été absolument
convaincu qu'il fût impossible d'ima-
giner une méthode de la traiter, ou
de trouver quelque remède plus effi-
cace que ceux qu'on a employés jusqu'à présent.

Tous les maréchaux du roi et quelques autres furent consultés dans ce
temps pour donner leur avis à ce sujet. Il y a entre eux une grande différence de sentimens sur cette maladie; les uns pensent que la morve
des chevaux est produite par une corruption particulière, par une humeur
purulente qui se forme dans les vais-

seaux mêmes, contenant les liqueurs du corps de l'animal, qui peut conserver de l'embonpoint; comme les hommes cacochymes peuvent avoir de l'embonpoint; et ceux qui sont de ce sentiment, imaginent que cette humeur peut se déposer dans toutes les glandes, qu'elle se porte surtout dans celles de la tête, et particulièrement dans la membrane pituitaire; ce qui fait que l'égout ordinaire de la morve est par les naseaux.

Les autres, au contraire, regardent cette maladie comme un vice local, comme un vice organique seulement, comme l'altération ou la corruption des parties solides d'un organe, comme un mal qui survient à une partie, le reste du corps étant sain à l'ordinaire dans le commencement; enfin, il y en a qui disent que cet organe est le poumon, que la morve est la pulmonie des chevaux.

Quelques-uns prétendent que c'est plutôt la membrane pituitaire, que les poumons ne s'affectent que dans la suite, et que le cheval morveux devient enfin pulmonique par le progrès de la maladie. Il en est aussi qui croient que c'est tantôt l'une, tantôt l'autre de ces parties dans différens chevaux; dans quelques-uns la membrane pituitaire, dans d'autres les poumons; et ces maréchaux prétendent pouvoir décider, à la vue des chevaux morveux, laquelle de ces parties est le siége de la morve dans chaque cheval, et ceux-là mêmes sont du sentiment que la morve est portée quelquefois, et sur la membrane pituitaire, et sur les poumons en même temps.

Les anciens ont cru, pour la plupart, que le siége de cette maladie étoit le cerveau; quelques-uns, avec

Soleisel (1), ont dit que c'est une maladie froide, dont l'origine est quelquefois la rate, presque toujours les poumons, rarement le foie ou les rognons.

Pour décider cette question, ou du moins pour répandre plus de lumières sur cette maladie, et afin de procéder ensuite à la traiter avec connoissance de cause, il fut proposé et ordonné de faire tuer plusieurs de ces chevaux. Je fus invité à être présent à l'ouverture des corps, pour aider à découvrir le siége de la maladie, et pour, s'il étoit possible, en trouver le remède.

La morve a, comme toutes les maladies, différens degrés. On prit des chevaux qui étoient morveux depuis différens temps, de sorte qu'on

____

(1) *Voyez* le Parfait Maréchal, etc, part. première, chap. XVIII.

en a tué dans tous les divers degrés de
morve.

Nous vîmes le cerveau sain dans
tous; nous trouvâmes au contraire
que la membrane pituitaire étoit toujours plus ou moins garnie d'une matière de la même nature que celle qu'a-
voient jetée ces chevaux avant leur
mort; cette membrane étoit rouge,
plus épaisse que dans l'état naturel,
et plus lâche; elle n'étoit pas entièrement ni également affectée dans les
chevaux; elle revêt, comme on le
sait, les parois de la cloison, les an-
fractuosités, tous les sinus et les cornets du nez; il n'y avoit à quelques-
uns de ces chevaux qu'une des parties de la membrane pituitaire, qui
se trouvoit différente de ce qu'elle est
dans l'état sain; dans d'autres, au
contraire, elle étoit totalement viciée
et ulcérée; le voile du palais étoit
aussi le plus souvent affecté; il parois-

H

soit même dans un grand nombre que la morve découloit surtout de cette partie.

Nous avons presque toujours trouvé aussi les poumons malades, et plus ou moins garnis de tubercules, et de petits abcès remplis de la matière de la morve.

Très-souvent le foie avoit de grandes taches blanches, surtout à sa partie convexe, et par l'examen que j'en ai fait, j'ai trouvé dans la plupart, sous ces taches, des abcès de la même matière, ou d'une humeur qui lui étoit semblable.

Quelquefois, le mésentère, les reins, le pylore et la trachée-artère en étoient attaqués; plus rarement l'œsophage, l'estomac, les intestins et la rate en étoient imbus.

J'ai remarqué qu'il y avoit plus ou moins de ces parties qui fussent attaquées, et qu'elles étoient aussi plus

ou moins affectées, selon les différens
temps, et les différens degrés où étoit
la maladie; que lorsqu'elle n'étoit que
dans son commencement, il n'y avoit
d'apparence de morve que dans la
membrane pituitaire, par où se fil-
troit cette humeur dans la narine d'où
elle couloit; qu'au contraire, lorsque
la maladie avoit augmenté jusqu'à son
dernier période, elle se manifestoit
non seulement dans plusieurs parties
de la tête, dans les poumons et dans
le foie, mais qu'on l'apercevoit aussi,
ou ses effets, dans toutes les parties
du corps; de sorte qu'il paroît que
cette maladie infecte successivement,
d'abord la tête, ensuite les poumons,
puis le foie, et enfin toutes les glandes
des autres parties du corps. On ob-
serve que lorsque la maladie est parvenue à cette extrémité, presque
toutes les membranes du corps du
cheval sont épaissies par l'humeur

de morve qui s'y est infiltrée, que quelques os mêmes sont alors enflés par cette humeur qui les a pénétrés, et que les chairs sont consumées par elle.

Après cet examen anatomique, qu'il fit publiquement, et à plusieurs jours, chacun se crut autorisé, par ce qu'on y avoit vu, à persister dans son sentiment sur le siége de la maladie et sur sa cause, ce qui n'est pas surprenant; les hommes ont coutume de voir différemment les mêmes choses, ou d'en tirer différentes conséquences, selon qu'ils sont différemment affectés.

Je me suis proposé de rapporter seulement dans ce mémoire les faits que j'ai recueillis, pour servir à la connoissance et à la cure de la morve des chevaux, sans porter de jugement, du moins pour le présent, sur les différens sentimens touchant le siége et la cause de cette maladie.

Je conseillai à M. Servier, maréchal de la petite écurie du roi, de demander à traiter un des chevaux destinés à être tués, ce qui lui fut accordé. On visita de nouveau le cheval, qui lui fut abandonné, après que tous les maréchaux furent convenus qu'il étoit bien morveux.

C'étoit un cheval gris, âgé d'environ dix ans ; il étoit glandé du côté hors montoir, d'où il jetoit ; et il avoit cette narine chancreuse ; enfin la morve étoit puante, grumeleuse et collante ; il étoit au reste dans le mauvais état où est un cheval qui est morveux depuis long-temps.

Je conseillai de lui faire prendre chaque jour une fois de mon œthiops antimonial, et une fois de la pervenche (1), de lui donner à boire de

(1) *Pervinca angustifolia, flore aut purpureo, aut albo, aut cœruleo. Clamatis Da-*

H 5

l'eau blanche, faite avec de la pâte levée au lieu de farine, comme on fait ordinairement ; de lui seringuer dans la narine de la décoction d'aristoloche et ensuite de l'eau vulnéraire ; d'appliquer sur la glande un emplâtre de diachylon gommé, du suppuratif et des cantarides mêlés ensemble, et de le purger tous les huit jours. Je recommandai de le faire sortir tous les jours, le promenant à la longe au soleil et en un air sec, autant qu'on le pourroit, et de le bouchonner presque continuellement lorsqu'il étoit à l'écurie.

On commença le traitement de ce cheval, le 6 juin 1759. Le maréchal lui fit manger deux fois le jour de la pervenche hachée dans du son, il le purgea toutes les semaines ; il appli-

---

phnoïdes antiquorum. Vinca-pervinca officinarum.

qua sur la glande du diachylon et du
suppuratif, il renonça dès les premiers
jours à lui seringuer de l'eau vulnéraire dans la narine, parce qu'il fal-
loit pour cela le mettre chaque fois
dans le travail, mais il imagina de lui
faire trois trous de trépan au côté
droit de la tête d'où il jetoit, savoir,
un au front, huit lignes au-dessous
de l'œil, un autre sur le côté, un
demi pouce au-dessous de l'œil, et le
troisième deux pouces au-dessous du
premier, en droite ligne, et il passa
par ce troisième trou un séton, dont
un bout sortoit par la narine; il dé-
coula par ce séton beaucoup de pus
d'une grande puanteur. Le maréchal
seringua tous les jours de l'eau vulnéraire dans les deux trous supérieurs ;
et lorsqu'ils furent refermés, et que
le cheval cessa de jeter, il seringua
dans la narine de l'esprit de vitriol,

pour, disoit-il, dessécher tout-à-
fait.

Pour ce qui est de la glande elle di-
minuoit et renfloit irrégulièrement et
en différens temps, comme cela arrive ordinairement; l'emplâtre n'y fit
rien de sensible : le maréchal prit le
parti de fendre la peau sur cette glande, et d'y introduire un petit morceau de réagal, qu'il y contint avec
de l'étoupe et un bandage. La glande
se trouva consumée et la peau cicatrisée au bout de cinq semaines, sans
autre pansement.

Le maréchal, après avoir ainsi traité
ce cheval, et après l'avoir purgé toutes les semaines pendant plus de quatre
mois, crut qu'il étoit inutile de continuer plus long-temps ce traitement,
parce que ce cheval n'avoit plus aucun signe de morve, ne jetant plus,
et la glande étant dissipée ; il lui fit

donner de l'avoine, et le remit à la nourriture ordinaire des chevaux : ce fut dans le commencement d'octobre 1759.

Au nouvel an suivant, l'animal avoit repris son embonpoint naturel ; les trous de trépan étoient remplis, et leur cicatrice, de même que celle de la glande, ne paroissoient point ; en un mot, il ne lui restoit plus aucun signe de morve depuis trois mois, sept mois après le commencement du traitement. J'étois d'avis qu'après l'avoir purgé ainsi toutes les semaines, on ne cessât pas tout-à-fait et tout d'un coup de le purger : j'aurois souhaité qu'on l'eût gouverné comme un convalescent, après l'avoir traité malade, et qu'on l'eût repurgé, en mettant entre les purgations des intervalles qu'on auroit éloignés dans la suite par dégrés, suivant l'expérience journalière qu'on a de purger encore après la

guérison dans les maladies d'humeurs.
Je crus que ce cheval seroit repris de
la morve, ce qui n'arriva cependant
point : on le remit à travailler comme
tous les autres chevaux; c'étoit un
cheval de selle.

Au mois d'avril suivant, six mois
après avoir cessé l'usage des remèdes
et le régime, et trois mois après avoir
été mis à l'épreuve du travail, sans
qu'il reparût aucun mal ni incommo-
dité, tous les maréchaux jugèrent
qu'il étoit parfaitement guéri, je le
crus moi-même ; cependant je regret-
tois toujours qu'on n'eût pas continué
de le repurger quelquefois, je le dis
souvent à MM. de Croismare et de
Montfaucon ; j'étois dans l'opinion
que ce cheval deviendroit dans la
suite cacochyme, c'est-à-dire mal-
sain par humeurs, faute d'être purgé
à propos.

MM. les écuyers jugèrent que

pour donner ou pour augmenter les connaissances sur la morve, il étoit utile de faire tuer ce cheval qui avoit été morveux comme les autres chevaux qu'on avoit tués et ouverts dans la maladie, pour voir l'état du dedans de son corps dans la guérison, ou dans le temps qu'il paroissoit guéri.

Ce fut le 3 du mois d'avril 1760 qu'on en fit l'ouverture : on trouva toutes les parties en bon état, à l'exception du foie qui avoit quelques taches, mais sa substance paroissoit être saine : d'ailleurs il est rare que le foie des vieux animaux, quoique sain, ne soit pas taché. Nous trouvâmes aussi que la membrane pituitaire dans la narine droite, d'où le cheval avoit jeté, étoit plus épaisse que dans l'état naturel, ce qu'on ne doit pas attribuer seulement aux injections, qui étoient bien

capables de l'avoir durcie ; vraisemblablement l'humeur de la morve
avoit eu beaucoup de part à l'altération de cette membrane, nous la
trouvâmes encore un peu imbue de
cette humeur, qui n'avoit peut être
jamais cessé tout-à-fait de s'y déposer,
mais qui ne se filtrant plus qu'en petite quantité, ne pouvoit couler, elle se
séchoit à mesure et se dissipoit insensiblement ; d'où l'on peut conclure
que quoique ce cheval ne jetât plus
depuis environ six mois, il n'étoit
pas parfaitement guéri, et que tous
les chevaux morveux peuvent avoir
été et sont effectivement morveux
quelque temps avant que de jeter.

Il y a lieu de croire que le cheval
dont je viens de rapporter la maladie
et le traitement, auroit tout-à-fait
guéri, si on eût continué plus long-
temps les remèdes qui l'avoient mis

dans le bon état où il étoit lorsqu'on recommença à le faire travailler comme les autres.

MM. les écuyers du roi sentirent la nécessité de pousser plus loin les recherches et les observations sur cette maladie, en faisant de nouvelles expériences : c'est pourquoi ayant dans ce temps-là, au mois d'avril, un cheval morveux au dernier degré, ils le donnèrent à traiter au même maréchal (M. Servier) à qui ils en avoient déjà donné un second il y avoit environ un mois; c'est-à-dire dans le commencement de mars, avant qu'ils eussent fait tuer le premier.

Ce cheval du mois de mars 1760, est actuellement réputé guéri depuis sept mois, au lieu que celui du mois d'avril suivant, qui est le troisième qu'on a traité, n'est pas encore guéri; il est toujours dans l'usage des remè-

des dont je ferai le détail après avoir
rendu compte du traitement du second.

Ce second cheval, qu'on regarde
aujourd'hui, premier avril 1761, comme guéri, est bai, âgé de 13 ans, d'un
tempérament facile à purger, et qui
naturellement mange beaucoup; il
avait de la peine à respirer, il toussoit
quelquefois, et il battoit du flanc depuis long-temps; sa maigreur et sa
foiblesse étoient grandes; il étoit
glandé, et jetoit du côté du montoir
une morve blanche, mais très-puante.

On a commencé à le traiter les premiers jours de mars 1760. On lui a
fait prendre de mon œthiops antimonial, et de la pervenche, tous les
jours; on l'a purgé tous les huit jours,
dans le commencement du traitement;
dans la suite on a éloigné le temps
des purgations : le maréchal ne l'a
point trépané, et il ne lui a point fait

d'injection dans la narine , la glande s'est fondue sans caustique et sans qu'on ait rien appliqué dessus. La cure a eu un succès prompt ; le cheval a cessé de jeter et de battre du flanc ; la respiration est devenue libre ; il a repris de l'embonpoint; on l'a repurgé ; on l'a remis à la nourriture ordinaire , en lui redonnant de l'avoine; et quinze jours après, (six mois près qu'il a commencé à être médicamenté) on l'a remis à travailler, ce qu'il soutient bien depuis sept mois, et il est présentement en très bon état.

L'autre cheval qu'on a commencé à traiter environ un mois après, c'est-à-dire il y a un an, n'est pas encore guéri , mais il ne jette que peu présentement ; il est d'un tempérament très-difficile à purger, et facile à dégoûter ; il étoit chancelant, d'une maigreur extrême ; il avoit l'os de la tête , du côté droit d'où il jetoit, considé-

rablement tuméfié; la narine étoit
chancreuse, la morve abondante,
puante, roussâtre, et souvent mêlée
de sang; mais une chose bien digne
d'attention, c'est que ce cheval a eu
en même temps le farcin dont il est
parfaitement guéri présentement par
le traitement qu'on lui a fait pour la
morve, on a seulement employé de
plus, à l'occasion du farcin, la colo-
quinte, dans les purgations.

Pendant quelques jours il a jeté des
deux côtés, beaucoup plus du gauche
que du droit; enfin il a cessé de jeter
du côté droit, par où il avoit commencé à jeter, et la glande de ce côté
s'est presque totalement fondue pendant qu'il est devenu glandé du côté
gauche, d'où il jette encore un peu
maintenant, et les os de la tête paroissent être redevenus dans leur état
naturel.

Je rendrai compte dans la suite du

traitement de ce cheval, et de ce qu'il en arrivera. Je me propose aussi de faire de nouvelles observations sur cette maladie. Tout ce qui tend à la conservation d'un animal aussi utile à l'homme, est intéressant pour le public, auquel je suis dévoué.

SUITE DES EXPÉRIENCES

Faites au sujet de la maladie des Chevaux, nommée Morve (1).

JE fis l'année dernière, à l'Académie, le rapport des tentatives qu'on faisoit aux écuries du roi pour la guérison de la maladie des chevaux, nommée la *morve*, et je m'engageai à rendre compte de la suite du traitement des chevaux morveux qui étoient encore en expérience. On sait combien il est utile de trouver des remèdes pour une maladie aussi fâcheuse qui fait perdre tous les chevaux qui en sont attaqués, parce qu'elle a toujours été regardée jusqu'à présent comme incurable. Je

____

(1) Ce mémoire n'a été lu qu'en 1762; mais comme il est une suite du précédent, l'Académie a cru ne les devoir pas séparer.

déclarai alors, et je le répète aujour-
d'hui, que je me suis proposé seulement de rapporter les faits que j'ai recueillis pour servir à la connoissance
et à la cure de la morve des chevaux,
sans porter de jugement, du moins
pour le présent, sur les différens sentimens touchant le siége et la cause de
cette maladie.

Ces expériences ont été faites sur
trois chevaux décidés morveux; la
première fut commencée au mois de
juin 1759, sur un cheval de selle,
âgé d'environ dix ans; il étoit glandé
du côté hors du montoir; la narine de
ce côté, d'où il jetoit une morve
puante, grumeleuse et collante, étoit
chancreuse.

On lui fit au côté droit de la tête
trois trous de trépan, par un desquels
on fit passer un séton qui sortoit par
cette narine; on consuma, avec un
caustique, la glande qui étoit adhé-

rente à la ganache ; on le purgea tous les huit jours, et on lui fit manger, matin et soir, de la pervenche dans du son, pendant environ quatre mois, au bout duquel temps il n'avoit plus aucun signe de morve, et on cessa de lui faire des remèdes.

Trois mois après, continuant de se bien porter, et ayant repris de l'embonpoint, on le remit avec les autres chevaux, et on le fit travailler comme eux.

Enfin, après trois mois de travail, six mois après la maladie ou le traitement fini, ce cheval étant jugé, par tous les maréchaux, parfaitement guéri, on le fit tuer pour voir dans quel état étoit le dedans de son corps.

A l'ouverture, on en trouva toutes les parties saines, à l'exception de la membrane pituitaire de la narine droite d'où il avoit jeté, qui étoit encore imbue d'une humeur de morve, ce qui prouve que ce cheval n'étoit pas à couvert de récidive, et qu'il avoit encore besoin des remèdes dont j'ai parlé dans mon mémoire.

Dans ce temps on avoit commencé (dans les premiers jours de mars 1760) à traiter de la morve un autre cheval âgé de douze ans, qui étoit glandé, et qui jetoit du côté du montoir une morve très-puante; il étoit poussif, il toussoit quelquefois, il battoit du flanc depuis long-temps.

On lui a fait prendre tous les jours de mon œthiops antimonial le matin, et de la pervenche le soir. On l'a purgé tous les huit jours dans le commencement de ce traitement, dans la suite on a éloigné le temps des purgations.

Par ces moyens le cheval a cessé de jeter et de battre du flanc; la respiration est devenue libre, et il n'a plus toussé. On ne l'a point trépané, on ne lui a point fait d'injection dans la narine, et la glande, qui étoit adhérente et douloureuse, s'est dissipée insensiblement pendant l'usage des remèdes internes, sans qu'on y ait appliqué de caustique. Etant dans cet état, on a cru pouvoir le regarder comme guéri de la pousse et de la morve en même temps.

On l'a remis à travailler avec les autres chevaux en octobre 1760 ; on l'a repurgé quelquefois en 1761, et il a toujours continué depuis à se bien porter.

C'est un cheval de carrosse, âgé présentement de quatorze ans, qu'on nomme *le Masque* ; il est de l'attelage même du roi, et c'est actuellement (juillet 1762) le cheval de tout l'attelage qui fatigue le plus, parce qu'il porte le postillon, ce qui prouve bien sa guérison et un rétablissement parfait.

J'ai demandé qu'on continuât à

purger quelquefois ce cheval, pour savoir dans la suite ce qui lui arrivera.

On commença à traiter le troisième cheval presque dans le même temps que ce second, au mois d'avril 1760; ce troisième cheval étoit morveux au dernier degré, les os mêmes de la tête du côté droit étoient tuméfiés; il étoit glandé, et il jetoit de ce côté une morve puante, roussâtre, et souvent mêlée de sang, la narine étoit chancreuse, il a aussi été pris du farcin pendant qu'on le traitoit de la morve.

On lui a fait trois trous de trépan : on s'est servi d'injections vulnéraires; on lui a donné à prendre de l'aristoloche et de la pervenche; on lui a aussi donné un peu d'œthiops antimonial, et on l'a purgé quelquefois.

Le farcin a été guéri fort promptement, et la morve est restée : dans

la suite sa qualité est devenue moins
mauvaise, et la quantité même a di-
minué, quoique le cheval ait commencé à jeter aussi du côté gauche
lorsqu'il a commencé à jeter moins
du droit. Ensuite il a discontinué à
jeter du côté gauche; la glande de ce
côté s'est dissipée, et il n'en a pas jeté
davantage du côté droit; au contraire,
il a encore moins jeté souvent, même
il a été plusieurs jours sans jeter; et
dans les derniers temps, lorsqu'il jetoit, la morve étoit blanche, moins
épaisse, et sans puanteur. La glande
qui restoit du côté droit étoit considérablement diminuée; on a appliqué
dessus un caustique qui en a fait disti-
ler un pus, semblable par la couleur
et par la consistance, à une eau de savon, et qui pourrissoit fort promptement les longes.

Les os de la tête, qui étoient tuméfiés, sont revenus dans leur état na-

turel, et les narines n'étoient plus chancreuses; dans ces derniers temps le jarret gauche étoit enflé; il y avoit alors environ quatre mois qu'il n'avoit été purgé; la purgation a dissipé cette enflure : il est à observer que c'étoit le jarret droit qui étoit enflé dans le commencement de la maladie lorsqu'il a eu le farcin.

Ce cheval avoit repris de l'embonpoint, quoiqu'il jetât encore, parce que les chevaux morveux peuvent avoir de l'embonpoint ; comme en peuvent avoir des hommes cacochymes.

Il y avoit deux ans qu'on gardoit ce cheval morveux, et depuis un an on n'avoit pas fait de progrès sensibles dans la guérison. M. de Croismare, commandant la petite écurie, zélé pour le service du roi et pour le bien public, ordonna qu'on ouvrît le cheval après l'avoir tué; ce fut le 19 du mois d'avril dernier : cette ouverture se fit en présence de M. de Croismaré, qui me fit l'honneur de m'inviter à m'y trouver : nous reconnûmes tout dans un état naturel et sain, à l'exception du côté droit de la tête, où les sinus sygomatiques et maxillaires étoient encore imbus de l'humeur de morve, de même que la tubérosité de l'os maxillaire qui en étoit pénétrée.

Il y avoit aussi un reste de la glande adhérent à la ganache ; le lobe droit des poumons étoit intérieurement rempli de tubercules ; ce lobe avoit extérieurement des taches bleuâtres, ce que n'avoit pas le lobe gauche. Nous découvrîmes un petit abcès à la rate : les reins étoient fort sains, comme tout le reste du corps.

Je m'abstiens de faire aucun raisonnement sur ce qui résulte de ces exriences, et sur les conséquences qu'on en peut tirer : je ne donne aucune théorie sur la cause de la morve des chevaux, pour ne point m'exposer à paroître désobliger aucun de ceux qui en ont écrit, avec lesquels j'aurois volontiers concouru, et que je suis toujours prêt d'aider pour l'avantage de la chose commune : je me borne à la pratique pour la guérison que m'ont apprise ces expériences, qui sont authentiques, parce que l'état des chevaux sur lesquels ces expériences ont été faites, a auparavant été constaté par les maréchaux, et parce que le traitement s'en est fait, pour ainsi dire, publiquement, par ordre et sous les yeux de messieurs les écuyers.

M. Servier, maréchal des petites écuries du roi, continue encore de faire tous les jours de semblables expériences, c'est-à-dire, qu'il continue à traiter à peu près de même des chevaux morveux avec plus ou moins de succès; il est à désirer qu'elles puissent conduire à rendre le traitement de cette maladie plus court, je crois qu'on ne le peut faire plus simple : il consiste à donner tous les jours, le matin, au cheval morveux, depuis une demi-once jusqu'à une once et demie de mon œthiops antimonial, et tous les soirs une poignée de pervenche hachée dans du son.

Il est nécessaire, pendant l'usage de ces remèdes, de purger le cheval très-souvent, tous les huit jours dans les commencemens, ensuite au bout de quinze jours, puis trois semaines après, enfin au bout du mois.

Ce qui fait partie du traitement des chevaux morveux, c'est le soin de leur nettoyer les naseaux, pour les empêcher, autant qu'il est possible, qu'ils n'avalent leur morve, et il faut leur seringuer du vin dans la narine d'où ils jettent.

Il est bon aussi de bouchonner souvent ces chevaux, de les promener
tous les jours au pas, et de les exposer au soleil autant qu'on le peut.

Au reste leur régime de vivre est
de manger de la paille et du son,
et de coucher dans une écurie sèche.

Mais il paroît, surtout par la première expérience détaillée dans mon
premier Mémoire, qu'une des choses
qui contribuent le plus à la guérison
de la morve, est la purgation réitérée;
c'est pourquoi il n'est pas étonnant
qu'on ne réussit pas à guérir les chevaux morveux, seulement par les
béchiques, les sudorifiques et les al-
térans; on n'y employoit pas la purgation, parce qu'en général le cheval
est difficile à purger à propos : il ne
peut être purgé que par de forts
purgatifs, quoiqu'il soit délicat et
sensible, ce qui le rend plus sujet

I 3

aux accidens des purgations mal administrées.

J'ai fait des recherches sur les différens purgatifs propres aux chevaux,
sur leur préparation, sur la manière
de les leur faire prendre, et sur le
régime qu'il faut leur faire observer
les jours de médecine, pour en rendre l'effet plus complet et plus sûr :
j'espère donner un jour à l'Académie
ces observations.

ELECTUAIRE

Contre la Morve des Chevaux.

ON a déjà annoncé dans quelques écrits périodiques le précieux remède contre la morve des chevaux, inventé par M. le baron de Syndt, premier écuyer de l'électeur de Cologne ; l'usage de ce remède, dont la propriété fut approuvée avec éclat en Allemagne, il y a trois ans, ne s'est introduit que depuis peu dans les campagnes autour de Paris, et les bons effets qu'il y a produits, méritent qu'on ne le laisse ignorer à personne.

L'auteur du remède ne le donne que comme un préservatif, qui garantit infailliblement de la maladie morveuse tous les chevaux sains, à quelque degré de contagion qu'ils soient exposés. Cette propriété du médicament a été constatée par une foule d'expériences, qui ont toutes été couronnées du plus grand succès; celle qui en particulier se fit il y a trois ans à la cour de Bonn, par ordre du roi, et sous les yeux de son ministre, est de nature à dissiper tous les doutes. On mit vingt chevaux sains dans une écurie avec un cheval malade de la morve; on avoit administré le préservatif à dix-huit de ces chevaux, et les deux autres furent exposés à la contagion sans préservatif. On eut soin de faire manger tous ces chevaux dans la même auge, et de les faire boire dans le même seau avec le cheval morveux, et on ne négligea rien pour étendre à tous la communication du venin; les dix-huit chevaux sortirent de l'épreuve sains et saufs; les deux non préservés furent atteints de la morve, et en moururent; ce fait est constaté par un procès-verbal, signé par l'électeur de Cologne et par le ministre de France; on le trouve imprimé dans la *Gazette du Commerce* du mois de février de cette année, n° 9.

Quand la propriété de ce remède se borneroit à préserver infailliblement les chevaux de toute contagion de morve, il n'en faudroit pas davantage pour engager tout le monde à se le procurer, puisque par-là on seroit assuré de garantir les chevaux d'une multitude d'accidens que toutes les autres précautions rendent inévitables; mais les mêmes expériences qui ont assuré à ce remède la propriété de préserver de la morve, ont prouvé qu'elle en guérissoit toutes les fois que la maladie n'étoit pas parvenue à son dernier période, c'est-à-dire que si ce remède est administré à un cheval atteint de morve, avant qu'il se soit formé un ulcère au poumon, le cheval est infailliblement guéri.

On a fait sur cela une observation

qui peut servir de règle. Lorsque le cheval malade conserve bien son embonpoint, qu'il a l'œil vif, que son poil est luisant et naturellement couché sur la peau, on peut être assuré que le virus n'a point encore attaqué les viscères dangereusement, et alors le remède le guérira. Si les signes contraires se manifestent dans le cheval malade, ce sera une preuve qu'il y a ulcère dans le poumon, et alors le remède ne guérira point la maladie, ayant fait trop de progrès.

De plus, ce remède, dont l'effet principal est d'épurer la masse du sang, guérit les gourmes et toutes les maladies du cheval qui sont occasionées par la mauvaise qualité du sang; ainsi on ne peut trop en recommander l'usage, qui est infiniment salutaire dans la plupart des maladies des chevaux.

On a engagé M. le Baron de Syndt

à établir un dépôt de son remède à Paris, chez M. Girost, rue Saint-Dominique, la deuxième porte cochère à gauche par la rue d'Enfer, s'adresser au sieur Mareaux, qui délivrera le remède, qui est dans des pots d'une livre et demie chaque, moyennant la somme de quinze livres; et afin que le public ne soit pas trompé par un électuaire faux et contrefait, le pot du véritable et seul avoué par l'auteur, est cacheté avec une empreinte particulière, et on aura soin au dépôt, de tenir un registre exact de tous les pots vendus et numérotés.

Voici de quelle manière ce remède doit être administré; on prendra, avec une spatule de bois, une portion de l'électuaire, de la grosseur d'une noix; on l'appliquera à la vicine de la langue, et le cheval l'avalera sans difficulté. Pour préserver de la maladie, on le donne au cheval tous les matins, pendant trois ou quatre jours consécutifs, et cela suffit pour le mettre à l'abri de la maladie, quand même il serait logé dans une écurie infectée avec plusieurs chevaux morveux : si cependant l'écurie est infectée à un certain degré, le plus sûr est de donner de l'électuaire tous les matins au cheval, pendant qu'il habitera ladite écurie. Si l'on se propose de guérir un cheval nouvellement atteint de morve, il faudra lui administrer le remède tous les jours au matin, à midi et le soir, et continuer jusqu'à la guérison parfaite ; on reconnoîtra l'effet du remède à une augmentation considérable d'écoulement de matière par les naseaux. Le cheval jettera pendant quelques jours une matière visqueuse par les narines. L'enflure des glandes entre les ganaches se dissipera insensiblement, la matière qui sortira des naseaux deviendra plus fluide et plus blanche, elle sera quelquefois comme du petit lait, et paroîtra enfin comme une sérosité blanchâtre. Il faut continuer le remède, et ne point se rebuter jusqu'à ce que l'écoulement cesse. Le régime, pendant la cure, sera de retrancher au cheval toute espèce de verd; il ne faut ni saignée, ni purgation ; vous lui donnerez du son avec de la farine d'orge, et fort peu d'avoine arrosée d'eau, de foin bien sec, de l'eau blanche avec un peu de miel. Voilà toute la nourriture du cheval.

La guérison est plus ou moins lente; les uns sont guéris au bout de six semaines, tel autre en deux ou trois mois, cela dépend de la malignité du virus plus ou moins grande, et de la disposition du sang plus ou moins balsamique.

Il est à observer que l'usage de ce remède pour les chevaux sains, ne produit jamais que de bons effets; il les rend plus alertes et plus vigoureux; il leur facilite la digestion, purifie le sang, et dissout toutes les sérosités des tuyaux pulmonaires. Comme ce remède est composé de miel, et que le miel est sujet à engendrer des vers dans l'estomac des chevaux, pendant qu'ils font usage de ce remède, il est bon tous les huit jours de leur faire prendre de la poudre suivante :

    R. Œthiops minéral, six onces ;
    Cinabre minéral, quatre onces ;
    Farine de fèves, huit onces.

    Réduisez le tout en poudre très-fine, mêlez bien ensemble, prenez une once de cette composition, que vous mêlerez avec une portion d'avoine, et détrempez le tout ensemble avec un peu d'eau ; donnez cette dose au cheval pendant deux jours de suite, toutes les fois que vous lui donnerez sa portion d'avoine, et vous verrez les vers sortir morts avec les excrémens.

    Je suis, etc.

    A Paris, ce.... octobre 1765.

    Année 1765, tome VI.

FIN.

TABLE

DES MATIÈRES.

Des Maladies de la Peau.

Maladies du Ventre et des Intestins.

Traité des Maladies des Moutons.

FIN DE LA TABLE.

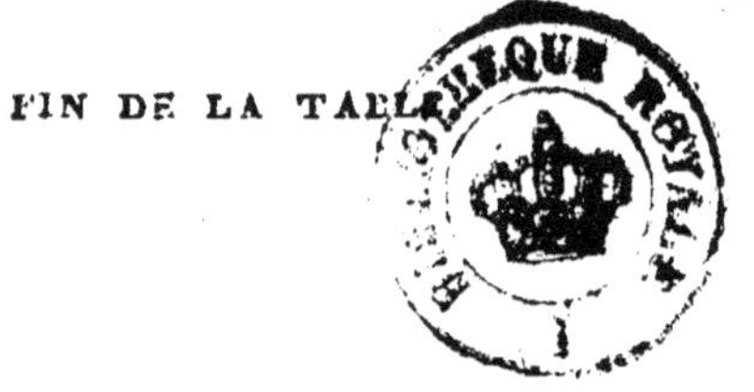

DE L'IMPRIMERIE D'A. EGRON.

PREMIÈRE PARTIE.

DES RÈGLES D'ALLOCATION.

TITRE Ier.

DES PRESTATIONS EN DENIERS.

CHAPITRE Ier.

DE LA SOLDE.

Règles d'allocation.

Art. 10. Les règles d'allocation de la solde sont déterminées suivant les diverses positions par le tableau ci-après et par les annotations portées dans la colonne d'observations du tarif.

Tout paiement à titre d'avance de solde est formellement interdit, sauf dans les cas spécialement prévus par les règlements.

Les officiers de gendarmerie en disponibilité (1), en non-activité (1) ou admis à la solde de réforme sont soumis aux obligations imposées aux autres officiers de l'armée, dans les mêmes positions, par le règlement sur la solde et les revues des corps de troupe. La solde à laquelle ils ont droit leur est ordonnancée par le sous-intendant militaire, sur mandat individuel.

Les capitaines et les lieutenants venus des corps de troupe comptent, pour le droit à l'augmentation de la solde dans le grade, l'ancienneté dans ce grade depuis le jour de leur promotion dans leur ancienne arme.

---

(1) Le taux de la solde de disponibilité et de la solde de non-activité est le même que celui des officiers des autres armes. (Décret du 30 septembre 1926, *B. O.*, p. 2553.)

Circulaire relative au décompte des services pour la détermination des droits aux différents échelons de solde d'ancienneté des militaires de la gendarmerie originaires des provinces recouvrées ayant servi dans l'armée allemande.

Paris, le 28 septembre 1921.

La question a été posée de savoir si les services militaires accomplis dans l'armée allemande par les militaires de la gendarmerie originaires des provinces recouvrées, devaient entrer en ligne de compte pour la fixation de leurs droits aux différents échelons de solde d'ancienneté.

Par analogie avec les dispositions prévues pour les militaires des corps de troupe par les circulaires du 4 juin 1918 (*Bulletin officiel*, page 1829), 15 janvier 1919 (*Bulletin officiel*, page 233), et 25 novembre 1920 (*Bulletin officiel*, page 4430), il doit être tenu compte aux militaires de la gendarmerie, pour la fixation de leurs droits aux différents échelons de solde d'ancienneté, du temps de service militaire qu'ils ont accompli *en qualité d'appelés* dans l'armée allemande.

TABLEAUX

NUMÉRO D'ORDRE des positions.	POSITIONS.	SUBDIVISIONS des POSITIONS.	FIXATION de la DATE DE L'ENTRÉE en solde.	RÈGLES D'ALLOCATION.	DISPOSITIONS PARTICULIÈRES et OBSERVATIONS.
1	Admis dans la gendarmerie	*a.* Officiers.	Date du décret ou de la décision prononçant l'admission.	La solde de présence ou d'absence du grade selon la position de l'officier à la date de son admission. Toutefois, l'officier en congé avec solde d'absence qui reçoit l'ordre de rejoindre son poste avant l'expiration de son titre d'absence reçoit la solde de présence à partir du jour de son départ pour rejoindre son poste, s'il exécute cet ordre dans les quarante-huit heures.	Les anciens militaires qui, après avoir rejoint et avant que leur masse ait été constituée, demandent l'annulation de leur nomination, n'ont droit à aucune solde. En outre, leur demande doit être revêtue de l'attestation du conseil, constatant le versement, dans la caisse du corps, de la solde qu'ils auraient touchée depuis leur nomination (2) et des frais de déplacement qui ont pu leur être alloués pour l'aller. Ils n'ont pas droit à l'indemnité de déplacement pour rentrer dans leurs foyers. La radiation de ces militaires s'opère d'office le jour même où leur demande parvient au conseil d'administration. Les chefs de légion transmettent immédiatement au Ministre les demandes des hommes accompagnées des récépissés exigés, en indiquant les dates auxquelles les radiations ont été opérées. Lorsque des militaires titulaires d'une pension proportionnelle sont réadmis dans l'arme, le conseil d'administration intéressé indique, sur leur titre de pension, la date à partir de laquelle le payement des arrérages doit être suspendu (date de l'entrée en solde). Le même renseignement est communiqué à l'intendant militaire du corps d'armée ou de la région.
		b. Hommes de troupe (3):	Jour où ils se présentent devant le conseil d'administration, s'ils sont nommés dans la localité où ils résident, ou jour de leur départ constaté par la feuille de déplacement, s'ils sont nommés dans une autre localité.	La solde de leur grade d'après le tarif qui leur est applicable (1).	
2	Promus.	*a.* Etant présents à leur corps ou à leur poste.	Date du décret ou de la décision qui confère le nouveau grade.	La solde de présence du nouveau grade.	

(1) La nomination des nouveaux admis n'étant définitive qu'à la suite de l'examen qui a lieu au moment de la mise en route, la solde ne doit être allouée aux intéressés, par voie de rappel, que si cet examen leur a été favorable.

(2) Les sommes ainsi remboursées au titre de la solde sont portées en diminution au tableau n° 4 de la revue de liquidation pour l'annulation de l'allocation correspondante faite sur la feuille de journées.

(3) Dénomination modifiée (Décret du 10 août 1918, B. O., page 3517)

NUMÉRO D'ORDRE des positions.	POSITIONS.	SUBDIVISIONS des POSITIONS.	FIXATION de la DATE DE L'ENTRÉE en solde.	RÈGLES D'ALLOCATION.	DISPOSITIONS PARTICULIÈRES et OBSERVATIONS.
2	Promus (*suite*).	*b.* En permission ou en congé.	Date du décret ou de la décision qui confère le nouveau grade.	La solde de présence ou d'absence du nouveau grade (selon la solde attribuée par le titre d'absence) à la date de la promotion ou de la prise de rang (1).	
		c. A l'hôpital { officiers.	*Idem.*	La solde de présence du nouveau grade.	
		c. A l'hôpital { militaires non officiers	*Idem.*	La solde d'absence du nouveau grade, lorsque l'intéressé n'a pas droit à la solde de présence pour blessure reçue ou maladie contractée en service commandé. (Décret du 22 mars 1910, *B. O.*, p. 515).	
		d. En mission.	*Idem.*	La solde de présence du nouveau grade.	
		e. Retenus dans une place en état de siège.	*Idem.*	La solde de présence du nouveau grade.	
3	En mission.	»	»	La solde de présence est allouée pendant toute la durée de la mission, y compris l'aller et le retour. Si, sans une cause légitime, l'officier dépasse le temps fixé pour la mission, une décision ministérielle peut seule autoriser le rappel pour le nombre de journées d'absence irrégulière.	Les missions sont confiées par le Ministre de la guerre et, en cas d'urgence, par les généraux commandant les corps d'armée.
4	Passant dans une autre arme.	»	»	Cessent d'avoir droit à la solde, au titre de la gendarmerie, à partir du jour de leur départ pour rejoindre leur nouveau corps.	
5	Position supprimée. (1)				
6	Passant de la gendarmerie de l'intérieur en Algérie ou en Tunisie.	Hommes de troupe.	»	Cessent de recevoir la solde, au titre de l'intérieur, à partir du jour de leur départ pour se rendre au port d'embarquement.	
7	Passant de l'Algérie ou de la Tunisie dans un corps de l'intérieur.	Hommes de troupe.	»	La solde de présence, d'après le tarif de l'intérieur, à partir du jour du débarquement en France s'il a eu lieu le matin, ou du lendemain du débarquement, s'il a eu lieu le soir.	

(1) Décret du 26 janvier 1926, *P. O.*, p. 170.

NUMÉROS D'ORDRE des positions.	POSITIONS.	SUBDIVISIONS des POSITIONS.	FIXATION de la DATE DE L'ENTRÉE en solde.	RÈGLES D'ALLOCATION.	DISPOSITIONS PARTICULIÈRES et OBSERVATIONS.
8	Passant dans la gendarmerie coloniale.	Militaires de tous grades.	»	Cessent de recevoir la solde au titre du budget de la guerre, à partir du jour de leur départ pour se rendre au port d'embarquement.	
9	Passant de la gendarmerie coloniale dans la gendarmerie de l'intérieur.	Militaires de tous grades.	»	La solde de présence ou d'absence, selon le cas, au titre du budget de la guerre et d'après le tarif qui leur est applicable, à partir du jour de leur débarquement, s'il a eu lieu le matin, ou du lendemain de leur débarquement s'il a eu lieu le soir, ou à partir de la date de la décision qui les met à la disposition du Ministre de la guerre, s'ils se trouvent en congé en France.	
10	Membre d'un conseil de guerre ou de revision, ou d'un conseil d'enquête.	a. Appartenant à la garnison.	»	La solde de présence pendant toute la durée de la mission.	Le temps passé dans la place ou siège le conseil doit être constaté par un certificat du président du tribunal
		b. N'appartenant pas à la garnison.	»	La solde de présence pour toutes les journées passées dans la place où siège le conseil ainsi que pour l'aller et le retour.	
11	Appelés en témoignage.	a. Etant présents.	»	La solde de présence pendant toute la durée de la mission, y compris l'aller et le retour s'il y a lieu.	Le rappel de la solde est subordonné à la production d'un certificat du président constatant le temps passé dans la place où siège le tribunal.
		b. Etant absents.	»	La solde de présence pour les journées passées hors du lieu où il jouit de sa permission ou de son congé jusqu'à celui inclus de sa rentrée dans ses foyers ou à son corps. S'il est cité dans le lieu de son domicile, la disposition ci-dessus ne lui est pas applicable; mais s'il est retenu au delà du terme de sa permission ou de son congé, il recouvre les droits à la solde de présence à dater du lendemain de l'expiration de son titre d'absence.	
12	Cassés de leur grade ou rétrogradés.	Adjudants-chefs ; adjudants ; chefs de brigade hors classe, de 1'', 2' et 3' classe; chefs comptables, chefs de demi-section ou de demi-peloton; chefs fourriers ; chefs de brigade de 4' cl.; chefs d'escouade et chefs adjoints au fourrier (1).	»	La solde du nouveau grade à partir du lendemain du jour de la notification de la décision.	
13	Démissionnaires ou réformés.	a. Etant présents.	»	Les droits à la solde cessent du lendemain du jour de la notification de l'acceptation de la démission.	Les autorités chargées de notifier à un démissionnaire l'acceptation de sa démission lui feront présenter un reçu avec cette notification.
		b. Etant absents.	»	Les droits à la solde cessent du lendemain du jour où ils reçoivent la notification de l'acceptation de leur démission, constatée par un reçu signé d'eux.	Ce reçu, qui sera daté et signé en présence du militaire de la gendarmerie chargé de remettre la notification, sera renvoyé, sans retard, par les soins des

(1) Voir décret du 28 août 1925 et instruction du 10 octobre 1925, *B. O.*, p. 2839 pour nouvelles dénominat

NUMÉROS D'ORDRE des positions	POSITIONS.	SUBDIVISIONS des POSITIONS.	FIXATION de la DATE DE L'ENTRÉE en solde.	RÈGLES D'ALLOCATION.	DISPOSITIONS PARTICULIÈRES et OBSERVATIONS.
14	Rayés des contrôles en vertu d'un ordre du Ministre de la guerre.	Hommes de troupe.	»	Les droits à la solde cessent du lendemain du jour de la notification de l'ordre ministériel, à moins que l'ordre ministériel ne fixe une autre date.	chefs de ce militaire, au corps ou service, sur le contrôle duquel figurera le démissionnaire. Après réception de ce reçu, le corps ou service intéressé effectuera la radiation des contrôles à la date du lendemain du jour porté sur ladite pièce.
15	Rentrant par congé d'une armée ou d'un rassemblement sur le pied de guerre.	»	»	Les allocations sur le pied de guerre prennent fin du lendemain du jour du passage de la frontière et, si l'armée est à l'intérieur, du jour du départ. Elles sont acquises au retour, du jour de la rentrée sur le territoire étranger, ou du lendemain de la rentrée au poste, si l'armée est à l'intérieur. Les allocations spéciales sur le pied de guerre ne sont pas dues pour les journées passées en mer.	
16	Rentrant d'une armée pour cause d'admission à la retraite, à la non-activité ou à la réforme.	»	»	Conservent leurs droits à la solde et aux diverses allocations du pied de guerre jusqu'au jour inclus du passage de la frontière dans les conditions énoncées à la position qui précède.	Ces dispositions sont applicables aux hommes de troupe admis à la retraite, réformés ou rayés des contrôles par ordre ministériel.
17	Militaires en service en Algérie-Tunisie, dans une colonie, un pays de protectorat, ou un théâtre d'opérations outre-mer admis à la retraite, mis en non-activité ou en réforme (1)	a. En Algérie-Tunisie. b. Dans une colonie, un pays de protectorat. ou un théâtre d'opérations extérieur.	»	Sont soumis aux règles prévues par les positions 13, 18 et 32 qu'ils restent en Algérie-Tunisie ou qu'ils rentrent en France. S'ils rentrent en France ou en Algérie-Tunisie, conservent le droit à la solde d'activité jusqu'au jour exclu de leur débarquement en France, en Algérie ou en Tunisie, sous la condition qu'ils quittent la colonie, le pays de protectorat, ou le théâtre d'opérations par la première occasion qui suit la notification de la mesure dont ils sont l'objet (1); si cette condition n'est pas remplie, ils cessent d'avoir droit à la solde d'activité le lendemain du jour où ils reçoivent notification soit de leur admission à la retraite, soit de leur mise en non-activité ou en réforme. S'ils restent dans la colonie, le pays de protectorat ou le théâtre d'opérations, sont soumis aux règles prévues par les positions 13, 18 et 32.	(1) Toutefois, les militaires mis en non-activité ou en réforme par mesure de discipline cessent d'avoir droit à la solde d'activité le lendemain du jour de la notification de la décision prononçant la mise en non-activité ou en réforme.

(1) Texte nouveau. (Décret du 5 août 1923, *B. O.*, p. 2198.)

NUMÉROS D'ORDRE des positions.	POSITIONS.	SUBDIVISIONS des POSITIONS.	FIXATION de la DATE DE L'ENTRÉE en solde.	RÈGLES D'ALLOCATION.	DISPOSITIONS PARTICULIÈRES et OBSERVATIONS.
18	Admis à la retraite (officiers et militaire non officiers) (1).	*a.* Par application de la limite d'âge.	»	Sous réserve des dispositions contenues dans la position 17, les droits à la solde cessent à compter du jour où ils atteignent cette limite, à moins que les nécessités du service n'exigent leur maintien temporaire en activité. Le maintien doit être autorisé par une décision spéciale du Ministre. Les officiers ont droit à la solde jusqu'au jour exclu fixé pour la radiation des contrôles par la décision qui les admet à faire valoir leurs droits à la retraite (1) (3).	(1) Cette règle est applicable aux officiers retraités dans les conditions de l'article 2 de la loi du 25 juin 1861. (2) La date de radiation des contrôles est fixée conformément aux instructions ministérielles sur les emplois réservés. (3) La date de la radiation des contrôles ne peut être postérieure de plus de 30 jours à la date de la décision.
		b. A titre d'ancienneté sur leur demande ou d'office pour toute autre cause que la limite d'âge ou admis à pension proportionnelle.	»	Les militaires rengagés ou commissionnés ont droit à la solde jusqu'au jour inclus de l'expiration du rengagement ou de la commission ou de la notification de l'acceptation de la remise de la commission, qu'il s'agisse de pension d'ancienneté ou proportionnelle. Toutefois, les militaires en instance d'emploi réservé ont droit à la solde jusqu'au jour exclu fixé pour la radiation des contrôles (2).	
19	Admis à la retraite et maintenus provisoirement en fonctions pour raison de service.	»	»	Reçoivent sur les fonds de la solde une indemnité pour parfaire, avec le montant de leur pension, la solde d'activité.	Ils continuent à toucher, dans cette position, les indemnités auxquelles ils avaient droit lors de leur admission à la retraite (frais de service, frais de bureau inhérents à la fonction dans laquelle ils sont maintenus) (1).
20	Rentrant des prisons de l'ennemi.	*a.* Officiers.	»	L'officier qui rejoint immédiatement un poste ou qui attend par ordre une destination a droit à la solde de présence du jour de sa rentrée en France dûment constaté. S'il a été mis en non-activité, il reçoit la solde affectée à sa nouvelle position à partir du jour où sa mise en non-activité lui a été notifiée.	

(1) Texte nouveau. (Décret du 5 août 1923.)

(1) Texte modifié (Décret du 26 janvier 1926).

NUMÉROS D'ORDRE des positions.	POSITIONS.	SUBDIVISIONS des POSITIONS.	FIXATION de la DATE DE L'ENTRÉE en solde.	RÈGLES D'ALLOCATION.	DISPOSITIONS PARTICULIÈRES et OBSERVATIONS
20	Rentrant des prisons de l'ennemi (*suite*).	*b.* Hommes de troupe.	»	Recouvrent le droit à la solde de présence à compter du jour de leur arrivée en France dûment constaté, qu'ils soient formés en détachement, qu'ils soient mis en subsistance ou qu'ils voyagent isolément pour rejoindre le poste qui leur est assigné. Dans ce dernier cas, ils cumulent la solde de présence avec l'indemnité de déplacement.	
21	Sur le pied de guerre (1).	»	»	Sur le pied de guerre, la solde est la même que sur le pied de paix.	Si la nécessité en est reconnue, un décret concerté avec le Ministre des finances détermine les allocations spéciales, ainsi que les dates auxquelles commencent et finissent les droits à ces allocations. Des instructions spéciales régissent le cas des corps expéditionnaires.
22	Décédés ou manquant à l'appel.	»	»	La solde est due jusqu'au jour inclus du décès ou de la disparition.	La solde des décédés est acquise aux héritiers, sous déduction du débet envers l'État ou la caisse du corps. La solde des disparus peut être employée, avec l'autorisation du Ministre, au payement des dettes contractées par eux.
23	Militaire exerçant temporairement des fonctions d'un grade supérieur au sien.	»	»	Conserve la solde du grade dont il est titulaire.	

(1) Modifié. (Décret du 25 janvier 1926).

NUMÉROS D'ORDRE des positions.	POSITIONS.	SUBDIVISIONS des POSITIONS.		FIXATION de la DATE DE L'ENTRÉE en solde.
24	Permissions ou congés.	a. Permissions.		
		Congés de fin de campagne.		
		b. Congés pour affaires personnelles.	1° Congés n'excédant pas trois mois, sauf le cas de voyage d'études hors d'Europe.	»

RÈGLES D'ALLOCATION.

La solde de présence est allouée pour toute la durée de la permission.

Toutefois, lorsqu'une permission accordée avec solde de présence est prolongée au delà de trente jours, la solde de présence est due pendant les trente premiers jours de l'absence.

Le militaire recouvre les droits à la solde de présence à partir du lendemain de sa rentrée à son corps ou à son poste.

Les militaires autorisés à cumuler leurs permissions normales dans les limites de quarante-cinq jours ou de quatre-vingt-dix jours, selon le cas, conservent les droits à la solde et aux diverses indemnités qui leur auraient été acquis s'ils avaient bénéficié séparément des permissions normales comprises dans la permission cumulée (1).

Les militaires envoyés en congé de fin de campagne au titre des théâtres d'opérations extérieurs ont droit :

1° A la solde de présence pendant une période d'une durée égale à la somme des permissions annuelles normales dont ils auraient pu bénéficier, avec solde de présence, pendant leur séjour aux théâtres d'opérations extérieurs ;

2° A la solde d'absence pour la période excédant cette durée ;

3° Aux indemnités qui leur auraient été acquises s'ils avaient bénéficié de ces permissions annuelles. (Décret du 8 juin 1922).

Ils comportent la solde de présence si les motifs invoqués se rapportent au service militaire (voyage d'études, par exemple) ou si les motifs résultent de ce service (repos rendu nécessaire par l'exercice de fonctions spéciales, par exemple).

Dans tous les autres cas, les titulaires de congé reçoivent la solde d'absence.

(1) Décret du 7 janvier 1926, *B. O.*, p. 81.

DISPOSITIONS PARTICULIÈRES et OBSERVATIONS.

Les permissions et les congés sont accordés par les autorités militaires dans la limite déterminée par le décret relatif à la concession des permissions et des congés. Les permissions et les congés ne comportent ni délais de route, ni délais de tolérance.

Toutefois, les délais de route et de tolérance s'ajoutent à la durée des permissions accordées à titre de sursis d'arrivée.

Les congés pour aller à l'étranger ne sont accordés que par le Ministre de la guerre.

Le jour du départ est mentionné sur les permissions, les congés ou les feuilles de déplacement.

Les permissions et les congés accordés aux militaires employés en Afrique ou en Corse, ou faisant partie d'une armée active ou d'un rassemblement, commencent du jour du débarquement ou du passage de la frontière. Toutefois, les permissions et les congés ne commencent que le lendemain du jour du débarquement, lorsqu'il est bien constaté que l'heure tardive de ce débarquement rend impossible la mise en route dès le jour même.

Les intéressés font constater cette date par le sous-intendant militaire, et, à défaut de fonctionnaire de l'intendance, par l'autorité civile française de la commune la plus rapprochée de la frontière.

Pour les militaires revenant d'Afrique ou de Corse, les fonctionnaires de l'intendance militaire sont tenus de mentionner, en outre, sur les titres d'absence, le jour du départ du paquebot qu'ils auront à prendre pour retourner à leur poste. Cette mention ne dispense pas les intéressés de demander la prolongation nécessaire ainsi qu'il est dit ci-après :

Les commandants de corps d'armée sur le territoire desquels se trouvent les ports où débarquent les militaires prolongent la durée des permissions et des congés du nombre de jours nécessaires pour que les titulaires des permissions ou congés puissent, lors de leur retour, se mettre en route de manière à n'arriver au port d'em.

NUMÉROS D'ORDRE des positions.	POSITIONS.	SUBDIVISIONS des POSITIONS.	FIXATION de la DATE DE L'ENTRÉE en solde.	RÈGLES D'ALLOCATION.	DISPOSITIONS PARTICULIÈRES et OBSERVATIONS.
24	Permissions ou congés (suite).	b. Congés pour affaires personnelles (suite). — 2° Congés d'une durée supérieure à trois mois, mais ne pouvant dépasser un maximum d'un an et non interrupteurs de l'ancienneté.	»	Ils peuvent être accordés avec solde de présence ou solde d'absence ou sans solde, dans des cas explicitement visés par les décrets et les décisions ministérielles stipulant des mesures d'ordre général. La concession de ces congés est réservée au Ministre, qui fixe la solde à attribuer. En principe, les titulaires de congés de trois à six mois reçoivent la solde d'absence. Les congés d'une durée supérieure à six mois sont concédés sans solde.	barquement que la veille du jour du départ du premier paquebot partant après l'expiration de la permission ou du congé. La solde acquise pendant ces prolongations est la même que celle dont jouissait le militaire pendant sa permission ou son congé. Quand, à l'expiration de sa permission ou de son congé, un militaire d'une compagnie d'outre-mer obtient une prolongation d'absence, l'autorité militaire qui l'a accordée doit, en faisant l'inscription, mentionner à la suite la date à laquelle l'intéressé devra arriver au port d'embarquement.
		3° Congés de longue durée sans solde (1).	»	Les congés de longue durée accordés en exécution de l'article 85 de la loi du 31 juillet 1920 et de l'article 44 de la loi du 26 décembre 1925 ne donnent droit à aucune solde. Les officiers du cadre actif et du cadre latéral bénéficiant des congés de longue durée avec solde, ou des congés définitifs prévus aux articles 9, 10, 12 et 15 de la loi du 26 décembre 1925 ont droit à la solde afférente au grade qu'ils occupaient à la date de leur envoi en congé, augmentée, le cas échéant, des indemnités pour charges de famille, à l'exclusion de toute autre indemnité ou majoration au titre de la solde.	
		4° Congés interruptifs de l'ancienneté (1).	»	1° *Congés de convalescence pour blessures constatées et maladies contractées ou aggravées pendant la période où le militaire a été mobilisé.* La solde de présence est accordée de plein droit à tous les militaires, officiers ou non officiers, titulaires de congés de convalescence accordés à la suite de toutes blessures constatées et de toutes maladies contractées ou aggravées pendant la période où le militaire a été mobilisé.	
		c. Congés de convalescence (2).		2° *Congés de convalescence pour blessures constatées et maladies contractées ou aggravées en dehors de la période où le militaire a été mobilisé.* La solde de présence ou d'absence est accordée selon la décision de l'autorité compétente (Ministre, général comman-	»

(1) Texte nouveau (Décret du 30 septembre 1926, B. O., page 2353).
(2) Texte nouveau (Décret du 1er février 1919).

NUMÉRO D'ORDRE des positions.	POSITIONS.	SUBDIVISIONS des POSITIONS.	FIXATION de la DATE DE L'ENTRÉE en solde.	RÈGLES D'ALLOCATION.	DISPOSITIONS PARTICULIÈRES et OBSERVATIONS.
24	Permissions ou congés *(suite)*.	*c.* Congés de convalescence *(suite)*.	»	dant la région ou le corps d'armée ou autorité déléguée) à tous les militaires, officiers ou non officiers, titulaires de congés de convalescence accordés à la suite de toutes blessures constatées et de toutes maladies contractées ou aggravées en dehors de la période où ils ont été mobilisés. L'autorité qui accorde le congé de convalescence peut, par délégation du commandant de région ou de corps d'armée, concéder la solde de présence pour une durée de six mois. Passé ce délai, le Ministre statue sur la solde à attribuer ou délègue au commandant de région ou de corps d'armée le pouvoir de statuer en son nom. Ces dispositions s'appliquent aux congés de convalescence accordés à la suite d'une position d'absence d'une autre nature.	L'officier qui entre à l'hôpital étant en jugement ou en détention, ou au cours d'un congé avec solde d'absence, recouvre le droit à la solde de présence pour toutes les journées passées en traitement, à charge par lui de rembourser ses frais de traitement au taux et dans les conditions fixés par le règlement sur le service de santé. Le rappel de solde est perdu pour la période excédant la durée du titre d'absence si le retard n'est pas justifié par un billet de sortie d'hôpital ou par un certificat du médecin de l'hôpital militaire ou, à défaut d'hôpital militaire, du médecin de l'hospice civil du lieu ou de l'arrondissement constatant la nature de la maladie et le temps qu'a exigé le traitement. Les certificats délivrés par les médecins civils doivent être visés par le sous-intendant militaire, son suppléant militaire ou le maire. Pour les militaires non officiers, ce visa fait mention de l'impossibilité qu'il y aurait eu de les admettre dans les hôpitaux militaires. Quand le retard doit être attribué à un cas de force majeure autre que la maladie, il est justifié par un certificat de l'autorité locale; dans ce cas le temps écoulé à partir du lendemain de l'expiration du titre d'absence jusqu'au jour inclus de la rentrée du militaire à son poste ne donne droit qu'à la solde d'absence, si toutefois le congé comportait une solde. (Décret du 22 mars 1910.)
		d. Congés pour aller faire usage des eaux ou pour aller aux bains de mer.	»	La solde de présence pour les délais de route aller et retour comme pour les journées passées aux eaux, que les délais ajoutés à ces journées représentent ou non l'intégralité du congé obtenu. La solde d'absence reste allouée pour les journées qui n'auraient pas été passées aux eaux en dehors des délais de route (1). La durée du séjour aux eaux est justifiée par un certificat du médecin compétent. Les dispositions qui précèdent sont applicables aux hommes de troupe qui obtiennent un congé pour aller prendre les eaux dans les lieux où il n'existe pas d'établissements militaires.	
		e. Congés pour aller aux colonies françaises.	»	La solde d'absence peut être allouée pendant une année, y compris le temps de la traversée pour l'aller et le retour.	
		f. Congés pour aller à l'étranger.	»	La solde à attribuer à ces congés est fixée par la Ministre de la guerre.	

(1) Pour les congés délivrés pour aller aux eaux et aux bains de mer les délais de route sont toujours compris dans la durée du congé.

NUMÉROS D'ORDRE des positions.	POSITIONS.	SUBDIVISIONS des POSITIONS.	FIXATION de la DATE DE L'ENTRÉE en solde.	RÈGLES D'ALLOCATION.	DISPOSITIONS PARTICULIÈRES et OBSERVATIONS.
24	Permissions ou congés (*suite*).	*g*. Congés aux militaires en instance de retraite pour ancienneté ou de retraite proportionnelle (1).	»	Les officiers en instance de pension d'ancienneté ont droit à la solde d'absence du jour du départ jusqu'au jour exclu fixé pour la radiation des contrôles par la décision les admettant à faire valoir leurs droits à la retraite (a). Les militaires rengagés ou commissionnés en instance de pension d'ancienneté ou proportionnelle ont droit à la solde d'absence du jour du départ jusqu'au jour inclus de l'expiration du rengagement ou de la commission ou jusqu'au jour inclus où ils reçoivent notification de l'acceptation de la remise de la commission.	(a) La date de radiation des contrôles ne peut être postérieure de plus de 30 jours à la date de la décision (Décret du 5 août 1923).
		h. Congés aux militaires en instance de retraite pour blessures ou infirmités (2).	»	Les officiers de l'armée active et les militaires servant au delà de la durée légale en vertu d'un contrat ont droit à la solde de présence du jour du départ jusqu'au jour exclu fixé pour la radiation des contrôles par la décision ministérielle qui statue sur la proposition de la commission de réforme (1). Les autres militaires ont droit à la solde de présence du jour du départ au jour exclu de la décision de la commission de réforme.	Les militaires non titulaires de pensions qui optent, soit pour la pension composée prévue aux articles 59 et 60 de la loi du 31 mars 1919, soit pour la législation antérieure à cette loi (art. 65) sont soumis aux règles d'allocation fixée par la position 24 *h*. Le général qui accorde le congé doit mentionner dans le titre de congé la concession de la solde de présence et les blessures ou infirmités sur lesquelles est basée la demande de retraite.
25	Rappelés avant l'expiration de leur permission ou de leur congé (3)	»	»	Ont droit à la solde de présence, cumulativement avec l'indemnité de déplacement, du jour de leur départ pour rejoindre leur corps ou leur poste.	
26	Traités aux hôpitaux (4)	»	»	1° *Militaires traités aux hôpitaux pour blessures constatées et maladies contractées ou aggravées pendant la période où ils ont été mobilisés.* Les militaires, officiers ou non officiers, qui sont traités aux hôpitaux ou dans les ambulances à la suite de toutes blessures constatées et de toutes maladies contractées ou aggravées pendant la période où ils ont été mobilisés, ont droit à la solde entière attribuée à leur situation (activité, disponibilité, cadre de réserve, non-activité).	Les dispositions ci-contre s'appliquent du jour inclus de l'entrée à l'hôpital jusqu'au jour exclu de sortie. Lorsque le militaire est traité dans un hôpital hors de sa résidence, la solde de présence lui est toujours allouée pour le voyage d'aller et retour. Elle est due lorsque faute de place dans un établissement thermal, l'officier est obligé de se faire traiter à ses frais; constatation en est faite par un certificat du médecin-chef de l'hôpital mentionnant le temps pendant lequel le militaire s'est fait traiter à ses frais.

(1) Texte nouveau. (Décret du 5 août 1923, B. O., p. 2198.)
(2) La date de la radiation des contrôles ne peut être postérieure de plus de 30 jours à la date de la décision ministérielle. (Décret du 9 décembre 1920.)
(3) Texte nouveau. (Décret du 26 janvier 1926.)
(4) Texte nouveau (Décret du 23 août 1923).

NUMÉROS D'ORDRE des positions.	POSITIONS.	SUBDIVISIONS des POSITIONS.	FIXATION de la DATE DE L'ENTRÉE en solde.	RÈGLES D'ALLOCATION.	DISPOSITIONS PARTICULIÈRES et OBSERVATIONS.
24	Traités aux hôpitaux (*suite*)	»	»	2° *Militaires traités aux hôpitaux pour blessures constatées et maladies contractées ou aggravées en dehors de la période où ils ont été mobilisés.* a) *Officiers.* — Les officiers traités aux hôpitaux à la suite de blessures constatées et de maladies contractées ou aggravées en dehors de la période où ils ont été mobilisés, ont droit à la solde entière attribuée à leur situation (activité, disponibilité, cadre de réserve, non-activité, etc.) (1). L'officier qui entre à l'hôpital étant en jugement ou en détention ou au cours d'un congé avec solde d'absence, recouvre le droit à la solde de présence pour toutes les journées d'hospitalisation. b) *Militaires non officiers.* — Ces militaires reçoivent la solde d'absence (1).	Les militaires, officiers et non officiers, qui font partie de colonnes expéditionnaires effectuant, en dehors du cas de mobilisation, des opérations de guerre ou assimilables à des opérations de guerre ont droit à la solde de présence lorsqu'ils sont traités à l'hôpital ou aux ambulances pour blessures constatées et maladies contractées ou aggravées pendant la durée de ces opérations. Les militaires non officiers, traités à l'hôpital ou aux ambulances pour blessure, maladie ou infirmité causée ou aggravée par les fatigues, dangers ou accidents éprouvés par le fait ou à l'occasion du service, en dehors de la période où ils ont été mobilisés et dûment constatée dans la forme ordinaire, ont droit à la solde de présence pendant la durée du traitement (1).
27	**En jugement ou en détention.**	Étant en activité.	»	La solde d'absence de leur grade pendant le temps de l'emprisonnement et jusqu'au jour inclus où la décision judiciaire est devenue définitive. En cas d'acquittement, ils sont rappelés du surplus de leur solde pour tout le temps pendant lequel ils ont été détenus ; s'ils sont condamnés, ils n'ont droit à aucun rappel. Si la condamnation n'entraîne pas la perte du grade, ils continuent à recevoir la solde d'absence jusqu'au moment où leur position militaire est de nouveau fixée, s'il y a lieu, ou jusqu'à l'expiration de la peine. Si la condamnation entraîne la perte du grade, ils cessent d'avoir droit à tout traitement à partir du jour où le jugement est devenu définitif. Les hommes de troupe acquittés pour désertion n'ont droit à aucun rappel de solde depuis le lendemain de la disparition jusqu'au jour inclus de la rentrée au corps. Les hommes de troupe voyageant sous escorte de la gendarmerie sont considérés comme détenus.	Pour les détenus décédés avant leur jugement, les héritiers ont droit au rappel de solde auquel aurait eu droit le militaire s'il avait été acquitté, déduction faite des débets.

(1) Règlement sur le service de santé fixe les conditions dans lesquelles les militaires hospitalisés sont traités à la charge du service de santé ou à charge de remboursement.

NUMÉROS D'ORDRE des positions.	POSITIONS.	SUBDIVISIONS des POSITIONS.	FIXATION de la DATE DE L'ENTRÉE en solde.	RÈGLES D'ALLOCATION.	DISPOSITIONS PARTICULIÈRES et OBSERVATIONS.
28	Détenus par mesure disciplinaire.	»	»	La solde de présence pendant tout le temps de la détention.	Les officiers payent directement leur nourriture. Les hommes de troupe remboursent les frais de nourriture à l'ordinaire de la prison.
29	En captivité, retenu ou interné en territoire neutre (1).	»	»	Tout prisonnier de guerre ou interné en pays neutre, pour une cause indépendante de sa volonté, a droit à la solde de présence à dater du lendemain du jour où il est tombé au pouvoir de l'ennemi ou de son internement en pays neutre, jusqu'au jour exclu de sa présentation aux autorités françaises ou jusqu'au jour inclus de son décès dûment constaté. Le rappel est fait, dès le retour de captivité, sous déduction des sommes perçues chez l'ennemi ou en pays neutre et à titre de délégation pendant la période de captivité ou d'internement. Toutefois, en ce qui concerne les grands blessés rapatriés, les retenues pour frais d'hospitalisation sont déduites du montant des sommes perçues chez l'ennemi ou en pays neutre.	Le rappel a lieu sur le vu des pièces que l'intéressé pourra produire pour justifier du temps passé en captivité, d'une déclaration sur l'honneur (écrite) indiquant les sommes perçues en pays ennemi, et d'un certificat (même néant) mentionnant les payements effectués à titre de délégation pendant la période de captivité. Restent acquises, pendant la période de captivité, les allocations (accessoires de solde ou indemnités) maintenues régulièrement en position d'absence. Sous réserve des dispositions spéciales aux délégations, les sommes acquises aux prisonniers, soit avant, soit après leur capture, ne peuvent être payées pendant le cours de la captivité soit aux ayants droit eux-mêmes, soit à leur famille ou à des tiers. Le Ministre peut autoriser des dérogations à cette règle à l'égard des militaires internés en pays neutre. Nota. — Le temps passé en captivité, en détention ou en internement compte comme service actif pour le droit à la solde mensuelle, pour le droit à la progression de la solde mensuelle et pour le droit à la solde du nouveau grade ou du nouveau tarif en cas de promotion ou de relèvement de tarif.
30	Absent de son corps ou de son poste pour une cause indépendante de sa volonté et dans des circonstances spéciales non prévues par les positions ci-dessus.	»	»	Dans ces circonstances toutes particulières, la solde ne sera acquise au militaire absent de son corps ou de son poste que sur une décision spéciale du Ministre de la guerre, constatant que l'absence a été motivée par un cas de force majeure. La même décision détermine la solde qui sera allouée.	

(1) Les droits à la solde sont ceux prévus par la position 12 du tableau 1 annexé au règlement du 18 janvier 1912, reproduits 5e et 6e colonnes. (Décret du 26 janvier 1996, *B. O.*, p. 279.)

NUMÉRO D'ORDRE des positions.	POSITIONS.	SUBDIVISIONS des POSITIONS.	FIXATION de la DATE DE L'ENTRÉE en solde.	RÈGLES D'ALLOCATION.	DISPOSITIONS DIVERSES et OBSERVATIONS.
31	Placés en subsistance.	Hommes de troupe.	»	Conservent dans cette position la solde à laquelle ils ont droit d'après le tarif spécial au corps dont ils font partie.	La gendarmerie ne reçoit pas de subsistants d'autres corps, mais les militaires de la gendarmerie placés en subsistance dans d'autres corps de l'armée sont traités comme il est dit ci-contre. Les sommes qui leur sont payées sont remboursées au corps qui en fait l'avance et régularisées dans les comptes du corps auquel ces militaires appartiennent.
32	Non-activité.	»	»	La solde de non-activité est variable selon le motif de la mise en non-activité et selon que l'officier provient de l'activité ou de la disponibilité. L'officier placé en non-activité cesse d'avoir droit à la solde d'activité ou de disponibilité à partir du lendemain du jour de la notification de sa mise en non-activité (1). L'officier rappelé de la non-activité a droit à la solde d'activité de son grade à partir du jour de sa mise en route pour rejoindre son corps ou son poste (2).	
33	En disponibilité (3).	»	»	La solde de disponibilité déterminée par le tarif est due à dater du lendemain du jour de la notification de la décision de mise en disponibilité ou du lendemain du jour de la cessation des fonctions si elle est postérieure à cette notification. L'officier en disponibilité, rappelé à l'activité et pourvu d'emploi, a droit à la solde d'activité à compter de la date de la décision le rappelant à l'activité. L'officier supérieur ou subalterne perçoit, pendant le temps passé en disponibilité, la solde de disponibilité ainsi que les indemnités pour charges de famille auxquelles il peut prétendre, à l'exclusion de toute indemnité ou majoration. L'officier en disponibilité convoqué pour effectuer des périodes d'exercices ou d'instruction perçoit, en sus de sa solde de disponibilité, la différence entre la solde d'activité du grade et de l'échelon dont il est réellement détenteur et la solde de disponibilité; il reçoit, en outre, les indemnités allouées aux officiers de réserve du même grade et du même échelon effectuant une période.	La solde est payée dans le lieu où l'officier en disponibilité demande à résider. Le payement ne peut être fait ailleurs sans une autorisation du Ministre. L'absence hors du département de la résidence est autorisée par le général commandant le corps d'armée. Le rappel pour la période de l'absence est fait au retour. Les dispositions ci-contre sont applicables aux officiers en réserve spéciale admis dans la disponibilité soit sur leur demande, soit d'office, dans les conditions de l'article 39 de la la loi du 26 décembre 1925. La solde à leur allouer est la solde de disponibilité prévue pour le grade et l'échelon qu'ils possèdent ou détiennent à titre temporaire au titre de l'active ou qu'ils ont acquis alors qu'ils exécutaient des services réputés effectifs dans les conditions visées à l'article 88 de la loi du 31 juillet 1920.

(1) Texte nouveau. (Décret du 30 septembre 1926 B. O., page 2553).
(2) Texte nouveau. (Décret du 26 janvier 1926.)
(3) Texte nouveau (Décret du 30 septembre 1926, B. O., page 2553).

NUMÉROS D'ORDRE des positions.	POSITIONS.	SUBDIVISIONS des POSITIONS.	FIXATION de la DATE DE L'ENTRÉE en solde.	RÈGLES D'ALLOCATION.	DISPOSITIONS PARTICULIÈRES et OBSERVATIONS.
33	En disponibilité (*suite*)	»		Conformément à l'article 36 de la loi du 26 décembre 1925, l'officier en disponibilité peut être temporairement privé de la jouissance de la solde de disponibilité sans droit à rappel ultérieur. La décision prescrivant la privation temporaire de la solde de disponibilité doit indiquer la durée de cette privation; le droit à toute solde cesse le lendemain du jour de la notification de la décision susvisée.	
34	Changeant de résidence.	»	»	La solde de présence pour la durée réglementaire de la route.	Les changements de résidence pour convenance personnelle ne donnent pas droit à l'indemnité de déplacement. Les militaires de la gendarmerie qui, ayant reçu l'ordre de changer de résidence pour les intérêts du service, obtiennent un congé avec solde d'absence avant de se rendre à leur nouveau poste, ne recouvrent le droit à la solde de présence qu'à compter du lendemain de leur arrivée à la nouvelle destination.
35	Absence irrégulière.	»	»	Le militaire qui s'absente de son corps ou de son poste sans autorisation ne reçoit aucune solde à partir du lendemain du jour où l'absence a été constatée. Est privé de tout rappel de solde pour les journées d'absence irrégulière, sauf le cas d'empêchement légitime et dûment constaté. Si le militaire ne rapporte pas sa feuille de déplacement ou son titre d'absence, il ne peut prétendre à aucun rappel de solde avant l'expiration d'un délai de trois mois à partir de sa rentrée à son poste.	
36	Rentrant après les délais fixés par leur feuille de déplacement.	»	»		Ces dispositions sont applicables à tous les militaires porteurs d'une feuille de déplacement stipulant des délais, conformément au règlement sur les frais de route.

Disponibilités et réserves :

Officiers et troupe (1).

NUMÉROS D'ORDRE des positions.	POSITIONS.	SUBDIVISIONS des POSITIONS.	FIXATION de la DATE DE L'ENTRÉE en solde.	RÈGLES D'ALLOCATION.	DISPOSITIONS PARTICULIÈRES et OBSERVATIONS.
37	Convoqués pour les périodes d'exercice ou des stages.	a. Officiers (y compris les officiers de tous grades, en retraite).	»	Ont droit à la solde de présence à partir du jour inclus de leur arrivée jusqu'au jour inclus de leur départ. La solde se décompte par journée effective de présence.	Le tarif de la solde budgétaire de l'armée active est applicable aux officiers des réserves, sous réserve que l'échelon de solde est déterminé d'après le temps passé dans l'armée en situation d'activité. Conformément aux dispositions de l'article 38 de la loi du 8 janvier 1925, les officiers des réserves qui, ultérieurement, feront valoir leurs droits à pension de retraite devront reverser rétroactivement le montant des sommes représentant la différence entre la solde budgétaire et la solde nette. Le Ministre détermine, dans la limite des crédits dont il dispose, les allocations qui peuvent être faites aux officiers de réserve, assistant aux séances ou exercices des écoles de perfectionnement

(1) Texte modifié. (Décret du 26 février 1926, p. 697.)

NUMÉROS D'ORDRE des positions.	POSITIONS.	SUBDIVISIONS des POSITIONS.	FIXATION de la DATE DE L'ENTRÉE en solde.	RÈGLES D'ALLOCATION.	DISPOSITIONS PARTICULIÈRES et OBSERVATIONS.
37	Convoqués pour les périodes d'exercice ou des stages (*suite*).	*b.* Hommes de troupe.	»	Ont droit à la solde de présence fixée par le tarif qui leur est applicable, à partir du lendemain de leur arrivée au poste qui leur est assigné, et pour toutes les journées effectives de présence. Toutefois, si, en raison du court trajet à accomplir et de la facilité des communications, ils peuvent, en partant le matin, arriver à leur poste avant midi, ils reçoivent pour cette journée la solde de présence. Cette solde est due pour le jour du départ.	
38	Appelés en témoignage devant les tribunaux militaires (1).	Hommes de troupe.	»	N'ont droit à aucune solde pour le temps passé au lieu de convocation.	L'indemnité pour le séjour leur est payée sur les fonds de l'indemnité de déplacement.
39	Convoqués pour subir une punition disciplinaire.	Hommes de troupe.	»	La solde de leur grade est allouée à partir du lendemain de leur arrivée, s'ils ont eu droit à l'indemnité de déplacement, et du jour de leur arrivée s'ils n'ont pas eu droit à cette indemnité. L'allocation cesse le jour de leur départ pour rentrer dans leurs foyers.	
40	Mobilisation.	»	»	Les militaires de tous grades des réserves ou en retraite rappelés à l'activité en temps de guerre reçoivent la solde budgétaire ainsi que les accessoires attribués aux militaires de l'armée active de même grade. Toutefois, ils ne comptent pour l'accession aux différents échelons de solde que le temps passé dans l'armée en situation d'activité. Ceux qui, ultérieurement, feront valoir leurs droits à pension ou à révision de pension devront reverser rétroactivement la différence entre la solde budgétaire et la solde nette.	
41	Officiers de réserve ou en retraite, désignés pour faire partie de commissions.	*a.* En temps de guerre.	»	Ont droit à la solde et aux allocations des militaires de leur grade de l'armée active, s'ils sont rappelés à l'activité en vertu de la mobilisation et pourvus à ce titre d'un emploi d'officier en activité de service.	
		b. En temps de paix.	»	Ont droit à la solde et aux allocations des officiers de réserve convoqués pour des périodes d'instruction.	

(1) Cette position n'est applicable qu'aux militaires présents sous les drapeaux qui sont cités comme témoins devant un tribunal militaire.
Quant à ceux qui, rentrés dans leurs foyers, sont cités même pour des faits survenus pendant l'accomplissement de leurs obligations militaires ils seront traités comme témoins civils et ne pourront prétendre à aucune allocation sur les fonds du service des frais de déplacement.

Prescription.

Art. 11. Conformément aux articles 9 de la loi du 29 janvier 1831, 136 et 137 du règlement du 31 mai 1862 sur la comptabilité publique, et 216 du règlement du 3 avril 1869, sont prescrites et définitivement éteintes au profit de l'Etat, toutes les créances de solde et indemnités quelconques qui, à défaut de justifications suffisantes, n'auraient pu être liquidées, ordonnancées et payées dans un délai qui est fixé à cinq années pour les créanciers domiciliés en Europe, en Algérie et en Tunisie, et à six années pour les créanciers résidant hors du territoire européen. Ce délai court du 1er janvier de l'année à laquelle ces créances appartiennent.

Toutefois, aux termes de l'article 10 de la même loi, la prescription n'a pas lieu à l'égard des créances dont l'ordonnancement et le payement auraient été différés au delà des délais déterminés, par le fait de l'administration ou par suite de pourvois formés devant le Conseil d'Etat.

Cumul (1).

Art. 12. Les règles de cumul d'une solde avec une pension ou avec un traitement civil sont celles fixées par l'article 13 du règlement sur la solde et les revues des troupes métropolitaines (2).

---

(1) Décret du 26 janvier 1926 (*B. O.*, p. 279).

(2) Ci-après article 13 du décret du 10 janvier 1913 :

Art. 13 (1). Aucune solde d'activité, de disponibilité ou de non-activité ne peut être cumulée avec une pension civile ou militaire ni avec un traitement quelconque à la charge de l'Etat, des départements ou des communes; cette interdiction s'applique aux pensions proportionnelles, sous réserve des droits acquis par application des lois du 10 juillet 1874, 19 mars 1875, 22 juin 1878 et 21 mars 1905, à la solde des officiers généraux du cadre de réserve, ainsi qu'au traitement afférent à un emploi obtenu par les sous-officiers en dehors des conditions établies par les lois du 10 juillet 1874, du 19 mars 1875 et du 21 mars 1905.

Ne sont pas soumis aux dispositions prohibitives du cumul des traitements de la solde et des pensions les traitements des maréchaux, l'indemnité législative des sénateurs et députés, les traitements de la

---

(1) Voir page 269 la circulaire du 8 juin 1920, volume 661, relative au cumul de la pension et du traitement à allouer aux officiers en retraite occupant des emplois civils rémunérés par l'Etat (voir page 269), la circulaire du 11 mai 1922 relative au droits des officiers du cadre latéral en congé avec solde nette ou cumul de ladite solde avec un traitement civil, et la circulaire du 27 septembre 1923 relative à l'application des règles de non-cumul d'une solde avec un traitement civil.

— 45 —

En cas de rappel à l'activité en temps de guerre, le total du traitement civil maintenu et de la solde militaire ne pourra en aucun cas dépasser le chiffre du traitement civil soumis à rete-nue. Si la solde est inférieure au traitement, la différence entre la solde et le traitement est seule mandatée au titre civil; si la solde est supérieure au traitement civil, il n'est mandaté aucun traitement (1).

Légion d'honneur, les rentes viagères attribuées à la médaille militaire, les dotations du Mont-de-Milan, les pensions des anciens dotataires et de leurs veuves, celles qui sont accordées à titre de récompenses nationales, la solde de réforme, la solde et les prestations attribuées pendant les exercices et manœuvres aux officiers de tous grades en retraite convoqués pour des périodes d'instruction et aux militaires des réserves, ainsi que les indemnités allouées, à raison de leur emploi militaire, aux officiers en retraite.

Le cumul de la solde de disponibilité avec les traitements de l'Etat, des départements ou des communes, est autorisé dans les limites fixées pour les titulaires des pensions militaires.

L'officier exerçant le commandement ou occupant effectivement dans l'armée un emploi de son grade et pourvu en même temps d'une chaire de professeur ou d'un emploi de répétiteur à l'Ecole polytechnique, cumule avec sa solde, dans les limites fixées par les articles 28 de la loi du 8 juillet 1852, 66 du décret du 31 mai 1862, et 43 du décret du 3 avril 1869, le traitement attribué à la chaire ou à l'emploi de l'école par les tarifs en vigueur, à la condition, toutefois, que les matières qu'il enseigne soient bien d'ordre scientifique pur et ne rentrent pas dans le cadre général des connaissances que les officiers sont tenus de posséder (décret du 20 février 1913).

Sont exclus du bénéfice du cumul des traitements tous les officiers qui n'auraient dans leur arme ou dans un service qu'une affectation pour ordre, ou qui ne pourraient y faire, en raison de leurs fonctions à l'Ecole polytechnique, qu'un service réduit (décret du 20 février 1913).

(1) Décret du 26 février 1926 (B. O., p. 697).

CHAPITRE II.

Règles d'allocation.

Art. 13 (1). Les règles d'allocation des indemnités sont déterminées par le tableau ci-après et par les annotations portées dans la colonne d'observations du tarif.

L'indemnité pour charges de famille est acquise aux militaides réserves de la gendarmerie convoqués pour des périodes ou des stages, sauf quand ils perçoivent cette indemnité comme fonctionnaires ou agents de l'Etat, des départements ou des communes. En aucun cas, elle n'est due aux militaires de réserve assistant aux séances et exercices des écoles de perfectionnement.

Cette indemnité est liquidée, en ce qui les concerne, d'après la situation des enfants au premier jour de la période ou du stage (2).

(1) Modifié par décret du 26 janvier 1926 (*B. O.*, p. 279).
(2) Modification du décret du 26 février 1926 *B. O.*, p. 697).

NUMÉROS D'ORDRE des INDEMNITÉS.	DÉSIGNATION des INDEMNITÉS.	DÉSIGNATION DES MILITAIRES QUI PARTICIPENT aux indemnités ou circonstances y donnant droit	RÈGLES D'ALLOCATION.	DISPOSITIONS PARTICULIERES et OBSERVATIONS.
1	Indemnité pour charges de famille.	*a)* **Militaires de tous grades français ou naturalisés français.**	L'indemnité pour charges de famille est allouée aux officiers de gendarmerie en activité et en non-activité pour infirmités temporaires et aux hommes de troupe de tous grades de la gendarmerie en activité. Elle est due pour chacun des enfants à leur charge qui sont : 1° Ou âgés de moins de 16 ans; 2° Ou âgés de plus de 16 ans et de moins de 18 ans et ayant passé un contrat écrit d'apprentissage; 3° Ou âgés de plus de 16 ans et de moins de 21 ans et justifiant qu'ils poursuivent leurs études; 4° Ou incapables de travailler par suite d'infirmités, quel que soit leur âge. Sont considérés comme étant à la charge du militaire : 1° Les enfants auxquels il doit des aliments en vertu des dispositions du Code civil; 2° Ses frères, sœurs, neveux, ou nièces et tous autres enfants orphelins (ou considérés comme tels) et effectivement recueillis par lui; 3° Les enfants que la femme du militaire, non séparée de corps, a eus d'un précédent mariage, sauf lorsqu'il y a eu divorce, et que ces enfants sont restés avec le premier mari ou que ce dernier contribue à leur entretien.	Pour la détermination du taux de l'indemnité, chaque enfant prend rang d'après son ordre de naissance, quels que soient l'âge et la condition de ses aînés. Le décès de l'un ou de plusieurs enfants ne modifie pas le rang des puînés; toutefois, en cas de nouvelle survenance d'enfant, chaque enfant prend le rang immédiatement inférieur. Sans avoir personnellement le droit à l'indemnité, les enfants morts pour la France sont considérés comme toujours vivants pour fixer le rang des enfants donnant droit à l'indemnité. L'indemnité n'est pas due pour les enfants qui sont titulaires de pension, elle se cumule par contre avec les majorations de pension pour enfants. Les indemnités pour charges de famille sont payables à raison de 30 jours par mois et à terme échu. Elles sont liquidées d'après la situation des enfants au premier jour du mois et acquises dans toutes les positions de présence ou d'absence. Elles sont supprimées en cas de radiation des contrôles, ou d'envoi en congé de longue durée sans solde, ou d'envoi en congé avec solde nette (officiers du cadre latéral). Les droits des officiers de réserve à l'indemnité sont fixés par un décret spécial.
		b) **Hommes de troupe indigènes de tous grades.**	Les hommes de troupe indigènes de la gendarmerie réunissant 5 ans de service reçoivent une indemnité pour charges de famille de taux spécial, fixé par tarif quel que soit le régime sous lequel ils ont contracté mariage. Les règles d'allocation sont les mêmes que ci-dessus (paragraphe *a*).	

(1) Décret du 26 janvier 1926.

NUMÉRO D'ORDRE des INDEMNITÉS.	DÉSIGNATION des INDEMNITÉS.	DÉSIGNATION DES MILITAIRES QUI PARTICIPENT aux indemnités ou circonstances y donnant droit.	RÈGLES D'ALLOCATION.	OBSERVATIONS.
2 (1)	Indemnité d'absence temporaire.	Militaires de tous grades.	L'indemnité d'absence temporaire est allouée en cas de déplacement pour le service d'une durée supérieure à vingt-quatre heures (1) et inférieure à six mois (2). La durée à considérer est celle prévue à l'origine du déplacement. A cet effet, l'autorité qui prescrit le déplacement doit, dans tous les cas, mentionner sur l'ordre de déplacement si sa durée sera inférieure, égale ou supérieure à six mois. Sous réserve que la condition de durée ci-dessus est remplie, l'indemnité d'absence temporaire est acquise : 1° Aux officiers et militaires non officiers de la gendarmerie déplacés avec des hommes de troupe d'autres armes en corps ou en détachement (3); 2° Aux officiers et militaires non officiers de la gendarmerie prenant part à des manœuvres autres que les manœuvres de cadres; 3° Aux officiers et militaires non officiers de la gendarmerie en séjour dans les camps d'instruction pendant la période d'occupation; 4° Aux militaires non officiers de la gendarmerie chefs de famille qui, déplacés pour quelque motif que ce soit, à l'occasion du service, sont mis en subsistance dans un corps ou un détachement d'une autre arme ou dans une école commune à toutes les armes.	(1) Toutefois, en cas de manœuvre de garnison, il est alloué une indemnité si l'absence, inférieure à vingt-quatre heures, comporte une nuit (en totalité ou en partie) et deux repas dehors. (2) Les militaires déplacés pour six mois ou plus de six mois dans certaines circonstances exceptionnelles peuvent obtenir l'indemnité sur décision spéciale du Ministre. (3) Pour former un détachement, il faut au moins 6 hommes de troupe marchant sous le commandement de l'un d'eux. Le détachement reste constitué si le nombre des hommes qui le composent est ramené au-dessous de 6 en cours de route.

(1) Décret du 27 mai 1926, *B. O.*, page 1865.

NUMÉRO D'ORDRE des INDEMNITÉS.	DÉSIGNATION des INDEMNITÉS.	DÉSIGNATION DES MILITAIRES QUI PARTICIPENT aux indemnités ou circonstances y donnant droit.	REGLES D'ALLOCATION.	OBSERVATIONS.
2	Indemnité d'absence temporaire (*suite*).	Militaires de **tous** grades (*suite*).	L'indemnité est due : *a*) Pour toute journée passée en voyage, y compris le jour du départ (si le départ a lieu avant 19 heures) et le jour de l'arrivée à destination (si l'arrivée a lieu après 10 heures); *b*) Pour toute journée de présence effective dans le lieu de séjour temporaire et dans la limite maximum de quatre-vingt-dix jours, sauf décision spéciale du Ministre (4); *c*) Pour toute journée de manœuvre. Les taux de l'indemnité sont majorés pour les chefs de famille (3). *Militaires des réserves.* 1° Convoqués pour des périodes ou des stages : sont considérés, au point de vue du droit à l'indemnité d'absence temporaire, comme des militaires de l'armée active ayant pour résidence le lieu de convocation de leur unité. 2° Mobilisés : sont considérés, à ce point de vue, comme des officiers ou gendarmes de l'armée active ayant pour résidence la localité dans laquelle est stationnée l'unité à laquelle ils sont affectés ou le lieu où fonctionne le service territorial auquel ils sont rattachés. *Cumul.* L'indemnité d'absence temporaire est exclusive de toute indemnité de déplacement temporaire et des vivres de campagne. Elle n'est pas due pour les déplacements relatifs au maintien de l'ordre et à l'occasion de grèves, qui sont soumis à des règles spéciales (6).	(4) Lorsqu'un déplacement comporte des séjours successifs obligés dans différentes localités, cette règle est applicable à chacun des séjours considérés isolément. (5) Le Ministre fixe les conditions à remplir pour obtenir la qualification de chef de famille. (6) Voir n° 12.

NUMÉROS D'ORDRE des INDEMNITÉS.	DÉSIGNATION des INDEMNITÉS.	DÉSIGNATION DES MILITAIRES QUI PARTICIPENT aux indemnités ou circonstances y donnant droi
3	Indemnité pour charges militaires.	Militaires de tous grades en a tivité, en non-activité pour i firmités temporaires.

(1) Décret du 25 janvier 1926, *B. O.*, p. 279.
(2) Décret du 24 février 1926; *B. O.*, p. 628,

RÈGLES D'ALLOCATION.

L'indemnité est due aux officiers en activité ou en non-activité pour infirmités temporaires et aux hommes de troupe de tous grades de la gendarmerie.

Elle n'est pas due aux officiers de réserve convoqués pour une période ou stage.

Elle est soumise aux règles d'allocation de la solde et perçue dans les mêmes conditions.

Il en résulte qu'elle est due en entier dans toutes les positions donnant droit à la solde de présence et qu'elle est réduite de moitié dans les positions donnant droit à la solde d'absence.

En position d'absence, l'indemnité pour charges militaires de la garnison à laquelle appartient le militaire au moment de son entrée en position d'absence reste acquise pendant toute la durée de l'absence, même si le militaire est l'objet d'une mutation au cours de cette absence (1).

En cas de déplacement temporaire hors de la résidence normale, l'indemnité pour charges militaires due pendant le déplacement est celle de cette résidence. Toutefois, si l'indemnité du lieu de séjour temporaire est plus élevée, cette dernière est allouée à compter du jour inclus de l'arrivée et jusqu'au jour inclus du départ.

En cas de changement définitif de garnison, le militaire faisant mutation cesse d'avoir droit à l'indemnité de la garnison de départ à compter du jour de l'arrivée dans la nouvelle garnison, date à aquelle l'indemnité de cette dernière lui est allouée.

DISPOSITIONS PARTICULIÈRES et OBSERVATIONS.

L'indemnité est majorée pour les chefs de famille. Cette majoration n'est pas due aux militaires étrangers de la légion étrangère servant au titre étranger (2).

Le Ministre fixe les conditions à remplir pour obtenir la qualification de chef de famille, les territoires, zones ou localités dans l'étendue desquels sont allouées les indemnités n°° 1, 2 ou 3 prévues au tarif, ainsi que les règles particulières d'allocation.

(1) Toutefois, le militaire envoyé en congé en attendant sa radiation des contrôles ne reçoit que l'indemnité pour charges militaires n° 3.

NUMÉROS D'ORDRE des INDEMNITÉS.	DÉSIGNATION des INDEMNITÉS.	DÉSIGNATION DES MILITAIRES QUI PARTICIPENT aux indemnités ou circonstances y donnant droit.	RÈGLES D'ALLOCATION.	DISPOSITIONS PARTICULIÈRES et OBSERVATIONS.
3	Indemnité pour charges militaires (*suite*).	Militaires de tous grades en activité, en non-activité pour infirmités temporaires (*suite*).	Les militaires se rendant aux théâtres d'opérations extérieurs ou en mission à l'étranger cessent d'avoir droit à l'indemnité de la garnison de départ à compter du jour du débarquement ou du passage de la frontière, date à laquelle ils ont droit à l'indemnité pour charges militaires de la garnison ou du poste d'affectation (1). Les militaires rapatriés des théâtres d'opérations extérieurs ou de mission à l'étranger conservent l'indemnité du point de départ jusqu'au jour exclu de l'arrivée dans leur garnison d'affectation en France (2).	(1) Le militaire chef de famille à qui on refuse l'autorisation d'emmener sa famille dans le territoire auquel il est affecté hors de France a droit à l'indemnité pour charges militaires n° 1 pendant son séjour effectif sur le territoire, sans toutefois que le droit puisse être ouvert à compter d'une date antérieure à celle de la demande. En cas d'autorisation ultérieure d'emmener sa famille l'indemnité normalement affectée au territoire est allouée à compter de la réception de l'autorisation. (2) Toutefois, dans le cas visé au renvoi précédent, l'indemnité ainsi maintenue est celle normalement allouée au point de départ.
4	Indemnité pour frais de service (1).	Officiers.	L'indemnité affectée à un emploi est due à l'officier, quel que soit son grade, qui est chargé de remplir cet emploi, soit comme titulaire, soit par intérim, en vertu d'une décision spéciale du Ministre, soit provisoirement, en cas de vacances d'emploi. Elle est acquise du jour où l'officier prend possession de la fonction au jour inclus où il cesse d'en être investi. Le titulaire, l'intérimaire, ou le faisant fonctions provisoire conserve l'indemnité en cas de permission (cumulée ou non), ainsi qu'en cas d'absence (congé, hospitalisation, etc...) ou de déplacement temporaire ne comportant pas une durée spérieure à un mois, à charge par lui de pourvoir pendant cette absence ou ce déplacement aux dépenses inhérentes à la fonction. Si l'absence ou le déplacement est d'une durée supérieure à un mois, il perd, à compter du jour de l'entrée en position d'absence ou du départ, le droit à l'indemnité pour frais de services, qui est attribuée intégralement à l'officier qui exerce effectivement et temporairement la fonction.	L'indemnité pour frais de services est destinée à faire face : *a*) Aux dépenses de représentation de l'officier qui exerce l'emploi; *b*) A ses dépenses personnelles de bureau; *c*) Aux dépenses de bureau des personnels qui lui sont adjoints; *d*) S'il y a lieu, aux dépenses de chauffage et d'éclairage des appartements de réception. Toutefois, les officiers généraux qui disposent d'un chef d'état-major pourvu d'une indemnité de frais de service, ne participent pas aux dépenses de la catégorie *c*), qui sont intégralement à la charge du chef d'état-major. Les officiers généraux ou assimilés qui disposent d'un adjoint pourvu d'une indemnité de frais de service, participent aux dépenses de la même catégorie dans la limite des trois quarts de ces dépenses, l'autre part étant à la charge de l'adjoint.

(1) Décret du 26 janvier 1926. Les règles d'allocation sont celles prévues par le règlement sur la solde des troupes métropolitaines modifiées le 5 mars 1926, *B. O.* p. 732. Elles sont reportées ci-dessus :

NUMÉROS D'ORDRE des INDEMNITÉS.	DÉSIGNATION des INDEMNITÉS.	DÉSIGNATION DES MILITAIRES QUI PARTICIPENT aux indemnités ou circonstances y donnant droit	RÈGLES D'ALLOCATION.	DISPOSITIONS PARTICULIÈRES et OBSERVATIONS.
4	**Indemnité pour frais de service.** (1). (*suite*).	Officiers.	Ces dispositions s'appliquent aux sous-intendants et aux adjoints à l'intendance, sont placés temporairement à la tête d'un service, mais non aux « suppléants des sous-intendants militaires », qui reçoivent une indemnité de frais de bureau. *Cumul.* — L'officier remplissant simultanément, en qualité de titulaire, d'intérimaire, ou à titre provisoire, plusieurs fonctions distinctes, cumule les indemnités pour frais de services affectées à ces fonctions. Toutefois, si l'un des emplois exercés est un emploi d'officier général ou assimilé, l'intéressé reçoit l'indemnité la plus élevée et le tiers des autres.	
5	**Indemnité pour frais de bureau** (1).	Officiers et hommes de troupe.	L'indemnité prévue au tarif est allouée à dater du jour de l'entrée en fonctions; elle cesse d'être allouée à dater du lendemain du jour de la cessation des fonctions. L'officier titulaire de l'emploi conserve l'indemnité en cas de permission (cumulée ou non), ainsi qu'en cas d'absence (congé, hospitalisation, etc...), ou de déplacement temporaire ne comportant pas une durée supérieure à un mois, à charge par lui de pourvoir à la dépense de ses bureaux. En cas d'absence ou de déplacement d'une durée supérieure à un mois, ou en cas de vacance d'emploi, l'indemnité est due à celui qui remplit temporairement la fonction, du jour inclus du départ du titulaire au jour exclu de son retour ou de l'arrivée du successeur. *Cumul.* — L'officier cumulant un emploi donnant droit à indemnité de frais de bureau avec un ou plusieurs emplois donnant droit à indemnité pour frais de service ou de bureau, cumule les indemnités attachées à chacun de ces emplois.	Dans les places où le commandant d'armes est du grade d'officier général, le major de garnison a seul droit à l'indemnité prévue par le tarif. Lorsqu'un gestionnaire assure en même temps plusieurs services, il lui est alloué cumulativement l'indemnité fixée pour chacun de ces services.

(1) Voir note (1) page précédente.

NUMÉROS D'ORDRE des INDEMNITÉS.	DÉSIGNATION des INDEMNITÉS.	DÉSIGNATION DES MILITAIRES QUI PARTICIPE aux indemnités ou circonstances y donnant dr...	RÈGLES D'ALLOCATION.	DISPOSITIONS PARTICULIÈRES et OBSERVATIONS.
6	Majoration spéciale à l'Algérie-Tunisie.	Militaires de tous grades.	La majoration est allouée aux militaires de tous grades de la gendarmerie servant en Algérie et en Tunisie. Elle est due à compter du jour de l'arrivée en Algérie ou en Tunisie, pour les journées passées effectivement dans ces territoires; elle cesse de l'être à compter du jour du départ de l'Algérie ou de Tunisie, quelle qu'en soit la cause (départ définitif, déplacement temporaire, permission, congé, etc...). Elle est soumise aux règles d'allocation de la solde et perçue dans les mêmes conditions. Il en résulte qu'elle est allouée en entier dans toutes les positions donnant droit à la solde de présence et réduite de moitié dans les positions donnant droit à la solde d'absence (1).	La majoration est due aux militaires déplacés temporairement pour le service en Algérie-Tunisie, mais non aux militaires qui, étant en service hors d'Algérie-Tunisie, y résident pour cause étrangère au service (permission, congé, etc.) (1).
7	Indemnité aux adjoints et aux secrétaires du trésorier.		L'indemnité est allouée pour toutes les journées de présence à partir de la date de l'entrée en fonctions. Elle continue à être allouée pendant la durée des absences légales. Elle est due à l'intérimaire lorsqu'il y a vacance d'emploi.	

(1) Texte nouveau. (Décret du 26 janvier 1925, B. O., p. 279.)

NUMÉROS D'ORDRE des INDEMNITÉS.	DÉSIGNATION des INDEMNITÉS.	DÉSIGNATION DES MILITAIRES QUI PARTICIPENT aux indemnités ou circonstances y donnant droit.	RÈGLES D'ALLOCATION.	DISPOSITIONS PARTICULIÈRES et OBSERVATIONS.
8	Indemnité de déplacement (1).	Officiers et hommes de troupe de la gendarmerie et de la garde républicaine.	L'indemnité de déplacement est allouée cas de déplacement temporaire sans oupe. Les règles d'allocation de l'indemnité ont celles prévues par le règlement sur es frais de déplacement sous réserve s dispositions particulières ci-con- e (2) : Officiers : pour les officiers des autres mes. Hommes de troupe : pour les sous-offi- iers à solde mensuelle.	La définition du déplacement avec troupe figure à la position n° 2 (indemnité d'absence temporaire). L'indemnité de déplacement ne peut se cumuler ni avec l'indemnité d'absence temporaire, ni avec l'indemnité spé- iale d'alimentation, ni avec l'indemnité pour le maintien de l'ordre, ni d'une façon géné- rale avec aucune autre indemnité allouée à un titre quelconque pour cause de voyage ou de séjour hors de la résidence normale. (2) L'indemnité de repas ou de décou- cher n'est pas allouée (sauf exceptionnel- lement et sur décision spéciale motivée du général commandant le corps d'armée) : 1° Aux gradés et gendarmes dans leur circonscriptions habituelle; 2° Aux gradés et gendarmes effectuant en dehors de cette circonscription les services ci-dessous : Rencontres et transfèrements ordinai- res de brigade à brigade; Services effectués en exécution du dé- cret sur l'organisation et le service de la gendarmerie, sans réquisition ni or- dre d'autorités civiles ou militaires étrangères à cette arme.
9	Indemnité pour frais de prévôté aux armées.		L'indemnité prévue pour chaque emploi r le tarif est due pour toute la durée de fonction. Elle est allouée aux intéri- aires pendant les vacances d'emploi.	
10	Indemnité en cas de mission ou de services spéciaux.			Le Ministre détermine les allocations supplémentaires aux officiers et aux chefs de brigade et gendarmes.

(1) Décret du 17 octobre 1921, *B. O.*, p. 3462.
(2) Décret du 7 janvier 1926, *B. O.*, p. 168, modifié le 27 mai 1926, *B. O*, p. 1665.

NUMÉROS D'ORDRE des INDEMNITÉS.	DÉSIGNATION des INDEMNITÉS.	DÉSIGNATION DES MILITAIRES QUI PARTICIPE aux indemnités ou circonstances y donnant dr	RÈGLES D'ALLOCATION.	DISPOSITIONS PARTICULIÈRES et OBSERVATIONS.
11	Indemnités spéciales des militaires déplacés pour le maintien de l'ordre (1).	Militaires de tous grades.	Les militaires déplacés pour le maintien de l'ordre, soit pendant les grèves ou troubles, soit en toute autre circonstance (visites de souverains, déplacements présidentiels, etc.) ont droit, depuis le jour du départ jusqu'à celui de rentrée, à des indemnités spéciales. a) Ces indemnités sont allouées aux taux fixés par le tarif, en cas de déplacement d'une durée de douze heures et au-dessus (1), en dehors de la garnison normale. b) En cas de déplacement de moins de douze heures hors de la garnison, lorsque les intéressés ont été dans l'obligation de prendre un ou deux repas en dehors de la résidence, ils reçoivent la moitié ou la totalité de l'indemnité prévue au tarif « avec logement gratuit » et au taux correspondant à la situation de l'intéressé (chef de famille ou célibataire). c) En cas de déplacement dans l'intérieur de la garnison ou de consigne au quartier, dans l'attente d'un événement, les indemnités sont attribuées dans les conditions fixées à l'alinéa b) qui précède, suivant que les intéressés ont été dans l'obligation de prendre un ou deux repas en dehors de chez eux.	(1) Les déplacements successifs effectués dans une même journée, comptée de minuit à minuit, donnent droit aux indemnités spéciales prévues au paragraphe a) quand la durée totale est d'au moins douze heures. Pour les déplacements portant sur deux journées consécutives, il n'est alloué qu'une indemnité si la durée totale de l'absence, tout en étant supérieure à douze heures, ne dépasse pas vingt-quatre heures. Pour tous les autres cas, la journée de vingt-quatre heures étant décomptée de minuit à minuit, l'indemnité est acquise du jour du départ inclus, quelle que soit l'heure du départ au jour de la rentrée inclus, quelle que soit l'heure de la rentrée.

(1) Décret du 11 novembre 1926, B. O., p. 2869.

NUMÉROS D'ORDRE des INDEMNITÉS.	DÉSIGNATION des INDEMNITÉS.	DÉSIGNATION DES MILITAIRES QUI PARTICIPE aux indemnités ou circonstances y donnant dr	RÈGLES D'ALLOCATION.	DISPOSITIONS PARTICULIÈRES et OBSERVATIONS.
12	Indemnité de première mise d'équipement.	Officiers.	L'indemnité est allouée aux militaires de l'armée active promus à certains grades ou nommés à des emplois indiqués au tarif. Elle est acquise de plein droit aux taux fixés par le tarif pour les militaires des autres armes aux militaires de la gendarmerie promus au grade de sous-lieutenant de réserve (1).	La première mise d'équipement est payée au moment de l'admission ou de la promotion. Elle ne peut en aucun cas être allouée deux fois. Les officiers qui démissionnent avant d'avoir accompli cinq ans de services à compter du jour de la nomination au grade ou à l'emploi ayant donné lieu à l'allocation de la première mise, sont tenus de rembourser l'intégralité de la première mise d'équipement, ou, s'il y a lieu, la différence entre cette première mise et celle d'officier de réserve. Les droits des officiers de réserve, à la première mise d'équipement sont fixés par un décret spécial.
13	Indemnité de première mise de harnachement (1).	Officiers.	L'indemnité est attribuée aux sous-officiers promus officiers montés et aux officiers passant pour la première fois d'une position non montée à une position montée, sous la réserve qu'ils ne pourront recevoir une seconde fois cette indemnité.	Le payement de l'indemnité doit être mentionné à l'encre rouge, par celui qui l'ordonnance sur le livret matricule de l'officier. Les règles de remboursement en cas de démission sont les mêmes que pour la première mise d'équipement.

(1) Décret du 26 janvier 1926, *B. O.*, p. 279.

(1) Texte nouveau. (Décret du 26 février 1926, *B. O.*, p. 697.)

NUMÉROS D'ORDRE des INDEMNITÉS.	DÉSIGNATION des INDEMNITÉS.	DÉSIGNATION DES MILITAIRES QUI PARTICIPENT aux indemnités ou circonstances y donnant droit.	RÈGLES D'ALLOCATION.	DISPOSITIONS PARTICULIÈRES et OBSERVATIONS.
14	Indemnité d'entrée en campagne.	*a.* Passage au pied de guerre.	Les officiers qui reçoivent l'ordre de se rendre à une armée active stationnée à l'intérieur ou hors du territoire, et qui exécutent cet ordre, ont droit à l'indemnité affectée à leur grade par le tarif. Le même droit existe pour les officiers attachés à des places fortes, du jour où ces places auront été déclarées en état de siège, par suite du voisinage de l'ennemi à moins de 100 kilomètres en avant des ouvrages avancés de la place. Si l'état de siège a été déclaré pour toute autre cause, le droit est ouvert à partir du jour indiqué par l'autorité militaire comme celui où la présence effective de l'ennemi a été constatée dans les circonstances ci-dessus. Les garnisons des places maritimes ont droit à l'indemnité d'entrée en campagne dans les mêmes conditions que les autres places, si elles sont attaquées par le continent. Mais s'il s'agit d'une attaque dirigée contre elles par des vaisseaux ennemis, le droit à cette indemnité ne pourra être ouvert que par un décret spécial. L'indemnité d'entrée en campagne n'est pas due aux officiers envoyés à l'armée pour y remplir une mission temporaire.	Les officiers rentrés d'une armée active autrement que par congé ou mission, et qui reçoivent l'ordre d'y retourner ou de se rendre à une autre armée, n'ont droit à une nouvelle indemnité que s'ils ont séjourné plus d'un an à l'intérieur. Dans les mêmes circonstances, la moitié de l'indemnité est allouée aux officiers s'ils ont séjourné moins d'un an à l'intérieur. Ceux d'entre eux qui auraient été promus depuis leur retour de l'armée ont droit, indépendamment de la demi-indemnité de leur ancien grade, au complément de celle du grade supérieur. Ces dispositions sont applicables aux officiers passant d'Algérie ou de Tunisie à une armée mobilisée et ayant déjà reçu l'entrée en campagne au titre de ces colonies allouée autrefois. L'indemnité ne peut être payée que sur l'autorisation du Ministre. L'officier qui, après avoir touché l'indemnité, reste à l'intérieur, est tenu de rembourser cette indemnité, à moins que son maintien n'ait été occasionné par une circonstance indépendante de sa volonté.
		b. Cas de promotion.	Le sous-officier promu sous-lieutenant reçoit l'indemnité prévue pour son grade, s'il continue d'être employé à l'armée dont il faisait partie au moment de sa promotion ou s'il passe à une autre armée. Dans la même position, le militaire qui avance en grade, ou change d'emploi sans cesser de faire partie d'une armée active, reçoit le complément de l'indemnité affectée par le tarif à son nouvel emploi.	

NUMÉROS D'ORDRE des INDEMNITÉS.	DÉSIGNATION des INDEMNITÉS.	DÉSIGNATION DES MILITAIRES QUI PARTICIPENT aux indemnités ou circonstances y donnant droit.	RÈGLES D'ALLOCATION.	DISPOSITIONS PARTICULIÈRES et OBSERVATIONS.
14	Indemnité d'entrée en campagne. (*suite*).	*b.* Cas de promotion (*suite*).	Les dispositions qui précèdent sont applicables aux officiers attachés à des places fortes du jour où ces places auront été déclarées en état de siège par suite du voisinage de l'ennemi à moins de 100 kilomètres en avant des ouvrages avancés. Si l'état de siège a été déclaré pour toute autre cause, le droit est ouvert à partir du jour indiqué par l'autorité militaire comme celui où la présence effective de l'ennemi a été constatée dans les circonstances ci-dessus.	
15	Indemnité pour perte de chevaux (1).	*a* Officiers. Chevaux tués dans une action ou perdus soit par suite de captivité, soit par suite de circonstances extraordinaires.	Les officiers montés à leurs frais et ceux montés par abonnement (1) devenus propriétaires de leurs chevaux peuvent recevoir une indemnité déterminée d'après les bases indiquées ci-après : 1° Chevaux tués dans une action ou perdus par suite de captivité. Jusqu'à l'âge de 10 ans, l'indemnité est égale au prix d'achat ou au montant de l'abonnement versé (1), si ce prix ou l'ensemble des versements est inférieur au prix budgétaire fixé pour les chevaux de l'arme à laquelle appartient l'intéressé; l'indemnité est égale au prix budgétaire si le prix d'achat ou l'ensemble des versements est égal ou supérieur au prix budgétaire. A partir du 1er janvier de l'année dans laquelle le cheval prend 10 ans, l'indemnité ainsi calculée est diminuée de $1/7^e$ par année, sans que la diminution puisse être supérieure aux $5/7^{es}$. 2° Chevaux perdus par suite de circonstances extraordinaires. L'indemnité ne peut dépasser les $2/3$ du prix de la remonte de l'arme. L'indemnité est allouée par le Ministre qui peut toutefois donner délégation aux généraux commandant les régions ou les corps d'armée et qui fixe dans ce cas les conditions dans lesquelles s'exerce cette délégation.	Pour les chevaux tués, la perte est constatée par un certificat relatant, avec indication de la date, l'affaire au cours de laquelle l'animal a été tué. Ces certificats sont délivrés par les conseils d'administration ou, à défaut de conseil, par le commandant de la troupe. Pour les chevaux perdus par suite de captivité, la perte est justifiée par un certificat du conseil d'administration de leur corps constatant, avec indication de la date, l'affaire au cours de laquelle le militaire a été fait prisonnier. Pour les chevaux perdus en temps de paix, par suite de circonstances extraordinaires, les demandes doivent être appuyées : 1° D'un état de proposition; 2° D'un extrait du contrôle ou de la matricule des chevaux constatant la date de l'achat et l'estimation qui en a été faite à la dernière inspection; 3° Des procès-verbaux dressés par les fonctionnaires de l'intendance pour constater, en présence du chef de corps et d'après la déclaration d'un vétérinaire, les causes de la perte, ainsi que la valeur des chevaux au moment où ces pertes ont eu lieu; 4° D'une copie certifiée conforme du rapport d'autopsie.

(1) Paragraphe modifié par décret du 12 octobre 1917, *B. O.*, page 3047.

(1) Il n'est plus prévu de remonte à l'abonnement au volume 69 *ter* de l'édition méthodique (Remonte des officiers).

NUMÉROS D'ORDRE des INDEMNITÉS.	DÉSIGNATION des INDEMNITÉS.	DÉSIGNATION DES MILITAIRES QUI PARTICIPENT aux indemnités ou circonstances y donnant droit.	RÈGLES D'ALLOCATION.	DISPOSITIONS PARTICULIÈRES et OBSERVATIONS.
15	Indemnité pour perte de chevaux (suite).	b. Masse d'entretien et de remonte du corps.	Pour les chevaux achetés dans le commerce, l'indemnité est égale au prix d'achat, si le cheval a été admis depuis moins de trois ans; passé ce terme, cette indemnité est fixée au prix d'estimation du cheval à l'époque de la dernière inspection générale, si, toutefois, cette somme n'excède pas le prix d'acquisition du cheval perdu. Pour les chevaux provenant des corps de troupe, l'indemnité est déterminée en déduisant pour chaque année de service, du cheval 1/4, 1/5, 1/6, etc., selon qu'il aura été acheté à 12 ans, à 11 ans, à 10 ans, etc. L'indemnité est allouée par le Ministre qui peut, toutefois, donner délégation aux généraux commandant les régions ou les corps d'armée et qui fixe dans ce cas les conditions dans lesquelles s'exerce cette délégation.	Pour les chevaux tués dans une action, la demande doit être produite dans un délai maximum de trois mois, et pour les pertes résultant de captivité, dans les deux mois qui suivent le retour du militaire. Pour les pertes par suite de circonstances extraordinaires, le délai maximum est de deux mois. Les justifications à produire sont les mêmes que pour les chevaux d'officiers.
		c. Droit des héritiers aux indemnités.	En cas de décès, les héritiers ont droit à l'indemnité qui aurait été régulièrement allouée si le militaire décédé avait pu faire valoir ses droits.	
16	Indemnité pour perte d'effets (1).	a. Perte par suite de captivité ou dans un service commandé ou par suite de force majeure résultant du service.	L'allocation de l'indemnité ne peut être que la conséquence de la nécessité effective pour l'intéressé de remplacer, en vue d'assurer son service, les effets perdus. Le montant de l'indemnité doit être déterminé d'après la valeur réelle qu'avaient les effets au moment de la perte. L'indemnité est allouée par le Ministre qui peut, toutefois, donner délégation aux généraux commandant les corps d'armée et qui fixe dans ce cas les conditions dans lesquelles s'exerce cette délégation.	L'indemnité peut être supprimée ou diminuée du fait d'un changement dans la position militaire de l'intéressé, rendant inutile le remplacement, pour l'exécution du service, de tout ou partie des effets perdus. Les remplacements d'effets auxquels l'intéressé aurait procédé avant que se produise ce changement de position peuvent entrer en ligne de compte pour la fixation de l'indemnité. Ne peuvent ouvrir droit à indemnité, les effets qui ont un caractère extra réglementaire (objets de toilette ou de luxe), ni les effets simplement détériorés, mais susceptibles d'être réparés. Un barème fixé par le Ministre indique, en ce qui concerne les officiers, les effets qui peuvent donner lieu à remboursement par effet, les indemnités maxima susceptibles d'être accordées. Le montant de l'indemnité doit d'ailleurs rester dans la limite du tarif 21, annexé au décret du 3 janvier 1903 (voir page 163).

(1) Paragraphe modifié. (Décret du 12 octobre 1917.)

(1) Cette délégation a été retirée et à l'heure actuelle toutes les demandes d'indemnité pour perte d'effets sont à soumettre au Ministre. (Voir vol. 88 de l'édition méthodique.)

NUMÉROS D'ORDRE des INDEMNITÉS.	DÉSIGNATION des INDEMNITÉS.	DÉSIGNATION DES MILITAIRES QUI PARTICIPENT aux indemnités ou circonstances y donnant droit.	REGLES D'ALLOCATION.	DISPOSITIONS PARTICULIÈRES et OBSERVATIONS.
16	Indemnité pour perte d'effets (suite). (1)	a. Perte par suite de captivité ou dans un service commandé ou par suite de force majeure résultant du service. (Suite.)		La demande de l'intéressé est appuyée d'un certificat délivré par le conseil d'administration ou, à défaut de conseil, par le commandant de la troupe. Ce certificat relate les circonstances dans lesquelles la perte s'est produite et contient l'énumération des effets et objets perdus avec la mention « neufs » ou « usagés ». Ils sont visés par le sous-intendant militaire.
		b. Droit des héritiers.	En cas de décès, les héritiers ont droit à l'indemnité qui aurait été régulièrement allouée si le militaire décédé avait pu faire valoir ses droits.	S'il a été impossible de faire la preuve du remplacement des objets perdus, la présomption de leur remplacement peut être admise en faveur des héritiers quand les circonstances dans lesquelles l'ayant cause a servi postérieurement à la perte rendent plausible qu'il ait effectivement assuré ce remplacement.
17	Indemnité à allouer aux officiers faisant partie des colonnes expéditionnaires en Algérie ou en Tunisie (2).		Lorsque des colonnes expéditionnaires sont organisées, les officiers qui en font partie reçoivent, avant leur départ, une indemnité équivalente à un mois de solde. Cette indemnité ne peut être renouvelée qu'après un délai de deux ans.	Un ordre général émanant, après approbation ministérielle, du général commandant le 19e corps d'armée ou du général commandant supérieur des troupes en Tunisie, détermine la date de la formation des colonnes expéditionnaires. L'indemnité n'est pas acquise aux officiers qui ont reçu l'indemnité d'entrée en campagne lors de leur envoi en Algérie ou en Tunisie et qui ont continué, depuis cette époque, à résider dans ces colonies.

(1) Paragraphe modifié (Décret du 12 octobre 1917).
(2) Les officiers promus au grade supérieur doivent recevoir le complément du mois de solde lorsque, après leur promotion, ils continuent de faire partie des colonnes de l'extrême sud africain ou des garnisons des régions sahariennes.

NUMÉROS D'ORDRE des INDEMNITÉS	DÉSIGNATION des INDEMNITÉS.	DÉSIGNATION DES MILITAIRES QUI PARTICIPENT aux indemnités ou circonstances y donnant droit	RÈGLES D'ALLOCATION.	DISPOSITIONS PARTICULIÈRES et OBSERVATIONS.
18	Indemnité pour changement d'uniforme.	»	L'indemnité est attribuée aux miliaires de tous grades (officiers et troue) de la gendarmerie passant des gions de la gendarmerie départemenale dans la garde républicaine, et inersement, toutes les fois que la mutation n'a pas lieu par convenance peronnelle, sur la demande des intéressés u par suite de promotion. L'indemnité n'est pas allouée en cas 'affectation temporaire, ou pour ordre, ou de mutation n'entraînant pas l'obliation de changer de tenue (1). Les officiers de réserve qui passent 'office et sans promotion d'un corps ans un autre dont la tenue et de coueur différente ou de la gendarmerie ans la garde républicaine et réciprouement reçoivent également une inemnité pour changement d'uniforme dont le taux est fixé par le tarif (2).	La quotité de l'indemnité pour changement d'uniforme à attribuer dans chaque cas particulier est déterminée par le tarif spécial. Cette indemnité est allouée directement par les soins des conseils d'administration sur le vu de la lettre de service délivrée par le Ministre. Ces dispositions ne sont pas applicables en cas de changement de corps ou d'arme pour inaptitude, par mesure de discipline, ou à l'officier rappelé de la non-activité quand il a été placé dans cette position par retrait ou suspension d'emploi. Dans ces divers cas, aussi bien que lorsqu'il s'agit de mutation par convenance personnelle, aucune indemnité n'est due.
19	Indemnité aux enfants de troupe laissés dans leurs familles.	»	Les allocations annuelles sont les suiantes : 100 francs pour les enfants de 2 à 5 ans ; 150 francs pour les enfants de 5 à 8 ans ; 180 francs pour les enfants au-dessus de ans. Le droit commence du jour de l'admision : il cesse du jour de la radiation des ontrôles ou de la mise en route sur une école préparatoire.	
20	Indemnité de literie aux sous-officiers, brigadiers et gardes de la légion de la garde républicaine (1).	a. Allocation au profit de la masse individuelle. b. Allocation au profit de la masse de secours.	L'indemnité fixée par le tarif est due pour toutes les journées donnant droit à la solde de présence ou d'absence. L'allocation prévue au tarif est destinée à indemniser la masse de secours des dépenses de la literie de l'infirmerie.	

(1) Paragraphe modifié. (Décret du 8 décembre 1915, B. O., p. 588.)

(1) Décret du 26 janvier 1926, B. O., p. 279.
(2) Décret du 26 février 1926, B. O., p. 697.

NUMÉROS D'ORDRE des INDEMNITÉS.	DÉSIGNATION des INDEMNITÉS.	DÉSIGNATION DES MILITAIRES QUI PARTICIPE. aux indemnités ou circonstances y donnant dro'	RÈGLES D'ALLOCATION.	DISPOSITIONS PARTICULIÈRES et OBSERVATIONS.
21	Indemnité spéciale au service de la garde républicaine dans Paris (1).	Hommes de troupe de la gar républicaine.	L'indemnité fixée par le tarif est due pour chaque journée donnant droit à la solde de présence ou d'absence.	
22	Indemnité de fonctions spéciale à la gendarmerie (gendarmerie départementale, d'Afrique et légion de la garde républicaine (1).	Officiers et hommes de troupe.		
23	Indemnité de logement.	**Militaires de la légion de la garde républicaine.** Les militaires de la légion de la gar' républicaine logés en ville ont droit à l'i demnité de logement prévue pour les sou officiers rengagés des corps de troupe e garnison à Paris. Les règles d'allocatio sont celles prévues pour cette dernière ir demnité, (reportées ci-contre). (Décret du ! janvier 1946, *B. O.* p. 279.	L'indemnité est due à partir du jour où le militaire est logé à ses frais. Elle est due en entier pour toute la quinzaine au cours de laquelle le militaire cesse d'être logé à ses frais. La quinzaine commence invariablement le 1ᵉʳ et le 16 de chaque mois. Pour les sous-officiers nommés à un emploi militaire postérieurement à leur admission à la retraite, l'indemnité est due à compter du jour où ils ont pris possession de leur emploi. Lors des changements de corps ou de garnison, l'indemnité est allouée pour la quinzaine commencée, sans que cette allocation puisse être renouvelée, pour la même quinzaine, au nouveau corps ou à la nouvelle garnison. Lorsqu'ils sont mariés ou veufs avec enfant ou lorsqu'ils vivent avec leur mère veuve, les ayants droit conservent l'indemnité pendant tout le temps qu'ils sont en campagne ou prisonniers de guerre. Elle leur est également maintenue pendant la durée de leurs absences régulières et légales et notamment dans les positions suivantes : déplacés momentanément pour le service; à l'hôpital; allant aux eaux thermales ou aux bains de mer; allant en permission ou en congé, sauf le cas de congé pour attendre soit la libération, soit la liquidation d'une pension de retraite; admis comme aspirants dans une école militaire; en service dans les régions sahariennes.	

(1) Texte nouveau. (Décret du 23 février 1919, *B. O.*, p. 609.)

NUMÉROS D'ORDRE des INDEMNITÉS.	DÉSIGNATION des INDEMNITÉS.	DÉSIGNATION DES MILITAIRES QUI PARTICIPENT aux indemnités ou circonstances y donnant droit.	RÈGLES D'ALLOCATION.	DISPOSITIONS PARTICULIÈRES et OBSERVATIONS.
23	Indemnité de logement. *(suite)*.	**Militaires de la légion de la garde républicaine.** *(suite).*	Lorsqu'ils ne sont ni mariés, ni veufs avec enfant, ou qu'ils ne vivent pas avec leur mère veuve, ou encore lorsqu'ils ont cessé d'être dans l'une de ces situations, l'indemnité ne leur est allouée que dans les positions indiquées ci-dessus, que jusqu'à l'expiration de la quinzaine commencée au moment du départ de leur poste ou de leur corps. Ils recouvrent leurs droits à indemnité à dater du lendemain de leur retour sans qu'elle puisse leur être allouée deux fois pour la même quinzaine.	
24	Indemnité spéciale d'alimentation.	**Hommes de troupe de la gendarmerie.** Elle est allouée dans les conditions et aux taux prévus par les militaires non officiers à solde mensuelle des corps de troupe (décret du 26 janvier 1920), conditions reportées ci-contre.	Il est alloué une indemnité spéciale d'alimentation aux hommes de troupe en station qui sont, en raison de nécessités de service, reconnues, mis dans l'obligation dûment constatée de se nourrir isolément. Le Ministre de la guerre détermine les cas particuliers d'application de cette disposition. Il peut déléguer ses pouvoirs, à cet égard, aux généraux commandant les régions ou les corps d'armée. L'indemnité spéciale d'alimentation est due pour chacune des journées pendant lesquelles les militaires autorisés à la percevoir ont été dans l'obligation effective de se nourrir isolément. Cette indemnité se cumule avec la solde et ses accessoires, mais ne peut se cumuler avec les indemnités prévues par le règlement sur les frais de déplacement. Elle est exclusive des prestations d'alimentation.	Les taux de cette indemnité sont les suivants : Militaires non officiers à solde journalière : 6 francs, avec logement gratuit; 8 francs, sans logement gratuit. Militaires non officiers à solde mensuelle : 4 francs, avec logement gratuit; 6 francs, sans logement gratuit. (Décret du 21 août, *B. O.*, p. 2881.)

*Instruction concernant les détachements de gendarmerie
déplacés pour le maintien de l'ordre.*

(Direction de la Cavalerie; Bureau de la Gendarmerie.)

Paris, le 21 juillet 1903.

I. — Observations générales.

La présente instruction, dans celles de ses parties qui touchent
à l'administration, est destinée à compléter, en ce qui concerne
la gendarmerie, l'instruction du 31 décembre 1902, relative à
l'administration et à l'alimentation des troupes employées aux
grèves.

Les règles qui y sont posées ne sont pas des règles absolues.
La situation des détachements de gendarmerie varie en effet suivant la saison, la durée du déplacement, la région dans laquelle
les détachements opèrent, la nature du service qu'ils ont à assurer, etc.

Il importe que, soit aux lieux d'embarquement, soit sur les
points où l'ordre doit être assuré, les officiers de gendarmerie, à
tous les degrés de la hiérarchie, fassent preuve d'initiative et
parent à toute difficulté par les moyens les mieux appropriés aux
circonstances.

Le plus élevé en grade des militaires de la gendarmerie formés
en détachement pour être portés d'une légion dans une autre en
vue du maintien de l'ordre est le chef du détachement fourni
par sa légion. Il sert d'intermédiaire, pour toutes les questions
administratives, entre le conseil d'administration ou les officiers
de sa légion et les hommes qui font partie de son détachement.

II. — Prescriptions diverses.

1° TENUE, ARMEMENT ET PAQUETAGE DES DÉTACHEMENTS
LORS DE LEUR MISE EN ROUTE (1).

Tenue. — Tenue de service hors la résidence avec le sac. Les
gendarmes à pied emportent le havresac (2).

---

(1) Modification du 23 juin 1913, *B. O.*. p. 846.

(1) Voir aussi annexe II, paragraphe 4°, du décret du 3 février 1914
sur le service intérieur, volume 40. Voir aussi, le règlement provisoire
du 14 septembre 1925, sur les exercices de la gendarmerie, en ce qui
concerne le mousqueton en usage au lieu de la carabine.

Armement. — Gendarmerie à cheval : Carabine, sabre et revolver, 2 paquets de cartouches de carabine dans le porteteuille, 12 cartouches de revolver dans l'étui.

Gendarmerie à pied : Carabine, épée-baïonnette, revolver, 2 paquets de cartouches de carabine dans le portefeuille de correspondance, 12 cartouches de revolver dans l'étui de revolver.

Paquetage (1). — En principe, celui prévu par les articles 207, 208, 209 (gendarmerie à cheval) et 216 (gendarmerie à pied) du service intérieur. Il pourra d'ailleurs être simplifié dans la mesure du possible. Comme il est indiqué ci-après, il n'est pas emporté d'autres objets de campement que les cordes à fourrages et les seaux en toile. On prend le bridon, le licol d'écurie et des effets de toile en quantité convenable. On prend également la pèlerine en caoutchouc.

Les hommes qui peuvent rester longtemps détachés emportent une tunique et un pantalon (gendarmes à pied) ou une culotte (gendarmes à cheval) de rechange.

Quant aux effets de rechange des gradés et gendarmes (1), ils sont envoyés par colis postal à chaque intéressé par les soins de son chef de poste. Les frais d'envoi sont supportés par la masse d'entretien et de remonte. La dépense est justifiée par les récépissés sommaires d'envoi qui sont à cet effet adressés au conseil d'administration.

Les mêmes règles sont applicables pour le retour à la résidence. Chaque intéressé adresse son colis postal à son chef de poste.

Il y a lieu, bien entendu, de réunir dans la mesure du possible, pour réduire le nombre des colis, les effets appartenant à plusieurs hommes d'un même poste.

2° CAMPEMENT.

Les besoins varient suivant que la gendarmerie est employée soit dans les villes de garnison, soit dans les villes dépourvues de garnison, soit dans la campagne.

Ils ne peuvent être appréciés avec opportunité que par les chefs de légion et commandants des compagnies de gendarmerie sur le territoire desquels les détachements de renfort doivent arriver.

C'est à ces officiers supérieurs qu'il appartient, au moment

---

(1) Modifié le 26 septembre 1925 (*B. O.*, p. 2722).

voulu, de se mettre en rapport avec les autorités militaires locales pour faire réunir, s'il y a lieu, sur les points convenables, les objets de campement nécessaires, dans les conditions fixées par la circulaire du 19 janvier 1903.

Les militaires de la gendarmerie détachés n'emportent avec eux que les objets de campement ci-après : la corde à fourrages dont chaque homme doit être pourvu constamment, et un seau en toile pour 2 ou 3 hommes.

A cet effet, un approvisionnement de seaux en toile, à raison d'un par brigade à cheval, est constitué en tout temps au compte de la masse d'entretien et de remonte. Ces objets sont demandés, à charge de remboursement, aux magasins administratifs du service de l'habillement.

Pendant les trajets en chemins de fer, les cordes à fourrages tiennent lieu de cordes à poitrail et les seaux en toile servent pour abreuver les chevaux. Les cordes à fourrages qui seraient cassées accidentellement en cours de route sont remplacées au compte de la masse d'entretien et de remonte.

3° COUCHAGE ET LOGEMENT (1).

Sont assurés au mieux des circonstances par les officiers de gendarmerie qui reçoivent les détachements de renfort. Ils s'entendent à cet égard avec les autorités civiles et militaires de la région.

Quand la situation le permet, des fournitures complètes des lits militaires sont attribuées aux militaires de la gendarmerie, sous leur responsabilité.

Lorsque les troupes employées au maintien de l'ordre sont pourvues de la couverture de campement, la masse de couchage supporte les frais de location de ces effets, calculés d'après le taux prévu pour le couvre-pieds par le tarif n° 2 annexé à l'instruction sur le service du couchage et de l'ameublement.

En ce qui concerne les militaires de la gendarmerie, qui ne perçoivent aucune allocation au titre de la masse de couchage, cette dépense est imputée sur les crédits du paragraphe 2 (frais généraux) de la 1re partie du chapitre 49 (couchage) de la 1re section du budget.

4° SOLDE (2).

Chaque conseil d'administration envoie la solde, par mandat

---

(1) § complété. Circulaire du 25 septembre 1908, *B. O.*, p. 1708.
(2) Voir tableau 2, n° 12, p. 61.

payable à vue, au chef de détachement fourni par la légion. Le chef de détachement en assure la répartition.

Au mandat est joint un état d'émargement que le chef de détachement retourne au conseil d'administration quand tous les intéressés l'ont signé.

Une avance limitée à 100 francs peut être faite à chaque gradé ou gendarme. Si elle ne peut être payée au moment du départ des intéressés, elle est adressée par mandat au chef de détachement et payée aux hommes dans les conditions indiquées ci-dessus pour la solde.

L'avance n'est retenue aux hommes qu'à partir de la première solde qui leur est payée après leur rentrée à leur poste. La retenue est faite, en principe, en quatre fois.

Par extension des dispositions de l'article 125 du règlement du 5 décembre 1902, les gradés et gendarmes mariés peuvent faire toucher par leur femme une partie de leur solde. Ils en font la demande par écrit au conseil d'administration en indiquant la somme qu'ils désirent déléguer.

5° FOURRAGES.

Dans les places où le service des fourrages fonctionne régulièrement, soit en gestion directe, soit à l'entreprise, les rations sont touchées au magasin sur bons réguliers établis au titre de la légion à laquelle appartiennent les parties prenantes.

Dans les localités où il est impossible d'agir de cette façon, les militaires de la gendarmerie reçoivent de leur légion l'indemnité représentative prévue au tableau n° 2, indemnité 20, du règlement du 3 janvier 1903 sur la solde et les revues de la gendarmerie, et nourrissent leurs chevaux (1).

6° TABAC.

Le tabac est touché par chaque chef de détachement, au poste qu'il occupe, pour tous les hommes de sa légion qui en font usage. Il établit à cet effet un état numérique certifié dans les conditions habituelles et le remet à l'administration des contributions indirectes.

---

(1) L'indemnité représentative de fourrages étant supprimée par décret du 4 mars 1925. Il est fait application des prescriptions de la circulaire du 31 mai 1926 (voir page 199).

7° TIMBRES.

Les militaires de la gendarmerie détachés touchent les timbres auxquels ils ont droit dans les conditions fixées par l'article 26 de l'instruction du 3 mai 1902 (dernier alinéa), pour les militaires isolés (vol. 38).

Leurs timbres leur parviennent par les soins de leur commandant de compagnie.

8° FOURNITURES DE BUREAU.

Les officiers ou gradés de la gendarmerie qui remplissent les fonctions de chef de poste ou de détachement et ont à acheter des fournitures de bureau font parvenir à leur conseil d'administration soit mensuellement, soit à leur retour dans leur résidence, suivant l'importance des achats, une facture acquittée indiquant en détail les fournitures achetées. Le montant de cette facture est imputé à la masse d'entretien et de remonte. Il est payé à l'intéressé avec la solde du mois qui suit la production de la facture.

9° CADRES.

Les détachements doivent être suffisamment encadrés.

Quand le nombre des officiers à fournir ne résulte pas forcément des mesures adoptées pour le maintien de l'ordre dans la région où se rendent les détachements, un officier doit marcher pour chaque fraction de 50 hommes environ.

En outre, un gradé doit marcher pour chaque fraction de 10 hommes environ. « Les deux tiers des gradés seront des brigadiers, l'autre tiers se composera de sous-officiers (1). »

Tout en respectant, autant que possible, les tours de marche des gradés et gendarmes, il convient de ne pas envoyer hors de leur légion, pour assurer un service généralement pénible, des hommes fatigués.

Dans les grands centres, où se trouveraient réunis des détachements de gendarmerie importants, ils peuvent être répartis en compagnies ou escadrons régulièrement encadrés, si on y trouve des avantages au point de vue de la direction du service. Quant à l'administration, elle sera assurée, dans tous les cas, par

----

(1) Cette désignation n'est plus en rapport avec les appellations actuelles. (Voir instruction du 10 octobre 1925, *B. O.*, p. 2839.)

les légions auxquelles appartiennent les hommes, conformément
à l'article 2 (§ 1ᵉʳ) du décret du 5 décembre 1902 sur l'administration et la comptabilité de la gendarmerie (vol. 42).

10° CARNETS D'ORDRES DE RÉQUISITION ET DE REÇUS.

S'il est nécessaire que certains détachements de gendarmerie
reçoivent des carnets d'ordres de réquisition et de reçus, la
demande de carnets est faite, à son commandant de corps d'armée, par le chef de la légion sur le territoire de laquelle les détachements sont réunis.

11° SERVICE DE SANTÉ ET VÉTÉRINAIRE.

Est assuré en principe, par les médecins et vétérinaires des
corps de troupe employés, conjointement avec la gendarmerie,
au maintien de l'ordre.

Dans le cas où il serait nécessaire de détacher, à un moment
donné, un médecin ou vétérinaire auprès d'un détachement de
gendarmerie, la question serait soumise au commandant du
corps d'armée qui statuerait.

---

*Instruction pour l'application du décret du 25 août 1919 portant
création d'une indemnité d'absence temporaire (gendarmerie).*

(Direction de l'Intendance militaire; Bureau de la Solde.)

Paris, le 25 août 1919.

Indemnité d'absence temporaire (1). — L'indemnité d'absence
temporaire est substituée à l'indemnité aux troupes en marche
prévue par le règlement du 3 janvier 1903 et à l'indemnité égale
à l'indemnité de séjour temporaire avec troupe prévue par la
circulaire du 17 septembre 1918 (*B. O.*, p. 2819).

Toutefois, tandis que l'ancienne réglementation ne fixait pas
la durée du déplacement ouvrant droit à l'indemnité de séjour

---

(1) Voir à ce sujet décret du 27 mai 1926, tableau 2, numéro d'ordre 2,
page 50.

temporaire avec troupe, la nouvelle indemnité est allouée pour tout déplacement dont la durée prévue ne dépasse pas six mois, c'est-à-dire pour tout déplacement ne présentant pas le caractère d'un changement de résidence, même s'il se prolonge effectivement au delà de cette durée.

En outre, le droit à l'indemnité est maintenu pendant toute la durée de l'absence aux chefs de famille.

Les militaires de complément sont traités à cet égard comme célibataires, mais seulement quand ils sont convoqués en temps de paix.

Indemnité spéciale au maintien de l'ordre. — L'indemnité est allouée dans les conditions prévues au règlement du 3 janvier 1903 (tableau 2, n° 11), modifié, en dernier lieu, par le décret du 11 novembre 1926 et l'instruction ci-dessous de même date (*B. O.*, page 2877).

Les taux de cette indemnité sont fixés par le tarif n° 27 annexé audit règlement.

Les décrets du 11 novembre 1926 déterminent les nouveaux taux et les règles d'allocation des indemnités attribuées aux militaires (troupes métropolitaines, troupes coloniales et gendarmerie), déplacés pour le maintien de l'ordre, à l'occasion de la visite de souverains, de déplacements présidentiels ou ministériels, etc...

Les dispositions de ces décrets ont effet à compter du 1er juillet 1925.

Par suite, les militaires qui, entre le 1er juillet 1925 et le 11 novembre 1926, ont été déplacés dans des circonstances ouvrant droit aux indemnités spéciales au maintien de l'ordre, peuvent prétendre, le cas échéant, à un rappel basé sur la comparaison des droits établis d'après l'ancienne réglementation d'une part, et ceux résultant de l'application des nouveaux tarifs et des nouvelles règles d'allocation d'autre part.

Les sommes qui ressortiront de cette comparaison comme perçues en moins, donneront lieu à rappel par les soins des corps ou services actuels d'affectation.

Pour les militaires embarqués à destination des colonies depuis le 1er juillet 1925, les rappels seront effectués par les corps de troupe et sous-intendants de la métropole qui auront administré les ayants droit pendant la période donnant droit à rappel.

Les sommes revenant à ce titre donneront lieu soit à transmission directe de fonds au moyen de mandats sur le Trésor (militaires des corps de troupe), soit à l'envoi d'états de sommes dues (militaires sans troupe) adressés, pour les premiers, aux corps actuels d'affectation; pour les seconds, au directeur de l'intendance de la colonie où ils sont actuellement en service.

Décret portant création d'une indemnité de fonctions spéciale à la gendarmerie (officiers et hommes de troupe).

Paris, le 23 février 1919.

Art. 1 à 5 abrogés (1).

Art. 6. Il est attribué aux militaires de la gendarmerie et de la garde républicaine une indemnité de fonctions qui est fixée à 4 francs par jour (120 francs par mois) pour les officiers de tous grades et à 3 francs par jour (90 francs par mois) pour les hommes de troupe français et à 1 fr. 50 par jour (45 francs par mois) pour les hommes de troupes indigènes (1) (2).

---

(1) Décret du 26 janvier 1926 (*B. O.*, p. 279).

(2) La question a été posée de savoir si l'indemnité de fonctions prévue par le décret du 23 février 1919 (art. 6) en faveur des officiers de tous grades de la gendarmerie et de la garde républicaine était applicable aux officiers de complément.

L'indemnité de fonctions est réservée, par définition, aux personnels exerçant l'emploi pour lequel elle a été créée.

Il en résulte qu'elle n'est due aux officiers de complément qu'autant qu'ils sont titulaires d'un commandement ou pourvus effectivement d'un emploi dans la gendarmerie ou la garde républicaine et pendant la période où ils exercent ce commandement ou cet emploi.

Les sommes qui auraient pu être payées contrairement à cette interprétation seront toutefois maintenues. (Circulaire du 18 mars 1920, *B. O.*, p. 998.)

Ainsi que l'a rappelé la circulaire du 18 mars 1920 ci-dessus, l'indemnité de fonctions instituée par le décret du 23 février 1919, en faveur des militaires de la gendarmerie et de la garde républicaine n'est due qu'aux militaires pourvus d'un emploi spécial à la gendarmerie ou à la garde républicaine.

Il en résulte qu'elle n'est pas due:

1° Aux officiers généraux qui proviennent de la gendarmerie et qui doivent être considérés comme cessant d'assurer un emploi spécial à cette arme à compter du jour où ils font partie du cadre de l'état-major général;

2° Aux militaires (médecins, vétérinaires, chefs armuriers, etc...), qui n'appartiennent pas à la gendarmerie et sont appelés à assurer dans la gendarmerie un service qui n'est pas spécial à l'arme. (Circulaire du 2 octobre 1922, *Bulletin officiel*, page 3046.)

CHAPITRE III

DES HAUTES PAYES

Art. 14. (Abrogé par décret du 23 février 1919, *B. O.*, p. 609.)

CHAPITRE IV.

DES MASSES.

Règles d'allocation.

Art. 15. Les règles d'allocation des masses sont déterminées par le tableau ci-après (1) :

---

(1). Modifiées. (Décret du 4 mars 1925, *B. O.*, p. 683.)

NUMÉROS D'ORDRE des masses.	DÉSIGNATION DES MASSES.	SUBDIVISION DES ALLOCATIONS.	RÈGLES D'ALLOCATION.	DISPOSITIONS PARTICULIÈRES et OBSERVATIONS.
1	**Masse individuelle.**	a Première mise d'équipement	Les sous-officiers, brigadiers ou caporaux et soldats encore en activité de service et qui sont admis dans la gendarmerie, ont droit à la première mise d'équipement fixée par le tarif. L'allocation de cette première mise forme le fonds de la masse individuelle. Les militaires liés au service en vertu de la loi du 15 juillet 1889 et de celle du 21 mars 1905 (1), qui sont admis dans la gendarmerie après avoir accompli le temps de service exigé dans l'armée active, auront droit à la première mise d'équipement, à la condition que leur demande d'admission aura été faite depuis moins de cinq ans, à partir de la date de leur rentrée dans leurs foyers. Les dispositions de l'alinéa qui précède, en ce qui concerne le droit à la première mise, seront applicables aux militaires ayant accompli le temps de service exigé par les lois qui y sont visées, maintenus ou réadmis sous les drapeaux en vertu d'un acte d'engagement ou de rengagement, d'une commission ou par suite de rappel à l'activité. Les hommes de troupe rayés des contrôles qui ont dû rembourser la première mise d'équipement, ainsi qu'il est dit ci-après, ont droit, s'ils sont réadmis dans l'arme, à une nouvelle première mise. Ceux qui ne l'ont pas remboursée n'y ont pas droit. Les hommes de troupe rentrant des prisons de l'ennemi peuvent être proposés pour une nouvelle première mise d'équipement. Les hommes des réserves appelés à faire le service de la gendarmerie en cas de guerre ou de mobilisation n'ont pas droit à la première mise d'équipement. (Décret du 10 avril 1907, *B. O.*, p. 408.) (1) Actuellement loi du 1er avril 1923.	

NUMÉROS D'ORDRE des masses.	DÉSIGNATION DES MASSES.	SUBDIVISION DES ALLOCATIONS.	RÈGLES D'ALLOCATION.	DISPOSITIONS PARTICULIÈRES et OBSERVATIONS.
		b. Supplément de première mise d'équipement.	Les militaires promus maréchaux des logis chefs ou adjudants reçoivent le supplément de première mise fixé par le tarif (1).	
1	**Masse individuelle** (*suite*).	*c.* Droit à la propriété de la première mise d'équipement	La propriété de la première mise d'équipement n'est acquise aux hommes qu'après quatre ans révolus d'activité dans la gendarmerie, sauf le cas de retraite ou de réforme pour infirmités ou blessures contractées dans le service (2). La même période de service est exigée pour le droit à la première mise des hommes admis à la retraite proportionnelle ou qui, ayant été rayés des contrôles de la gendarmerie, ont été réadmis dans l'arme.	Le montant de la première mise d'équipement remboursé par les hommes de troupe rayés des contrôles est repris au profit du Trésor au moyen d'une diminution sur la revue trimestrielle de liquidation.
1	**Masse individuelle** (*suite*).	*c.* Droit à la propriété de la première mise d'équipement (*suite*).	Le temps de service pour le droit à la propriété de la première mise d'équipement est compté du jour de l'entrée en solde. En cas de décès des nouveaux admis, leur masse individuelle n'est pas passible de la reprise de la première mise d'équipement. Toutefois, si la masse du décédé présentait une situation exceptionnelle, il en serait rendu compte au ministre qui statuerait.	En cas d'insolvabilité du débiteur régulièrement constatée même après la reprise des effets militaires, il en est rendu compte au Ministre, qui autorise, s'il y a lieu, la non déduction de la première mise dans les revues.
		d. Prime d'entretien de la masse individuelle spéciale à la légion de la garde républicaine.	La prime fixée par le tarif est due pour chaque journée donnant droit à la solde de présence ou d'absence, et même dans le cas de congé sans solde. Elle n'est allouée qu'aux militaires de la légion de la garde républicaine (3).	

(1) Modifications : Décret du 26 janvier 1926, *B.O.* p. 279.

(2) Voir page 120 la circulaire du 19 mai 1903, relative au remboursement des parts proportionnelles de première mise d'équipement allouées aux militaires de la gendarmerie métropolitaine passant aux colonies avant de compter 4 ans de service.

(3) Décret du 31 octobre 1911, (*D. O. P. R.*, page 1474).

NUMÉROS D'ORDRE des masses.	DÉSIGNATION DES MASSES.	SUBDIVISION DES ALLOCATIONS.	RÈGLES D'ALLOCATION.	DISPOSITIONS PARTICULIÈRES et OBSERVATIONS.
2	Masse de musique.		Cette masse est spéciale à la garde républicaine. Sa fixation annuelle est déterminée par le tarif.	
3	Masse d'entretien et de remonte.		La fixation déterminée par le tarif est due pour chacune des journées donnant droit à une solde quelconque.	
4	Masse de secours.		La fixation déterminée par le tarif est due pour chacune des journées donnant droit à une solde quelconque.	Les journées de présence des militaires des réserves convoqués pour accomplir une période d'instruction donnent droit à l'allocation de la masse de secours.
5	Masse des écoles.		Cette masse est spéciale à la garde républicaine. Sa fixation annuelle est déterminée par le tarif.	
6	Supprimée, *décret du 4 mars 1925. B. O. p. 685.*			
7	Masse de gratifications. (Décr. du 5 mars 1920, *B. O.*, p. 1927.)	Fixation annuelle déterminée par le tarif.		Le fonctionnement de cette masse est réglé par l'annexe n° 3 et une instruction spéciale (voir page 178 et suivantes).

CHAPITRE V.

(Supprimé. Décret du 5 mars 1920, *B. O.*, p. 1927.)

CHAPITRE VI.

DES DÉLÉGATIONS.

Décret organisant l'institution d'office de délégations de solde au profit des femmes, des descendants ou des ascendants des militaires mobilisés (1).

Bordeaux, le 9 octobre 1914.

Art. 1er. Les femmes et, s'il y a lieu, les ascendants et les descendants des militaires énumérés à l'article 18 (dispositions générales) du décret du 10 janvier 1912 qui, depuis l'ordre de mobilisation, n'auraient pas usé de la faculté de délégation prévue par cet article, pourront, sur leur demande, obtenir, par décision ministérielle, l'institution d'office à leur profit d'une délégation de solde; cette délégation aura effet à partir du premier jour du mois pendant lequel la demande aura été présentée.

Le montant de la délégation d'office sera uniformément fixé à la moitié des allocations de solde du militaire intéressé (solde nette et, le cas échéant, haute paye journalière); la délégation sera calculée pendant toute la durée des hostilités, sauf le cas de changement de grade, d'après la solde correspondant à l'échelon du grade possédé par l'intéressé au moment de l'institution de la délégation.

La décision ministérielle instituant la délégation d'office sera notifiée au militaire intéressé dans le plus bref délai possible.

Art. 2. Sauf le cas d'opposition prévu par l'article 4 ci-après, les délégations instituées d'office en vertu de l'article 1er du présent décret, ainsi que celles consenties depuis le début de la mobilisation au profit des femmes, des ascendants et des descendants, dans les conditions fixées par l'article 18 du décret du 10 janvier 1912, seront payées aux ayants droit jusqu'à la cessation des hostilités, quel que soit le sort du militaire intéressé.

En cas de décès de ce dernier, l'entrée en jouissance de la pen-

---

(1) Les dispositions de ce décret sont applicables aux femmes, ascendants et descendants des militaires des corps de la gendarmerie. (Décret du 23 novembre 1914, *B. O.*, p. 1640.)

sion due aux ayants droit qui auront bénéficié des dispositions du précédent paragraphe sera reportée à la date de cessation des hostilités. Toutefois, dans le cas où le montant de la délégation serait inférieur au taux de la pension, la délégation prendra fin à la date du décès et les dispositions de l'article 18 *b* du décret du 10 janvier 1912, déterminant les conditions dans lesquelles les ayants droit peuvent toucher des avances sur leur pension, recevront à partir de cette date leur application. Rappel sera fait, en outre, dans tous les cas, aux ayants droit, des avances sur pension auxquelles ils auraient pu prétendre, lorsque la date du décès sera antérieure au point de départ de la délégation.

Les femmes, et à défaut, les descendants des militaires décédés sous les drapeaux pendant la guerre, au profit desquels il n'aurait pas été consenti ou institué de délégation, ou pour lesquels la délégation consentie serait inférieure à la moitié des allocations de solde de leur ayant cause (solde nette et, le cas échéant, haute paye journalière), recevront, jusqu'à la cessation des hostilités, la moitié de ces allocations de solde, sauf déduction toutefois, le cas échéant, du montant des délégations antérieurement consenties au profit d'ascendants et dont le paiement serait maintenu ainsi qu'il est dit ci-dessus. Cette attribution sera, pour l'application de toutes les dispositions du présent décret, assimilée à une délégation (1).

Art. 3. Les femmes et, s'il y a lieu, les ascendants et les descendants des militaires tués, disparus ou faits prisonniers de guerre antérieurement à la publication du présent décret pourront, sur leur demande, bénéficier d'une délégation d'office dans les conditions prévues aux articles précédents.

Art. 4. Si le militaire auquel l'institution sur sa solde d'une délégation d'office a été notifiée veut s'opposer au maintien de cette délégation, il devra faire connaître par écrit son refus d'acceptation au chef de corps ou au sous-intendant militaire chargé d'ordonnancer la solde, dès le premier paiement de solde sur lequel la retenue correspondant à la délégation sera effectuée. La délégation prendra fin aussitôt.

L'administration de la guerre poursuivra, le cas échéant, auprès des tiers qui en auront bénéficié la restitution des sommes payées antérieurement à l'opposition du militaire intéressé. Aucune répétition ne pourra cependant avoir lieu avant la fin des hostilités.

Cas où les délégations sont autorisées et formes à suivre.
(Règlement du 3 janvier 1903 (2).

Art. 17. Les militaires de tous grades de la gendarmerie, mo-

---

(1) Paragraphe ajouté. (Décret du 26 octobre 1914, *B. O.*, p. 1584.)
(2) Texte modifié. (Décret du 26 janvier 1926, *B. O.*, p. 279).

bilisés ou qui font partie d'un corps expéditionnaire, ont la faculté de déléguer en faveur de leurs femmes, de leurs ascendants et de leurs descendants, jusqu'à concurrence de la moitié de leurs allocations de solde (solde nette et indemnité pour charges militaires et de la totalité de l'indemnité pour charges de famille); ils peuvent également souscrire au profit d'un autre membre de leur famille ou d'un tiers des délégations dont le montant ne doit jamais excéder le cinquième desdites allocations, si ces dernières sont au total supérieures à 2.000 francs, et le dixième si elles ne dépassent pas ce chiffre.

Pour déterminer ces quotités des allocations de solde, il est tenu compte des changements successifs d'échelon.

Les militaires de la gendarmerie qui veulent souscrire des délégations peuvent en faire dès le temps de paix, s'ils le jugent utile, la déclaration au conseil d'administration du corps auquel ils appartiennent.

Les déclarations portent énonciation des noms, prénoms, grades ou emplois des délégants; du montant de leur solde et de leur haute paye; de la proportion déléguée, de l'époque à partir de laquelle elle doit être payée; des noms, prénoms, demeures et degrés de parenté, s'il y a lieu, des personnes autorisées à la toucher et de celles qui doivent leur être substituées en cas de mort ou de refus.

Les conseils d'administration font mention des délégations qu'ils ont reçues, en indiquant leur montant d'une manière détaillée sur le livret de solde du corps ou du détachement dont le délégant fait partie. Cette mention doit être répétée au dos des lettres de service ou commissions quand les militaires en sont pourvus.

Lorsque les livrets sont renouvelés ou lorsque les délégants obtiennent de nouvelles commissions ou lettres de service, la mention est reportée sur les nouveaux livrets et sur les nouvelles commissions ou lettres de service.

Les déclarations de délégation sont adressées, par les soins des conseils d'administration, au général commandant le corps d'armée où les délégataires doivent être payés. Cet officier général donne aux fonctionnaires de l'intendance les ordres nécessaires pour les payements, lesquels doivent être effectués par mois et à terme échu.

Mais le montant de la délégation mensuelle souscrite au profit d'un tiers ou d'un parent autre que la femme, les ascendants et les descendants n'est ordonnancé qu'après réception, par le fonctionnaire de l'intendance ordonnateur, du certificat de retenue qui lui est transmis directement par le fonctionnaire de l'intendance chargé d'ordonnancer la solde du délégant, ou par le conseil d'administration du corps.

Les dispositions qui précèdent ne sont pas applicables aux mili
taires de la gendarmerie payés sur les fonds du budget des
colonies, lesquels sont régis par des règlements spéciaux (1).

Durée des délégations.

Art. 18. La durée des délégations est déterminée par les délégants ; mais leur effet ne peut se prolonger au delà de la limite
d'un mois après la cessation de l'état de guerre ; elles cessent également de plein droit à partir du jour où le sous-intendant militaire
chargé du payement est avisé du décès, si elles sont faites en faveur des femmes, des ascendants et des descendants, et du jour
du décès pour les autres délégataires.

Toutefois, la veuve et les orphelins délégataires d'un militaire
décédé peuvent, après que le sous-intendant militaire de leur région a reçu avis du décès, obtenir, sur leur demande adressée à ce
fonctionnaire, des avances mensuelles remboursables et égales
aux quatre cinquièmes de la pension ou du secours annuel auxquels
les intéressés pourraient avoir droit d'après le grade du mari ou
du père décédé. Ces avances pourront être payées aux veuves et
aux orphelins jusqu'à la délivrance de leur titre de pension ou de
secours annuel.

Régularisation des sommes payées aux délégataires.

Art. 19. Les sommes payées, à titre de délégation, pour la période postérieure au décès du militaire délégant, aux veuves, aux
orphelins et aux ascendants sont remboursées dans les conditions
suivantes :

Les payements faits, après le décès du délégant, à titre de
délégation ou d'avance remboursable, à des veuves et à des orphelins de militaires décédés en campagne et reconnus ultérieurement
avoir droit à une pension ou à un secours annuel sont précomptés
sur les premiers arrérages de la pension ou du secours, lesquels
ne seront payés par les agents du Trésor que sur la production par
les parties prenantes d'un certificat délivré par le sous-intendant
chargé de la remise du titre de pension et indiquant le montant
des retenues à faire pour trop-perçu à titre de délégation et à titre
d'avance.

Les sommes ainsi précomptées sont versées au Trésor et donnent lieu à la délivrance de récépissés distincts par nature de
payement (délégation ou avance) fournis par les trésoriers-payeurs
généraux et remis par les intéressés, comme titre libératoire, aux

---

(1) La réglementation sur les délégations de solde des militaires en
service aux colonies et dans les pays de protectorat est fixée par le décret
du 29 octobre 1898 et la circulaire (colonies) du 18 septembre 1902.

fonctionnaires de l'intendance militaire, pour être transmis ultérieurement au Ministre.

Quant aux sommes payées pour une période postérieure au décès, à titre de délégation, aux ascendants, et à titre de délégation et d'avance, à des veuves et à des orphelins délégataires qui n'auraient pas droit à une pension ou à un secours annuel, elles doivent, en principe, être reversées au Trésor par les parties prenantes. Toutefois, sur l'avis motivé du général commandant le corps d'armée de la région où résident les parties prenantes, le Ministre apprécie, selon les circonstances et la position de fortune des intéressés, si les sommes perçues doivent être abandonnées, à titre de secours, aux familles des militaires décédés, et, par suite, être mises à la charge de l'Etat.

Les sommes payées pour une période postérieure au décès des militaires délégants à leur femme, à leurs ascendants et à leurs descendants sont régularisées ainsi qu'il suit :

Celles payées, à titre de délégation, à la veuve, aux ascendants ou aux orphelins sont imputées au crédit et au débit des revues de liquidation du corps auquel appartient le délégant.

Celles payées, à titre d'avance, à la veuve et aux orphelins sont imputées dans une revue spéciale du modèle des officiers sans troupe établie, au titre de l'infanterie, par le sous-intendant militaire qui a effectué l'ordonnancement des avances.

Cette revue spéciale indique, en outre, pour ordre, dans la colonne « Observations », le montant de toutes les sommes payées, à titre de délégation, pour une période postérieure au décès, à la veuve, aux ascendants et aux orphelins du militaire décédé et déjà régularisées dans les revues des corps de troupe ou des officiers sans troupe.

Le sous-intendant militaire provoque le reversement au Trésor, par versement direct ou par précompte, de toutes les sommes payées, pour une période postérieure au décès du militaire délégant, à titre de délégation ou d'avance, aux veuves, aux orphelins ou aux ascendants.

Avances autorisées pour les familles des prisonniers de guerre.

Art. 20. Lorsque des militaires de la gendarmerie ont été faits prisonniers de guerre, le Ministre de la guerre peut, dans les cas de nécessité absolue, autoriser leurs familles à recevoir la moitié de la solde de présence (1).

Les autorisations accordées en vertu de cette disposition ne peuvent avoir d'effet que pour une année, si elles ne sont pas renouvelées.

Ces payements ont lieu à titre d'avance, et la retenue en est opé-

______

(1) Décret du 26 janvier 1926 (*B. O.*, p. 279).

rée sur le décompte de la solde des militaires, lors de leur retour en France.

En cas de décès d'un prisonnier de guerre, si les avances reçues par la famille jusqu'au jour où elle est officiellement informée du décès dépassent le montant du décompte de la solde d'absence, les payements effectués sont considérés comme définitifs et le trop-perçu ne donne lieu à aucune reprise.

TITRE II.

DES PRESTATIONS EN NATURE.

Règles d'allocation.

Art. 21. Les règles d'allocation des prestations en nature sont déterminées par le tableau ci-après (1) :

---

(1) En dehors des cas prévus par les règlements, aucune concession de denrées appartenant à l'Etat ou aux corps de troupe ne doit être faite aux officiers, soit par l'administration militaire, soit par les ordinaires, sans une autorisation que le Ministre accorde quand les circonstances l'exigent.

Toutefois, ne sont pas assujetties à une autorisation préalable les distributions de vivres de toute nature faites à titre remboursable aux militaires de la gendarmerie pour eux et leur famille. Ces distributions sont faites à chaque partie prenante isolée et réglées par elle conformément à l'article 336 de l'instruction du 18 octobre 1909 (vol. 91). Le conseil d'administration n'intervient pas.

NUMÉROS D'ORDRE des prestations en nature.	DÉSIGNATION des PRESTATIONS.	RÈGLES D'ALLOCATION.	DISPOSITIONS PARTICULIÈRES et OBSERVATIONS.
1 (1)	Vivres. *a.* **En temps de paix, ou en marche ou en station loin de l'ennemi.** *b.* **En opérations de guerre.**	Les militaires de la gendarmerie n'ont oit à aucune prestation d'alimentation n nature ou indemnité représentative. Les militaires de la gendarmerie reçoivent application des dispositions prévues pour les militaires non officiers à olde mensuelle par le tableau 6, n°° 13 18, annexé au règlement sur la solde u 10 janvier 1912. Ci-après n°° 13 à 18 de ce règlement. **13.** *Pain.* — 4. *Vivres-viand·.* — **15.** *Vivres de campagne.* Ces prestations sont dues aux militaies de tous grades (à solde mensuelle u journalière) présents ou en détention. Elles ne sont pas dues aux militaires n position d'absence ou nourris chez l'habitant. **16.** *Prime fixe.* La prime fixe (augmentée du supplément s'il y a lieu) est allouée aux miliires à solde journalière ayant droit ux prestations ci-dessus, au taux fixé ar le tarif afférent aux troupes en opérations. Cette prime est doublée pour les journées de transport en chemin de fer comrises dans les transports de concentraon, mais seulement pour les troupes uxquelles est allouée, pendant ces ransports, la ration de viande de onserve au taux de la ration normale. **17.** *Indemnité représentative de vivres.* Ces indemnités sont dues aux militaies dans les positions et pour toutes les ournées donnant droit aux prestations n nature. Elles les représentent. Elles se cumulent, pour les militaires solde journalière, avec la prime fixe. **18.** *Indemnité représentative de boisson.* Cette indemnité est égale à la valeur u prix de cession d'un quart de litre de in, fixé semestriellement par le tarif de emboursement des denrées du service es subsistances. Elle est due aux militaires non offiiers, à solde mensuelle ou journalière, ans les positions et pour toutes les ournées donnant droit aux prestations n nature.	

(1) Texte nouveau. (Décret du 26 janvier 1915, B. O., p. 279.)

NUMÉROS D'ORDRE des prestations en nature.	DÉSIGNATION des ALLOCATIONS.	RÈGLES D'ALLOCATION.	DISPOSITIONS PARTICULIÈRES et OBSERVATIONS.
2	Fourrages. (1)	*a. Pied de paix.* Les corps de troupe ainsi que les officiers de tous grades du cadre d'activité régulièrement montés ont droit, dans toutes les positions, à des rations de fourrages dont la composition est déterminée par le tarif. La ration de fourrages fixée pour la route est allouée à dater du jour du départ jusqu'au jour inclus de l'arrivée à destination. La même ration est allouée aux chevaux qui prennent part à un service extraordinaire, lorsque le service se prolonge plus d'un jour; si la troupe est bivouaquée; si la troupe est cantonnée, mais pendant les quinze premiers jours seulement. Le droit aux fourrages pour les officiers, qu'ils soient remontés à titre gratuit ou à titre onéreux, n'existe que pour les chevaux dont ils sont effectivement pourvus et dans la limite du nombre qui leur est réglementairement attribué. Les officiers montés à leurs frais, placés en disponibilité ont droit, pendant les six premiers mois qu'ils passent dans cette position, au même nombre de rations de fourrages que s'ils étaient en activité. Après six mois, ils n'ont plus droit qu'à la moitié de ces allocations. Si l'officier n'a qu'un seul cheval, il conserve les mêmes droits que précédemment; s'il en a plusieurs et en nombre impair, il reçoit les fourrages pour la moitié arrondie en sa faveur. (1). . . . . Une autorisation semblable peut être accordée, sous les mêmes conditions, à ceux de ces officiers qui sont titulaires d'un emploi sédentaire à la mobilisation.	Les fourrages des chevaux appartenant à des corps de troupe ou à des officiers sans troupe mis en subsistance complète dans un corps sont toujours perçus au titre de ce corps. Il en est de même pour les fourrages des chevaux détachés dans les dépôts de remonte à titre temporaire pour lesquels les perceptions sont faites au titre du dépôt de remonte. Les chevaux doivent être mis en subsistance complète dans le corps désigné pour pourvoir au ferrage et à la fourniture des médicaments toutes les fois que les officiers possesseurs sont payés de leur solde au titre de ce corps ou qu'il s'agit d'officiers sans troupe (2) et les chevaux mis en subsistance reçoivent alors la ration de fourrages déterminée pour les chevaux de leur corps ou service d'origine. Dans le cas contraire, les chevaux sont mis en subsistance dans le corps pour la ferrure, la tonte et les médicaments seulement, et les rations de fourrages sont alors régularisées au titre du corps ou de la catégorie d'officiers sans troupe sur les revues de liquidation qui comprennent la solde des officiers possesseurs. Pendant leur séjour dans les dépôts et annexes de remonte, les chevaux de service et les poulains sont nourris sur l'ensemble des animaux de remonte, c'est-à-dire qu'il n'est rien perçu pour eux jusqu'à concurrence des proportions ci-après ·

---

(1) Il y a lieu de se conformer, en ce qui concerne le droit aux rations de fourrages, aux dispositions communes insérées au tableau 6, n° 19, annexé au règlement sur la solde du 10 janvier 1912, reproduites ci-contre. (Décret du 4 mars 1926, B. O., p. 669.)

(1) Paragraphe devenu sans objet (cette situation ne figurant plus au décret du 2 novembre 1920, volume 69 ter)

(2) Décret du 20 juillet 1922.

NUMÉROS d'ordre des prestations en nature.	DÉSIGNATION des PRESTATIONS.	RÈGLES D'ALLOCATION.
6	Fourrages (suite).	a. Pied de paix (suite).

Les officiers rappelés à l'activité et qui sont montés à leurs frais ne peuvent recevoir les rations de fourrages qu'à compter du lendemain de leur arrivée à destination, s'ils justifient de la possession des chevaux dont ils doivent être régulièrement pourvus. Cette disposition est applicable aux officiers montés à leurs frais changeant de corps ou de position par suite de promotion, pour les chevaux que comporte leur nouveau grade ou leur nouvelle position en sus du nombre qui leur était précédemment attribué.

Les officiers généraux placés dans le cadre de réserve, les officiers de tous grades passant de l'activité à la non-activité, à la réforme, à la retraite, les officiers passant d'une position montée à une position non montée, ou à une position qui leur donne droit à un nombre de chevaux inférieur à celui que comportait la situation qu'ils quittent, les officiers montés titulaires d'un congé de trois ans (1) .... conservent pendant un mois le droit aux fourrages pour le nombre de chevaux dont ils étaient pourvus au moment de la mutation, mais seulement tant qu'ils en sont encore pourvus. Ces dispositions sont applicables aux officiers décédés étant en activité ou en disponibilité, pour le nombre de rations de fourrages auquel ils avaient droit au jour du décès (3). Le droit aux fourrages ne concerne que les chevaux détenus à titre onéreux par les officiers visés au présent alinéa.

Les officiers montés à leurs frais partant en congé en attendant la liquidation de leur pension de retraite, ont droit aux rations de fourrages pendant un mois à dater du jour de leur entrée en position d'absence.

DISPOSITIONS PARTICULIÈRES et OBSERVATIONS.

La nourriture d'un cheval de service est prélevée sur l'ensemble des rations acquises pour cinquante chevaux de remonte présents à l'effectif le jour de l'établissement du bon de fourrages.

Pour un poulain, sa nourriture est prise dans les mêmes conditions sur l'ensemble des rations de vingt-cinq chevaux.

Lorsque l'effectif est insuffisant pour permettre de nourrir tous les chevaux de service ou tous les poulains, il est perçu :

Pour chaque cheval de service en surnombre, une ration calculée sur le taux des allocations de fourrages prévues pour les animaux de trait;

Pour chaque poulain en surnombre, une demi-ration calculée sur le taux de la ration allouée pour la mère.

Les chevaux de remonte recevant une nouvelle destination cessent de compter à l'établissement du jour de leur départ.

Les corps de troupe à cheval ne sont pas astreints à percevoir à chaque distribution les quantités de fourrages fixées par le tarif ou le commandement (2), mais les allocations n'en sont pas moins calculées d'après cette fixation, de manière à établir en fin de trimestre les quantités totales auxquelles les corps ont droit. Cette disposition n'est pas applicable au pied de guerre.

Les officiers allant en congé, en permission, en mission, etc., autorisés à emmener leurs chevaux, quelle que soit la durée de leur congé ou de leur mission, perçoivent les rations de fourrages dans la résidence où ils se trouvent, après présentation de l'autorisation qui leur a été donnée par le commandement, au sous-intendant militaire chargé du service des fourrages de l'arrondissement dans lequel l'officier va résider.

L'indemnité représentative de fourrages (indemnité pour nourriture de chevaux) est exclusive des distributions en nature (a).

(1) Paragraphe devenu sans objet (cette situation ne figurant plus au décret du 2 novembre 1920, volume 69 ter).

(2) Décret du 9 août 1923.

(3) Les héritiers du décédé conservent pendant le même temps le droit aux rations de fourrages pour le nombre de chevaux dont leur auteur était réglementairement pourvu au moment du décès, mais seulement tant qu'ils en seront encore possesseurs en qualité d'héritiers,

NUMÉROS D'ORDRE des prestations ou nature.	DÉSIGNATION des PRESTATIONS.	RÈGLES D'ALLOCATION.	DISPOSITIONS PARTICULIÈRES et OBSERVATIONS.
6	**Fourrages** (*suite*). *a.* **Pied de paix** (*suite*). *b.* **Dispositions spéciales au pied de guerre.**	Les officiers montés à leurs frais mis jugement ou temporairement détenus ontinuent d'avoir droit aux rations de urrages attribuées à leur grade; s'ils ont ultérieurement rayés des contrôles. droit cesse le jour où la radiation s'effectue. Les poulains existant dans les corps e troupe, nés de juments appartenant l'Etat et dont la vente doit profiter au résor, sont, comme les poulains existnt dans les dépôts de remonte, nouris sur l'ensemble des rations perçues our les chevaux du corps. Les chevaux abattus ou vendus cessent d'être compris dans les allocations e fourrages à compter du jour même e leur abatage ou de la remise qui et st faite au Domaine. Les chevaux morts accidentellement nt droit aux fourrages jusqu'au jour inlus de leur perte. Les fourrages sont alloués pour le ombre de chevaux attribué au pied de uerre à dater du jour où les officiers stifient en être possesseurs. Les fourrages sont alloués d'après la xation du tarif sur le pied de guerre, dater du lendemain du passage des officiers et de la troupe sur le pied duerre. Au retour, ils continuent à être aloués à la troupe d'après les mêmes xations, pendant quinze jours à compr du lendemain de l'arrivée dans la arnison. Les officiers y ont droit pen-ant un mois pour les chevaux dont i stifient être pourvus jusqu'à concurence du nombre qui leur est attribué ur le pied de guerre. Les lieutenants et sous-lieutenants d'inanterie, âgés de plus de 50 ans, mons, ont droit à une ration de fourrages our un cheval, lorsqu'ils font partic 'une armée active. Les chevaux tués sur le champ de baille ou pris par l'ennemi comptent our les fourrages jusqu'au jour inclus e leur perte.	Sauf le cas de mobilisation, lorsque les officiers sont appelés à faire partie d'une armée active, le Ministre fixe l'époque à laquelle ils doivent être montés sur le pied de guerre. Les officiers montés à leurs frais se rendant à l'armée peuvent, avec l'autorisation du chef de corps ou de service, laisser à l'intérieur ceux de leurs chevaux que les vétérinaires jugent hors d'état de faire la route. Les chevaux, dans cette position, n'ont droit aux rations de fourrages que pendant trois mois.

TITRE III.

DU LOGEMENT.

Par qui fourni.

Art. 22. Le casernement de la garde républicaine de Paris est à la charge de cette ville.

Le casernement des brigades de gendarmerie et des détachements ou postes provisoires et des forces supplétives est fourni par l'administration départementale.

Le logement des officiers est également fourni, autant que possible, par les départements, suivant que leurs ressources le permettent. Toutefois, le logement du trésorier est obligatoire pour les départements.

Composition du logement.

Art. 23. La composition du logement des militaires de tout grade de la gendarmerie est déterminée suivant leur grade et suivant les besoins du service (1).

Les brigades sont casernées dans des bâtiments situés, autant que possible, sur les routes les plus fréquentées et à proximité des maisons d'arrêt et de détention. Pour assurer le secret des opérations de l'arme, ces bâtiments doivent être sans communication avec les bâtiments voisins.

Les casernes doivent être distribuées de manière que, au minimum, le commandant de la brigade ait deux chambres, dont une à feu, et un cabinet, et chacun des gendarmes, une chambre à feu et un cabinet. Il doit y avoir, en outre, un bureau, dans chaque casernement, pour les commandants de brigade.

Dans toutes les casernes, deux pièces sont réservées pour servir de chambres de sûreté. Ces pièces doivent être munies d'un lit de camp, d'une planche à pain, de paillasses, de couvertures et de menus ustensiles pour le nettoyage.

Chaque caserne doit offrir les moyens nécessaires pour assurer de l'eau aux hommes et aux chevaux et contenir une buanderie.

Outre le local destiné aux gendarmes, la caserne d'une brigade à cheval doit contenir une écurie pour sept ou huit chevaux, disposée, autant que possible, selon les prescriptions

______

(1) Voir les articles 129 et 130 du service intérieur (vol. 40).

relatives aux écuries de l'armée, mais avec des stalles fixes de 1ᵐ,70 de largeur, un emplacement convenable pour la sellerie et des greniers et magasins suffisants pour contenir les approvisionnements de fourrages, ainsi que les moyens nécessaires pour abreuver les chevaux.

Dans les chefs-lieux de compagnie et d'arrondissement, les écuries doivent contenir l'emplacement nécessaire pour les chevaux d'officiers.

Une écurie d'isolement destinée aux chevaux atteints de maladies contagieuses doit exister au moins dans les casernements comprenant plus d'une brigade à cheval.

Il est affecté, en outre, dans les casernes du chef-lieu de la compagnie, une pièce formant magasin, pour le dépôt des objets d'armement, des munitions de guerre et des effets d'habillement, d'équipement et de harnachement.

Il est établi, dans chaque caserne de chef-lieu de compagnie et d'arrondissement, et, autant que possible, dans les brigades externes, un local spécial servant de salle de discipline.

Baux de location et assiette du casernement.

Art. 24. Avant la passation du projet de bail d'une caserne, lors même qu'il ne s'agit que d'un renouvellement, le commandant de la compagnie adresse l'état descriptif des lieux au chef de légion, qui le transmet au Ministre de la guerre avec son avis sur les avantages ou les inconvénients du local proposé.

Aucune brigade ne peut être changée de caserne avant que le Ministre de la guerre n'ait statué sur tout ce qui tient à la convenance des bâtiments et à leur distribution intérieure, sous le double rapport du bien du service et de la salubrité des locaux, et que, s'il s'agit de casernes prises à bail, il n'ait approuvé les baux passés par les préfets des départements.

Indemnité due aux départements pour le logement des officiers de gendarmerie.

Art. 25. Les départements sont indemnisés des dépenses que leur occasionne le logement des officiers de gendarmerie au moyen d'une allocation dont le taux annuel est déterminé ci-après (1) :

Officiers supérieurs : 1.440 francs.
Officiers subalternes : 450 francs.

Ces nouveaux taux entrent en application à compter du 1ᵉʳ janvier 1926.

---

(1) Modifié par décret du 26 janvier 1926 (B. O., p. 279).

Le décompte de l'allocation est basé sur le nombre de logements et le grade des officiers auxquels ils sont destinés, sans avoir égard à la durée de l'occupation réelle des logements fournis.

L'annexe n° 4 détermine les règles adoptées pour la justification du droit et l'ordonnancement de la somme due.

IIe PARTIE.

RÈGLES RELATIVES AUX ORDONNANCEMENTS ET AUX PAYEMENTS

DISPOSITIONS GÉNÉRALES.

Mode de décompter la solde, les indemnités et les masses.

Art. 26 (1). La solde et les indemnités autres que celles indiquées ci-après, la prime d'entretien de la masse individuelle (garde républicaine) et les masses se décomptent par mois, à raison de la douzième partie de la fixation annuelle, et, par jour, à raison de la trois cent soixantième partie de la même fixation (2).

Les journées à ajouter au mois de février pour compléter le nombre de trente se décomptent sur le pied de la solde fixée pour la position où se trouve le militaire au dernier jour de ce mois.

Les indemnités de déplacement et d'absence temporaire se décomptent par jour.

L'indemnité à payer à la fin de chaque trimestre aux enfants de troupe se décompte à raison d'un quart de l'indemnité annuelle pour les enfants qui figurent sur les contrôles du corps pendant tout le trimestre et sur le pied de 1/360 par jour pour ceux qui ont été portés sur les contrôles ou en ont d   rayés pendant le cours du trimestre, ou qui ont acquis pendant cette période des droits à une allocation plus élevée.

La masse d'entretien et de remonte et la masse de secours se décomptent d'après le nombre de journées donnant droit, pour les hommes de troupe, à une solde quelconque.

Epoques de payement de la solde et des indemnités.

Art. 27 (3). La solde des officiers et celle des hommes de troupe de la gendarmerie et de la garde républicaine présents, à l'hôpital, en congé ou en permission, se paye par mois et à terme échu. Il en est de même des indemnités.

---

(1) Modifié par décret du 26 janvier 1926 (*B. O.*, p. 279).
(2) Décret du 31 octobre 1911 (*B. O.*, P. R., p. 1475).
(3) Article modifié. (Décret du 31 août 1918, *B. O.*, p. 2730.)

Toutefois, les officiers et hommes de troupe qui changent de corps sont payés jusqu'au jour de leur départ exclusivement. Ceux qui entrent en position d'absence peuvent être payés dans les mêmes conditions. Le payement a lieu, pour les compagnies externes, au moyen d'un mandat payable à la caisse du trésorier-payeur général du chef-lieu de la compagnie; ce mandat est remis à l'intéressé le jour où il se présente au chef-lieu de la compagnie pour verser ses armes et recevoir sa feuille de déplacement; il est payable à vue.

Les certificats de cessation de payement doivent constater si les militaires sont passibles ou non de retenues pour dettes.

TITRE Ier.

ORDONNANCEMENT DES DÉPENSES.

CHAPITRE Ier.

FONCTIONNAIRES CHARGÉS DE L'ORDONNANCEMENT DES DÉPENSES.

Par qui les ordonnancements sont effectués.

Art. 28. Les sous-intendants militaires ordonnancent la solde des corps, fractions de corps ou détachements de gendarmerie dont ils ont la surveillance administrative.

CHAPITRE II.

ORDONNANCEMENTS DES SOMMES DUES AUX CORPS DE GENDARMERIE.

Etats de solde collectifs.

Art. 29. L'ordonnancement de la solde a lieu d'après des états de solde établis à l'expiration de chaque mois au titre de chaque corps de gendarmerie.

Dans les corps organisés régimentairement ces états sont établis pour la troupe le 1er et le 16 de chaque mois.

Les officiers sont désignés nominativement sur les états de solde; les hommes de troupe y sont portés numériquement suivant l'arme et le grade

Les augmentations ou diminutions de l'effectif de la troupe, résultant des mutations survenues pendant le mois ou la quinzaine, donnent lieu à l'inscription nominative, par arme, des hommes qui ont éprouvé des mutations et mouvements.

Les indemnités diverses et les abonnements sont portés dans les mêmes états et dans des articles séparés.

Etats de solde des forces publiques.

Art. 30. Il n'est fait qu'un état de solde pour chaque force publique, à moins que des portions de cette force publique ne se trouvent pas dans l'arrondissement du même payeur ; dans ce cas, il est dressé un état de solde pour chacune de ces portions, en faisant mention de la revue sur laquelle les états ainsi scindés doivent être imputés.

Cas particuliers d'inscription sur les états de solde des officiers et autres militaires.

Art. 31. Les grands prévôts, les prévôts ou greffiers sont portés dans les états de solde de la force publique affectée à l'une des unités de l'armée ou du corps d'armée où ils exercent leurs fonctions

Militaires détachés.

Art. 32. Les militaires faisant partie des détachements en service hors de leur corps sont compris pour la solde et les autres allocations dans les états de solde du corps auquel ils appartiennent, ainsi qu'il est dit à l'article 68 ci-après. Il peut être formé un état supplémentaire et spécial pour ces détachements, si leur force le rend nécessaire.

Les états de solde sont établis en double ou en triple expédition.

Art. 33. Les états de solde sont établis en double expédition, dont une portant quittance, et l'autre, déclaration de quittance.

Cependant, lorsqu'un sous-intendant ordonnance la solde d'un détachement de passage ou d'un militaire isolé et quelle que soit la position dans laquelle se trouve ce militaire (en mission, en congé, à l'hôpital, rentrant de captivité, etc.), il est établi, sous le nom d'ampliation, une troisième expédition qui est envoyée au sous-intendant chargé de la surveillance administrative du corps. Ce fonctionnaire en donne communication à ce corps.

Cette disposition est applicable aux sommes ordonnancées au profit des délégataires des militaires et des personnes autorisées à recevoir des avances sur la solde de ces militaires.

Lorsque des militaires embarqués reçoivent la solde par les soins des agents de la marine ou des colonies à charge de remboursement par le département de la guerre, les déclarations de quittance sont transmises par les Ministres de la marine ou des colonies au Ministre de la guerre pour servir au remboursement de la dépense et à la liquidation définitive.

CHAPITRE III.

ORDONNANCEMENT DES SOMMES DUES A DIVERSES PARTIES PRENANTES.

Solde des militaires en congé.

Art. 34. Les conseils d'administration sont tenus de donner avis à l'ordonnateur de l'arrondissement dans lequel le militaire a déclaré vouloir toucher sa solde, du titre d'absence concédé à celui-ci, et de la solde qui y est afférente. L'ordonnancement de la solde est subordonné à l'envoi de cet avis dont l'ordonnateur devra toujours accuser réception.

Toutefois, les militaires en congé dans la circonscription où ils sont en fonctions reçoivent la solde par les soins du trésorier de leur corps; ils sont portés sur l'état d'émargement de la brigade qui dessert la localité où ils jouissent de leur congé.

Militaires rentrant de captivité.

Art. 35. Les militaires sont rappelés, à la destination qui leur est assignée par l'autorité militaire, de la solde de captivité qui leur est due; ils reçoivent, au passage de la frontière, l'indemnité de route pour se rendre à cette destination.

Toutefois, il peut exceptionnellement leur être payé, sur l'ordre écrit du commandement, un acompte sur la solde de captivité qui leur est due. Dans ce cas, l'indemnité de route leur est rappelée à l'arrivée.

Militaires changeant de corps.

Art. 36. Les militaires qui changent de corps étant présents sont payés au titre de leur ancien corps jusqu'au jour exclu de leur mise en route. A dater de ce jour, ils sont payés au titre de leur nouveau corps.

Les militaires qui changent de corps étant absents sont payés au titre de leur nouveau corps pour toutes les sommes qui leur sont dues au moment où l'ordonnateur a connaissance de leur mutation.

Militaires passant à la légion d'Afrique (1), en Corse, en Tunisie
ou à une armée sur le pied de guerre et inversement.

Art. 37. Les militaires passant à la légion d'Afrique (1), en Corse, en Tunisie ou à une armée sur le pied de guerre voyageant isolément ou en détachement, et ceux qui effectuent une mutation en sens inverse, sont payés d'après les règles indiquées à l'article précédent. Les sommes qui leur sont dues depuis leur départ sont régularisées dans les revues de leur nouveau corps.

Toutefois, les indemnités d'entrée en campagne et les avances de solde au titre du budget de la guerre qui pourraient être autorisées en faveur des militaires se rendant à une armée sont toujours ordonnancées au titre de l'armée à laquelle ces allocations s'appliquent.

Militaires embarqués.

Art. 38. Lorsque des militaires de la gendarmerie sont embarqués sur des bâtiments de l'Etat, ils reçoivent des caisses de la marine, et par les soins de ses agents, la solde et les masses, si le service de l'intendance ne peut assurer les ordonnancements.

Pendant la durée de la traversée, les militaires participent à la fourniture des vivres de bord.

Les dépenses ainsi faites (solde et vivres) sont remboursables par le département de la guerre à celui de la marine, à moins qu'il ne s'agisse de militaires embarqués à destination des colonies. Dans ce cas, les dépenses restent à la charge du ministère compétent.

Rappels sur un exercice expiré.

Art. 39. Les rappels de solde afférents à des exercices non périmés sont ordonnancés, à partir du 1er janvier de chaque année, sur les fonds de l'exercice en cours et compris sur les mêmes mandats que la solde courante, mais avec une mention particulière.

L'application ultérieure de la dépense est faite, dans les comptes généraux, à l'exercice qu'elle concerne.

---

(1) A l'heure actuelle 19e légion. (Décret du 14 octobre 1911.)

CHAPITRE IV.

MILITAIRES A LA SOLDE DE L'ADMINISTRATION COLONIALE OU DES PAYS
DE PROTECTORAT.

Avances aux militaires de la gendarmerie passant dans la gendarmerie coloniale. — Payements faits directement aux militaires de la gendarmerie coloniale en congé en France.

Art. 40. Les militaires de la gendarmerie qui passent dans la gendarmerie coloniale reçoivent, sur la caisse du corps d'où ils sortent, une avance de solde de traversée, dont la quotité varie en raison de l'éloignement de la colonie dans laquelle ils sont dirigés (1). La solde sur le pied d'Europe, sans accessoires pour

---

(1) Pour les colonies existant aujourd'hui, ces avances sont fixées comme il suit :

Pour la Martinique, la Guadeloupe, le Sénégal, quinze jours ;

Pour la Guyane, le Soudan, le Dahomey, Madagascar, la Réunion, l'Inde, la Cochinchine, Saint-Pierre et Miquelon, Taïti, la Nouvelle-Calédonie, l'Annam et le Tonkin, un mois.

A la suite d'un accord intervenu entre les Départements de la guerre et des colonies, M. le Ministre des colonies a adressé aux chefs du service colonial dans les ports de commerce des instructions leur prescrivant d'assurer à l'avenir le payement des avances de solde des militaires de la gendarmerie appelés à servir aux colonies.

En conséquence, les intéressés devront dorénavant se présenter au chef du service colonial du port d'embarquement, munis de leur lettre de service, sur le vu de laquelle lesdites avances leur seront ordonnancées directement sur les crédits des colonies.

A titre d'essai et jusqu'à ce qu'on soit fixé sur les avantages de ce nouveau mode de procéder, les dispositions de l'article 40 du règlement du 3 janvier 1903 sur la solde et les revues de la gendarmerie, d'après lesquelles les avances sont faites sur la caisse des corps, ne seront plus appliquées que lorsque des avances ne pourraient être payées suivant le mode prescrit par M. le Ministre des colonies et rappelé ci-dessus. (Circulaire du 6 mars 1906, *B. O.*, p. 314.)

Aux termes des circulaires des 19 avril 1902 (Guerre) et 13 juin 1902 (Colonies), les portions de première mise d'équipement allouées aux militaires de la gendarmerie départementale et de la garde républicaine et désignés ensuite pour servir aux colonies avant d'avoir acquis la propriété de ces premières mises, c'est-à-dire avant d'avoir accompli quatre années de présence dans la gendarmerie, sont remboursées par le budget colonial.

A titre de réciprocité. le Département de la guerre doit restituer au service colonial la portion non acquise par les gendarmes jugés inaptes à servir outre-mer, du complément de première mise attribué en vertu de la circulaire du 10 septembre 1880, aux militaires de l'arme envoyés pour la première fois aux colonies et réintégrés dans la gendarmerie métropolitaine.

Ce mode de procéder s'applique également à la première mise elle-même.

En vue de faciliter l'établissement de l'état prescrit par les circulaires précitées des 19 avril et 13 juin 1902, le Ministre fait connaître, après

les officiers, et la solde d'Europe, pour les hommes de troupe, sont seules avancées.

Le corps qui a fait l'avance en est remboursé par un ordonnancement direct du sous-intendant militaire, au titre de l'administration coloniale ou du pays de protectorat qui doit supporter la dépense. Dans tous les cas, l'ordonnancement a lieu sur les crédits de la solde de l'infanterie. A cet effet, un état de la somme avancée, émargé par l'intéressé, est remis au sous-intendant militaire ordonnateur, pour être joint au relevé trimestriel des avances adressé au Ministre de la guerre pour servir à la demande de remboursement.

Sont également imputés sur les crédits de la solde de l'infanterie les payements faits aux militaires de la gendarmerie coloniale ou d'Algérie en congé en France et non placés en subsistance dans un corps de gendarmerie.

Les ampliations des états de solde, ainsi que les déclarations de quittance transmises aux ordonnateurs par les trésoriers-payeurs généraux, sont adressées directement au ministère des colonies ou au gouvernement général de l'Algérie, selon le cas

Dispositions spéciales aux militaires en subsistance dans les corps de gendarmerie.

Art. 41. Les militaires à la solde de l'administration coloniale ou d'un protectorat placés en subsistance dans un corps de gendarmerie, au port d'embarquement ou de débarquement, reçoivent, par les soins de ce corps, les sommes qui leur sont dues jusqu'au jour où ils cessent d'être en subsistance.

Le corps qui a fait le payement en est remboursé par un ordonnancement direct du sous-intendant militaire, ainsi qu'il est dit à l'article qui précède.

Un état des sommes payées à ces militaires, émargé par eux, est remis au sous-intendant militaire pour être joint au relevé trimestriel des avances adressé au Ministre de la guerre pour servir à la demande de remboursement.

---

entente avec le Département des colonies, que la matricule et le livret des militaires de la gendarmerie, faisant mutation pour les colonies, devront porter à l'avenir les indications suivantes :

1° Date de l'entrée en solde au moment de l'admission dans la gendarmerie, qui est en même temps le point de départ du temps de service donnant droit à la propriété de la première mise d'équipement;

2° Date de l'embarquement pour les colonies, à partir de laquelle commencent à courir les droits aux compléments et suppléments de première mise. (Circulaire du 19 mai 1903, *B. O.*, p. 709.)

Les officiers n'ont plus droit aux avances de solde. (Art. 12 du décret du 29 décembre 1903, appliqué aux officiers de la gendarmerie coloniale par la décision présidentielle du 15 mai 1905.)

CHAPITRE V.

DU LIVRET DE SOLDE.

Destination des livrets (1).

Art. 42. Les corps de gendarmerie, ainsi que les forces publiques et les détachements de gendarmerie autorisés à percevoir directement leur solde à la caisse des agents des finances, sont pourvus d'un livret de solde.

Ce livret est destiné à recevoir l'inscription détaillée des mandats par les soins des titulaires ou de leurs représentants et la rectification par les agents des finances, des sommes payées aux parties prenantes, à quelque titre que ce soit.

Forme des livrets et conditions prescrites pour leur validité.

Art. 43. Les livrets de solde sont conformes au modèle annexé au présent décret.

Ils portent en tête l'indication de l'année pour laquelle ils doivent servir, le nom du commandant du corps ou du détachement, ainsi que le nom et le grade de l'officier comptable autorisé à percevoir les fonds des caisses du Trésor.

Pour leur validité, le sous-intendant militaire en cote et en paraphe tous les feuillets et y appose sa signature et son cachet. Le livret est signé aussi, suivant le cas, soit par les membres du conseil d'administration, soit par l'officier commandant le détachement.

Fourniture et renouvellement des livrets.

Art. 44. Les corps de gendarmerie se procurent à leurs frais les livrets qui leur sont nécessaires.

Lorsqu'un détachement se sépare de son corps et doit avoir une administration distincte, le conseil d'administration inscrit sur le livret qui lui est remis l'autorisation de recevoir des agents des finances toutes les sommes qui peuvent lui revenir.

Les livrets sont renouvelés le premier jour de chaque année. Les livrets des détachements sont renouvelés sans le concours du conseil d'administration.

Les livrets des corps ou détachements sont conservés pendant dix années dans les archives du corps.

____

(1) Texte nouveau. (Décret du 13 mars 1922, *B. O.*, p. 1725.)

Aucune inscription ne doit être faite sur les livrets de solde
après le 31 décembre de l'année pour laquelle ils ont été délivrés. Les pages restées blanches sont, avant le versement aux
archives du corps, rendues inutilisables; à cet effet, la mention
« annulé » est portée à l'encre rouge sur chaque page blanche
et de manière à présenter dans le sens de la hauteur du livret,
une inscription de gauche à droite, en gros caractères.

Changement de résidence d'un corps ou détachement.

Art. 45. Lorsqu'un corps ou détachement pourvu de livret doit
passer de l'arrondissement d'un ordonnateur dans celui d'un
autre ordonnateur, il est tenu, avant son départ, de faire arrêter son livret par le sous-intendant militaire.

Militaires isolés autorisés à toucher leur solde sans livret.

Art. 46. Lorsqu'un militaire est absent de son corps par congé,
mission, etc., le certificat de cessation de paiement qui a pu lui
être délivré avant son départ est considéré comme livret de solde.
L'ordonnateur y inscrit la mention des ordonnancements et l'agent
des finances y appose la mention des payements. Cette inscription doit toujours être également faite par l'ordonnateur sur
le titre d'absence du militaire.

Livret perdu.

Art. 47. En cas de perte du livret, il en est établi un duplicata
en tête duquel est inscrite la déclaration du conseil d'administration, ou, suivant le cas, du commandant, attestant la réalité de la
perte. Le nouveau livret reçoit l'inscription sommaire par les
soins de l'ordonnateur, d'après ses renseignements, des payements
qui avaient été portés sur le livret perdu.

CHAPITRE VI.

PAYEMENT DES MANDATS DE SOLDE.

Par qui et comment les états de solde sont payés.

Art. 48. Nul état de solde n'est payable que par l'agent des
finances sur la caisse duquel il est tiré. Le payement a lieu à vue.
L'agent des finances ne doit payer au trésorier, en numé-
raire, que la différence entre le montant de l'état de solde et
le total des mandats émis par lui pour le payement de la solde
des postes externes.

La somme à payer au trésorier dans ces conditions est portée distinctement sur les états de solde.

Par qui les états de solde sont quittancés.

Art. 49. Les états de solde sont quittancés par tous les membres du conseil d'administration et, à défaut de conseil, par l'officier commandant.

Les quittances apposées sur les états de solde doivent toujours être remplies en toutes lettres et souscrites à la date du payement.

Cas de refus de payement.

Art. 50. Si le trésorier-payeur général refuse le payement d'un état de solde pour cause d'omission ou d'irrégularités matérielles, il doit remettre sur-le-champ la déclaration écrite et motivée de son refus au porteur.

Mais si, malgré cette déclaration, l'ordonnateur requiert par écrit et sous sa responsabilité qu'il soit procédé au payement, le trésorier-payeur général est toujours tenu de déférer à cette réquisition.

L'ordonnateur rend compte au Ministre de la guerre des circonstances et des motifs qui ont nécessité l'application de cette mesure.

Délai fixé pour le payement des états de solde.

Art. 51. Les états de solde établis par les ordonnateurs secondaires sont payables jusqu'au 30 avril de la deuxième année de l'exercice aux caisses des trésoriers-payeurs généraux, et seulement jusqu'au 20 avril aux caisses des autres agents des finances. Passé ces délais, les titulaires qui ont négligé d'en percevoir le montant ne peuvent en obtenir le payement qu'en se présentant à l'ordonnateur auquel ils rendent les états de solde.

Ce fonctionnaire les annule et en délivre de nouveaux.

CHAPITRE VII.

ÉTABLISSEMENT DES RELEVÉS TRIMESTRIELS DES MANDATS.

Relevés trimestriels des mandats.

Art. 52. Dans les douze premiers jours de chaque trimestre, les sous-intendants adressent au directeur du service de l'intendance un relevé distinct et séparé par article du budget, des mandats délivrés par eux pour le payement de la solde, des masses et des indemnités diverses des corps de troupe de la gendarmerie. Ce relevé (1) doit être transmis au Ministre de la guerre, le 15 du premier mois de chaque trimestre, par le directeur du service de l'intendance.

Les relevés trimestriels susmentionnés sont récapitulés en fin d'exercice dans des bordereaux présentant, par corps, le montant des payements effectués dans chaque département (ou chaque place en Algérie, en Tunisie et aux armées). Ces bordereaux récapitulatifs doivent être envoyés au Ministre de la guerre, du 1er au 10 mai de chaque année pour l'année expirée.

CHAPITRE VIII.

RETENUES SUR LA SOLDE (2).

Diverses espèces de retenues.

Art. 53. Les retenues sur la solde se divisent en deux catégories :

1° Les retenues au profit du Trésor qui se subdivisent en :

Retenues sur la solde budgétaire;

Retenues pour logement en nature;

Retenues pour dettes envers l'Etat;

2° Les retenues au profit des tiers, savoir :

Retenues pour dettes en vertu d'oppositions juridiques ou saisies-arrêts;

§ 1er. — *Retenues sur la solde budgétaire.*

Comment effectuées.

Art. 54. Les militaires de tous grades de la gendarmerie subissent dans toutes les positions de présence ou d'absence une retenue, fixée au tarif, pour le service des pensions.

Le montant de cette retenue, calculé sur la solde d'activité qu'ils recevraient dans le corps ou service dont ils sont détachés, est versé par les officiers détachés dans les conditions des articles 33 et 34 de la loi du 30 décembre 1913 et rétribués en tout ou en partie sur les fonds des départements, des communes, des colonies, d'établissements publics ou privés, ou des gouvernements étrangers.

---

(1) Modèle n° 73 de la nomenclature des imprimés de la guerre.
(2) Modifié par décret du 26 janvier 1926 (*B. O.*, p. 279).

La retenue n'est pas exercée :

a) Sur la solde de réforme;

b) Sur la solde des officiers de réserve convoqués en temps de paix ou rappelés en temps de guerre, sauf dans le cas où ils sont en situation de concourir pour la pension d'ancienneté.

Les militaires qui quittent le service sans pouvoir prétendre à pension ont droit au remboursement des retenues subies postérieurement au 1er janvier 1925, dans les conditions fixées par les articles 17 et 44 de la loi du 14 avril 1924 et par l'article 10 du règlement du 2 septembre 1924. S'ils reprennent du service, ils doivent, pour compter au point de vue de la retraite la totalité de leurs services, reverser au Trésor le montant des sommes qui leur auraient été remboursées.

La retenue pour le service des pensions est indépendante des autres retenues à exercer à un titre quelconque.

Le montant en est ordonnancé au profit du Trésor par les soins de l'Administration centrale, d'après les résultats des revues de liquidation.

Les indemnités diverses et les majorations de solde ne sont pas passibles de la retenue faisant l'objet du présent article.

§ 2. — *Retenue pour logement en nature.*

Règles relatives à la retenue pour logement.

Art. 55. Les officiers auxquels un logement est fourni subissent sur leur solde la retenue déterminée par le tarif, que ce logement soit ou non occupé par eux.

Une retenue spéciale fixée par le tarif est exercée sur la solde des officiers recevant des départements ou des communes une indemnité pour se loger.

La retenue est exercée à compter du premier jour de la seconde quinzaine qui suit celle pendant laquelle le logement est mis à la disposition de l'officier, quelle que soit la date de l'occupation effective. Elle cesse d'être exercée à compter du jour où le logement cesse d'être à sa disposition.

Le titulaire d'un logement continue à subir la retenue en cas d'absence temporaire et dans toutes les positions d'absence, sauf application de l'alinéa précédent en cas de mutation définitive survenant au cours d'une absence.

Le montant de ces retenues est porté en diminution dans

les revues générales de liquidation, lorsque le logement est fourni dans un immeuble appartenant à l'État ou mis gratuitement à sa disposition.

Quand le logement est fourni dans un immeuble pris à loyer sur le budget de l'un quelconque des services de la guerre, le montant de la retenue est versé au Trésor, au titre des versements de fonds sur les dépenses du ministère de la guerre (service intéressé) et maintenu, en conséquence, dans les revues de liquidation.

Affranchissement de la retenue.

Art. 56. En cas de déplacement temporaire pour le service, la retenue n'est pas subie pour le logement fourni au lieu du séjour temporaire (1).

Mode de retenue.

Art. 57. A la fin de chaque trimestre, les officiers doivent fournir des certificats délivrés par le maire constatant qu'il n'a pas été pourvu à leur logement dans les casernes des brigades ou dans d'autres bâtiments, et que, par suite, ces officiers ont été obligés de se loger à leurs frais.

Lorsque les brigades de gendarmerie sont placées dans les bâtiments militaires, les certificats de non logement pour les officiers sont délivrés par les officiers du génie, à moins que ces bâtiments n'aient été concédés au département, à la charge de les entretenir.

A l'expiration de chaque trimestre, il est établi par le conseil d'administration, pour être mis à l'appui de la revue trimestrielle de liquidation, un état nominatif des officiers qui ont été logés aux frais du département ou dans des bâtiments appartenant à l'État; les certificats de non logement y sont annexés. Cet état justifie les retenues opérées sur la solde des officiers et portées en diminution dans ladite revue.

§ 3. — *Retenues pour dettes envers l'État.*

Par qui prescrites.

Article 58 (2). Les officiers et hommes de troupe de la gendarmerie en activité, en disponibilité, en non-activité, en jouissance d'une solde de réforme, sont passibles de retenues sur leur solde dans le cas de dettes envers l'État.

---

(1) Texte nouveau. (Décret du 26 janvier 1926. *B. O.*, p. 279.)

(2) Texte nouveau. (Décret du 2 septembre 1922, *B. O.*, p. 2723, modifié par décret du 26 janvier 1926, *B. O.*, p. 279 et par décret du 30 septembre 1926, *B. O.*, p. 2553.)

Le Ministre de la guerre a seul le droit de prescrire des retenues lorsque les intéressés contestent soit leur qualité de débiteurs, soit le montant de la somme que l'autorité militaire veut mettre à leur charge.

Ces retenues ne peuvent excéder le cinquième de la solde (diminuée, pour les chefs de brigade et gendarmes, de la portion qui doit être versée à la masse individuelle) pour les traitements supérieurs à 6.000 francs; elles ne peuvent excéder le dixième pour les traitements égaux ou inférieurs à 6.000 francs. Le débiteur peut, s'il le préfère, se libérer plus rapidement.

Comment effectuées.

Art. 59. Les ordres de retenues sont adressés aux intendants militaires; ceux-ci font tenir, par les sous-intendants, un registre sur lequel un compte particulier des retenues à opérer est ouvert à chaque débiteur, avec l'indication des états de solde et des revues sur lesquels les retenues ont été effectuées.

Les ordonnateurs portent sur les états de solde et sur les revues la mention des retenues opérées.

Lorsqu'un militaire passible de retenues passe dans un autre arrondissement d'ordonnateur, l'ancien ordonnateur adresse au nouvel ordonnateur la situation du compte de retenues de ce militaire.

Tous les trois mois, les intendants militaires transmettent au Ministre un état détaillé des retenues afférentes au trimestre précédent.

§ 4. — *Retenues au profit de tiers.*

Retenues pour aliments.

Art. 60. Supprimé (décret du 26 janvier 1926, *B. O.*, p. 279)

Retenues pour dettes en vertu d'oppositions ou saisies-arrêts (1).

Art. 61. Les retenues qui ont lieu en vertu d'oppositions juridiques ou saisies-arrêts sur la solde des militaires de tous grades de la gendarmerie en activité, en disponibilité, en non-activité ou en réforme, ne peuvent excéder le cinquième de la solde nette pour les traitements supérieurs à 6.000 francs par an et le dixième pour les traitements égaux ou inférieurs à 6.000 francs par an.

En cas de saisie-arrêt faite pour le payement des dettes ali-

---

(1) Modifié. (Décret du 26 janvier 1926, *B. O.*, p. 279.)

mentaires prévues par les articles 203, 205, 206, 207, 212, 214, 238, 240, 301 et 349 du Code civil, le montant de la retenue est fixé par le juge.

Toutes oppositions ou saisies-arrêts doivent être faites entre les mains des agents des finances sur la caisse desquels les états de solde sont délivrés. Néanmoins, à Paris, et pour tous les paiements à effectuer à la caisse du Trésor public, elles doivent être exclusivement faites entre les mains du conservateur des oppositions au ministère des finances (1).

Retenues pour dettes en vertu d'ordres de l'autorité militaire compétente.

Art. 62. Supprimé (décret du 26 janvier 1926, *B. O.*, p. 279).

---

(1) Lorsqu'un militaire fait, dans le courant d'un mois, une mutation entraînant le paiement de la solde avant son départ, le trésorier doit, si ce militaire a été l'objet, sur le dernier état de solde, d'une retenue par suite d'opposition juridique, lui faire la retenue proportionnelle, à moins que le militaire ne justifie de la levée de l'opposition.

Dans le cas où le militaire n'aurait été antérieurement l'objet d'aucune retenue de cette nature, le conseil d'administration doit, s'il a des raisons de supposer qu'une opposition a pu être faite depuis le commencement du mois, se renseigner avant le paiement.

IIIe PARTIE

DU RÈGLEMENT DES DÉPENSES

CHAPITRE Ier.

DES CONTRÔLES.

Contrôle des hommes et des chevaux.

Dispositions générales.

Art. 63. Dans les corps organisés régimentairement et leurs détachements composés de plusieurs unités administratives, il est tenu un contrôle par compagnie ou escadron.

Dans les autres corps, et les détachements s'administrant séparément, qui ne forment, en réalité, qu'une unité administrative, les feuilles de journées nominatives, ouvertes le premier jour de chaque trimestre, tiennent lieu de contrôle.

Contrôle annuel des officiers et de la troupe dans les corps organisés régimentairement.

Art. 64. Les contrôles sont annuels; tous les militaires comptant à l'effectif y figurent.

Il en est établi un pour l'état-major et le petit état-major et un pour chaque compagnie ou escadron.

Les militaires y sont inscrits par grade et par ancienneté dans chaque grade.

Les mutations individuelles sont mentionnées sur le contrôle.

Les contrôles sont tenus :

Par le major ou l'officier en remplissant les fonctions dans les corps et les détachements composés de plusieurs unités administrées par un conseil;

Par l'officier commandant dans les détachements composés de plusieurs unités et administrés par cet officier.

Les dispositions de détail sont indiquées dans l'instruction placée en tête du modèle (1).

---

(1) Pour les déserteurs et les condamnés, se reporter à l'article 37 *g)* de l'instruction du 10 janvier 1912 (vol. 88).

Contrôle des chevaux.

Art. 65. Les contrôles des chevaux sont annuels comme ceux des hommes; ils relatent les mutations.

Il est tenu un contrôle pour l'état-major et le petit état-major et un par escadron ou compagnie. Toutefois, dans la légion de la garde républicaine, les chevaux des officiers des compagnies sont inscrits sur le contrôle de l'état-major à la suite des chevaux des officiers.

Les contrôles des chevaux sont tenus par les officiers chargés de la tenue du contrôle des hommes.

CHAPITRE II.

FEUILLES DE JOURNÉES.

But des feuilles de journées.

Art. 66. Pour constater les droits des corps de gendarmerie aux diverses prestations en deniers et en nature, il est tenu des feuilles de journées nominatives trimestrielles conformes aux modèles annexés.

Elles sont ouvertes le premier jour du trimestre. Les mutations y sont inscrites au fur et à mesure qu'elles se produisent.

Les feuilles de journées sont distinctes :

1° Pour les officiers;
2° Pour la troupe;
3° Pour les chevaux.

Elles sont également distinctes pour le pied de paix et pour le pied de guerre.

Par qui les feuilles de journées sont établies.

Art. 67. Les feuilles de journées sont établies, décomptées et certifiées, savoir :

La feuille de journées des officiers. par le trésorier;

La feuille de journées de la troupe et celle des chevaux, par le trésorier dans les légions ou compagnies formant corps, et par les commandants des unités administratives dans les corps ou détachements composés de plusieurs unités.

Les chevaux des officiers des compagnies, dans les corps composés d'unités à pied et à cheval, figurent sur la feuille de journées des chevaux des officiers de l'état-major, établie par l'officier d'habillement.

Militaires détachés hors de la circonscription de leur corps.

Art. 68. Les militaires de tous grades de la gendarmerie détachés hors du territoire de leurs corps près des dépôts et ateliers de condamnés civils ou militaires, ou pour tout autre service, continuent à être administrés par le corps auquel ils appartiennent.

CHAPITRE III.

REVUES TRIMESTRIELLES DE LIQUIDATION.

Objet et établissement des revues.

Art. 69. Pour régulariser les perceptions faites par les corps de gendarmerie et les détachements formant corps, il est établi une revue trimestrielle de liquidation des dépenses de la solde conforme au modèle annexé (1).

Cette revue est divisée en deux parties : La première présente les droits du corps, ainsi que les augmentations ou diminutions que le corps a été autorisé à porter à son crédit ou à son débit. Ces augmentations ou diminutions sont inscrites au tableau n° 4 de la revue ;

La seconde, qui constitue le décompte de libération, donne le détail des perceptions en deniers et en nature imputables au corps, ainsi que les augmentations ou les diminutions provenant d'erreurs constatées dans les décomptes de libération.

Elle présente la balance du crédit avec le débit et fait ressortir les trop ou les moins perçus.

Envoi au sous-intendant militaire.

Art. 70. Dès que le trésorier a établi ou vérifié les feuilles de journées, il procède à l'établissement de la première partie de la revue.

La revue ainsi préparée est envoyée en minute au sous-intendant militaire chargé de la surveillance administrative du corps, le 25 du premier mois qui suit le trimestre, au plus tard. Elle est accompagnée des documents énumérés ci-après :

1° Une expédition des feuilles de journées;

2° Relevé général des journées pour les corps et détachements composés de plusieurs unités administratives;

---

(1) Les revues de liquidation du 4e trimestre doivent mentionner, par nature d'allocation et séparément pour l'appel annuel et les stages, la part afférente aux réserves dans les dépenses totales de l'exercice.

3° Etat des hommes de troupe ayant eu droit à une indemnité pour perte de chevaux et d'effets aux armées;

4° Etat nominatif des hommes de troupe qui ont eu droit à une indemnité pour changement d'uniforme;

5° Etat des militaires ayant eu droit à une indemnité de prévôté;

6° Etat des premières mises et suppléments de premières mises alloués pendant le trimestre aux hommes de troupe (en double expédition);

7° Etat des premières mises non acquises à rembourser (en double expédition);

8° Etat nominatif des enfants de troupe dans leurs familles. présentant les indemnités payées aux parents ou aux tuteurs de ces enfants;

9° Etat nominatif des officiers logés au compte des départements ou dans les bâtiments militaires ;

10° Etat des indemnités de déplacement alloués aux officiers et intérimaires, pendant le trimestre (en double expédition);

11° Etat nominatif des enfants de troupe nouvellement admis;

12° (1);.

13° Etat nominatif des hommes de troupe qui ont reçu une gratification sur le fonds spécial;

14° Etats des frais de nourriture en route des chevaux provenant des dépôts de remonte ou des corps de troupe pour la remonte des hommes de troupe ;

15° Extraits des feuilles de journées concernant les rappels afférents aux exercices antérieurs;

16° Copies des certificats relatifs aux pertes de chevaux et d'effets aux armées;

17° Feuilles de rectifications et copies des ordres de retenues qui ont été donnés par le Ministre;

18° Copies des décisions ou ordres en vertu desquels des allocations extraordinaires ont été faites;

19° Pièces à l'appui des mutations.

Il n'est pas produit d'états négatifs, on se borne à les signaler par une simple note.

Vérification par le sous-intendant militaire.

Art. 71. Le sous-intendant militaire procède à la vérification des feuilles de journées et de la première partie de la revue au moyen des pièces qui les accompagnent. Il consigne ses observations dans des feuilles de vérifications adressées au conseil d'administration ou au commandant du corps.

Celui-ci fait les rectifications qui résultent de ces observations,

_____

(1) La haute paye est actuellement supprimée.

s'il les reconnait fondées. En cas de contestation, il en réfère au Ministre par la voie hiérarchique, sans toutefois que l'établisse-ment de la revue puisse être retardé pour ce motif, les allocations que le corps s'est attribuées lui restant provisoirement acquises.

Le sous-intendant militaire procède, sans attendre l'arrivée des pièces d'imputation qui ne lui seraient pas encore parvenues, à l'établissement de la deuxième partie de la revue, qu'il renvoie ensuite au corps accompagnée des feuilles de journées et de toutes les pièces communiquées.

Dès que la revue a été arrêtée de concert, le corps en établit trois expéditions qu'il adresse au sous-intendant avec la minute et les pièces qui devront être jointes à l'une des expéditions desti-nées au Ministre. Le sous-intendant, après s'être assuré de la con-cordance des expéditions avec la minute, les arrête définitive-ment.

Les bons totaux qui parviennent après l'établissement de la deuxième partie de la revue font l'objet de décomptes supplémen-taires dans les revues suivantes.

Destination à donner aux expéditions de la revue.

Art. 72. L'ordonnateur conserve dans ses archives une des trois expéditions de la revue. Il adresse les deux autres à l'intendant militaire, accompagnées de toutes les pièces énumérées à l'arti-cle 70, à l'exception des documents énumérés ci-après, qui sont conservés par le corps avec la minute de la revue, savoir :

Les minutes des feuilles de journées, les pièces à l'appui des mutations, y compris les certificats de non logement des officiers, ainsi que les pièces d'imputation dont le corps a été débité, les-quelles doivent être préalablement frappées du timbre d'annulation.

L'envoi à l'intendant militaire doit être fait, *au plus tard,* le 25 du deuxième mois qui suit le trimestre.

L'intendant militaire transmet au Ministre les revues au fur et à mesure qu'il les reçoit : il prend toutes les mesures utiles pour qu'elles soient parvenues au ministère le premier jour du troi-sième mois (1).

---

(1) Les fonctionnaires de l'intendance peuvent autoriser le redresse-ment des erreurs ou omissions qui leur sont signalées postérieurement à la clôture des revues de liquidation et à leur envoi à l'administration centrale. Cette autorisation n'est donnée qu'après que lesdites erreurs ou omissions ont été constatées par eux, contradictoirement avec le conseil d'administration.

Les erreurs ou omissions ainsi constatées sont rectifiées par une inscrip-tion au tableau correspondant de la prochaine revue à établir en y joi-gnant l'autorisation donnée par le fonctionnaire de l'intendance.

Moins-perçus; trop-perçus.

Art. 73. Lorsque la balance entre le crédit et le débit d'une revue fait ressortir un moins-perçu ou un trop-perçu en argent, le montant en est porté en augmentation ou en diminution sur le premier état de solde, et le corps en est crédité ou débité dans le décompte de libération de la revue suivante.

Lorsque la balance entre le crédit et le débit d'un même trimestre fait ressortir des moins et des trop-perçus en nature, la compensation est autorisée pour les denrées qui sont de nature à être substituées les unes aux autres. Cette compensation doit se faire en prenant pour base la valeur des denrées perçues en trop et en moins, calculée d'après les prix fixés chaque année par le tarif des remboursements des trop-pèrçus.

Après compensation, la valeur des trop perçus est portée au débit du corps et les moins-perçus sont acquis à l'Etat (1).

En ce qui concerne les fourrages, les trop ou moins-perçus des trois premiers trimestres sont reportés distinctement par nature de denrées (foin, paille, avoine), jusqu'au 4ᵉ trimestre, et le décompte s'effectue sur le prix applicable au dernier jour de l'année, la compensation pouvant être établie entre les trop ou moins-perçus en foin et paille d'une part, et en avoine ou orge de l'autre, sous la réserve qu'il n'en résulte aucun excédent de dépense pour le Trésor (2).

Si les modifications de crédit ou de débit à faire dans une revue portent sur un exercice expiré, mais non périmé, il est fait mention de l'exercice auquel se rapporte l'augmentation ou la diminution.

Vérification à l'administration centrale des revues trimestrielles
de liquidation.

Art. 74. Les revues de liquidation des dépenses de la solde des corps de gendarmerie sont vérifiées à l'administration centrale.

Le Ministre prescrit les mesures nécessaires pour la rectification des erreurs reconnues à la suite de la vérification faite dans ses bureaux.

---

(1) Le report des trop et moins perçus par nature de denrées est autorisé jusqu'au 4ᵉ trimestre, suivant les règles prévues pour les fourrages. (Instruction du 18 janvier 1916, vol. 74.)

(2) La compensation peut être établie entre toutes les denrées composant la ration de fourrages (voir volume 88 de l'édition méthodique).

CHAPITRE IV.

DISPOSITIONS DIVERSES.

Réclamations particulières. — A qui adressées.

Art. 75. Le militaire qui a des réclamations à formuler au sujet des allocations qui lui sont faites les adresse hiérarchiquement au conseil d'administration, qui, après avoir pris, s'il y a lieu, l'avis du sous-intendant militaire, lui donne satisfaction ou lui notifie son refus par écrit.

Si le réclamant n'accepte pas la décision prise à son égard par une autorité subordonnée au général commandant la région ou le corps d'armée, il se pourvoit par la voie hiérarchique devant ces officiers généraux dont les décisions peuvent elles-mêmes faire, dans tous les cas, l'objet d'un recours au Ministre, en suivant également la voie hiérarchique (1).

Registre d'effectif.

Art. 76. Pour permettre de suivre la variation de l'effectif, le trésorier tient un registre d'effectif.

CHAPITRE V.

DES REVUES D'EFFECTIF.

Revues d'effectif des corps et des brigades de gendarmerie.

Art. 77. Pour constater l'effectif des hommes et des chevaux, les fonctionnaires de l'intendance militaire passent des revues d'effectif des corps et des brigades de gendarmerie quand ils en reçoivent l'ordre du Ministre de la guerre ou des généraux.

Le fonctionnaire de l'intendance militaire passe sa revue par appel nominal, à l'aide des feuilles de journées ou des contrôles tenus par le major ou l'officier en remplissant les fonctions dans les corps ou détachements composés de plusieurs unités. Pour les brigades, l'appel a lieu au moyen d'un état nominatif des hommes comptant à l'effectif qui lui est remis par le commandant de chaque poste.

---

(1) Alinéa modifié. (Décret du 12 octobre 1917, *B. O.*, p. 3047.)

CHAPITRE VI.

GRATIFICATION TEMPORAIRE DE RÉFORME (1).

Art. 78. Les militaires de la gendarmerie réformés pour cause d'infirmités et sans avoir droit à une pension reçoivent une gratification temporaire de réforme égale aux deux tiers du minimum de la retraite de leur grade.

Cette allocation leur est faite pendant un nombre d'années égal à la moitié de la durée de leur service.

Elle est payée d'avance, par portions égales et par semestre.

Toutefois, le premier payement effectué ne doit comprendre que la période à courir jusqu'au 30 juin ou jusqu'au 31 décembre, selon le cas, de l'exercice auquel le payement se rapporte.

Les dispositions du règlement sur la solde et les revues des corps de troupe, relatives à la solde de réforme, sont applicables à la gratification temporaire.

DISPOSITIONS FINALES.

Abrogation des dispositions antérieures.

Art. 79. Toutes les dispositions antérieures au présent règlement et concernant le service de la solde des corps de la gendarmerie sont abrogées.

Le Ministre de la guerre est chargé d'assurer l'exécution du présent règlement, qui sera mis en vigueur à compter du 1ᵉʳ janvier 1903, et d'arrêter les modèles.

Fait à Paris, le 3 janvier 1903.

EMILE LOUBET.

Par le Président de la République :

Le Ministre de la guerre,
Général L. ANDRÉ.

---

(1) Gratification remplacée par des pensions définitives ou temporaires. (Loi du 31 mars 1919, vol. 664.)

TARIFS

TARIF N° 1. — **Solde des officiers et assimilés.**
(Décret du 26 janvier 1926).

1° Traitement des Maréchaux de France.

Les Maréchaux de France reçoivent un traitement de 75.000 fr. par an (6.250 fr. par mois) non soumis à retenue. Ce traitement se cumule avec la dotation pour frais de représentation, et, s'il y a lieu, avec l'indemnité pour frais de service afférente à l'emploi.

2° Solde des officiers en activité.

GRADE.	SOLDE BUDGÉTAIRE par an.	RETENUE à DÉDUIRE.	SOLDE DE PRÉSENCE NETTE PAR AN.	PAR MOIS.	PAR JOUR.
	fr. c.	fr. c.	fr. c.	fr. c.	fr. c.
Général de division et assimilés	39.025 53	2.341 53	36.684 »	3.057 »	101 90
Général de brigade et assimilés	30.925 53	1.855 53	29.070 »	2.422 50	80 75
Colonel et assimilés	26.712 76	1.602 76	25.110 »	2.092 50	69 75
Lieutenant-colonel et assimilés	21.446 80	1.286 80	20.160 »	1.680 »	56 »
Chef de bataillon et assimilés — 2e échelon (après 4 ans de grade ou après 32 ans de service)	19.531 90	1.171 90	18.360 »	1.530 »	51 »
Chef de bataillon et assimilés — 1er échelon (avant 4 ans de grade)	17.712 76	1.062 76	16.650 »	1.387 50	46 25
Capitaine et assimilés — 4e échelon (après 12 ans de grade ou après 8 ans de grade et 30 ans de service)	15.912 76	954 76	14.958 »	1.246 50	41 55
Capitaine et assimilés — 3e échelon (après 8 ans de grade ou après 4 ans de grade et 25 ans de service)	14.668 09	880 09	13.783 »	1.149 »	38 30
Capitaine et assimilés — 2e échelon (après 4 ans de grade ou après 20 ans de service)	13.614 89	816 89	12.798 »	1.066 50	35 55
Capitaine et assimilés — 1er échelon (avant 4 ans de grade)	12.561 70	753 70	11.808 »	984 »	32 80
Lieutenant et assimilés — 4e échelon (après 8 ans de grade et 20 ans de service)	11.776 59	706 59	11.070 »	922 50	30 75
Lieutenant et assimilés — 3e échelon (après 8 ans de grade ou après 4 ans de grade et 15 ans de service)	11.202 13	672 13	10.530 »	877 50	29 25
Lieutenant et assimilés — 2e échelon (après 4 ans de grade ou après 10 ans de service)	10.244 68	614 68	9.630 »	802 50	26 75
Lieutenant et assimilés — 1er échelon (avant 4 ans de grade)	9.287 23	557 23	8.730 »	727 50	24 25
Sous-lieutenant et assimilés — 2e échelon (après 6 ans de service)	8.425 53	505 53	7.920 »	660 »	22 »
Sous-lieutenant et assimilés — 1er échelon (avant 6 ans de service)	8.042 55	482 55	7.560 »	630 »	21 »

OBSERVATIONS.

Compte pour le droit à la solde progressive (ancienneté de grade) le temps passé dans le grade par les officiers nommés à titre temporaire.

Comptent pour le grade à la solde progressive (ancienneté de grade et de service) le temps accompli par les officiers de réserve effectuant un stage en vue de leur admission dans l'armée active, le temps passé en non-activité pour infirmités temporaires.

Comptent pour le droit à la solde progressive (ancienneté de service) le temps passé dans les foyers par suite d'appel retardé ou de libération anticipée, le temps passé dans les foyers par suite d'ajournement ou de reforme temporaire sous l'empire de la loi de 1889, le temps passé en congé de longue durée sans solde jusqu'à concurrence d'un maximum de deux ans pour l'ensemble des congés de cette nature, dont l'officier a bénéficié au cours de sa carrière.

Pour le droit à la solde progressive (ancienneté de service), il est compté à titre de bénéfice d'études préliminaires : aux officiers venant de l'École polytechnique quatre années avant leur nomination au grade de sous-lieutenant : aux officiers venant de l'École spéciale militaire, trois années avant leur nomination au grade de sous-lieutenant; aux médecins et pharmaciens militaires, cinq années avant leur nomination au grade d'aide-major de 2e classe; aux vétérinaires militaires, quatre années avant leur admission comme aide-major de 2e classe élève. Les services militaires accomplis avant la nomination aux grades sus-indiqués sont comptés en sus des majorations pour études (1).

Les officiers d'administration de l'intendance et du corps de santé des troupes coloniales provenant des agents civils de l'ancien corps du commissariat et des magasiniers des colonies sont admis à compter comme service pour le droit à la solde progressive ci-contre le temps de service accompli comme commis ou magasinier, à l'exclusion de toute autre période de temps passé au service de l'État ou des colonies, à quelque titre que ce soit (instituteurs, douaniers, auxiliaires du commissariat).

NOTA. — Le présent tarif n'est donné qu'à titre de renseignements.

Les tarifs de solde des officiers de gendarmerie sont ceux applicables aux officiers des autres armes des troupes métropolitaines (tarif n° 1 pour les officiers en activité, tarif n° 6 pour les officiers en disponibilité, tarif 7 pour les officiers en non activité). (Décret du 30 septembre 1926, B. O., page 2553).

(1) Un décret spécial fixe les conditions dans lesquelles sont comptées les majorations pour études les élèves de l'École spéciale militaire, les médecins, les pharmaciens et les vétérinaires ayant servi et les services militaires accomplis avant leur nomination par les élèves de l'École polytechnique, pendant la guerre.

3° Solde des sous-lieutenants de réserve n'ayant pas accompli la durée légale du service :

Ces sous-lieutenants reçoivent une solde budgétaire annuelle de 7.200 fr., non soumise à retenue.

TARIF N° 2. — Solde de la gendarmerie départementale, de la gendarmerie d'Afrique et de la légion de la garde républicaine (hommes de troupe).

(Décret du 26 janvier 1920).

GRADES.	SOLDE BUDGÉTAIRE par an.	RETENUE A DÉDUIRE.	SOLDE DE PRÉSENCE NETTE.		
			PAR AN.	PAR MOIS.	PAR JOUR.
	fr. c.	fr. c.	fr.	fr. c.	fr. c.
Adjudant-chef..................................	7.934 04	500 04	7.434	619 50	20 65
Adjudant (1re partie de la liste) :					
Après 20 ans de services......................	7.244 68	458 68	6.786	565 50	18 85
Après 15 ans de services......................	7.034 04	446 04	6.588	549 »	18 30
Après 7 ans de services.......................	6.919 15	439 15	6.480	540 »	18 »
Adjudant (2e partie de la liste) :					
Après 20 ans de services......................	6.976 60	442 60	6.534	544 50	18 15
Après 15 ans de services......................	6.765 96	429 96	6.336	528 »	17 60
Après 7 ans de services.......................	6.651 06	423 06	6.228	519 »	17 30
Maréchal des logis chef (1re partie de la liste) :					
Après 20 ans de services......................	6.670 21	424 21	6.246	520 50	17 35
Après 15 ans de services......................	6.555 32	417 32	6.138	511 50	17 05
Après 7 ans de services.......................	6.344 68	404 68	5.940	495 »	16 50
Avant la 8e année de services.................	6.229 79	397 79	5.832	486 »	16 20
Maréchal des logis chef (2e partie de la liste) :					
Après 20 ans de services......................	6.325 53	403 53	5.922	493 50	16 45
Après 15 ans de services......................	6.210 64	396 64	5.814	484 50	16 15
Après 7 ans de services.......................	6.000 »	384 »	5.616	468 »	15 60
Avant la 8e année de services.................	5.885 11	377 11	5.508	459 »	15 30
Gendarme :					
Après 20 ans de services......................	5.540 43	356 43	5.184	432 »	14 40
Après 15 ans de services......................	5.425 53	349 53	5.076	423 »	14 10
Après 7 ans de services.......................	5.195 75	335 75	4.860	405 »	13 50
Avant la 8e année de services.................	5.080 85	328 85	4.752	396 »	13 20
Élève-gendarme................................	4.927 66	319 66	4.608	384 »	12 80
Gendarme auxiliaire...........................	4.429 79	289 79	4.140	345 »	11 50

2° INDEMNITÉS.

TARIF N° 3. — **Indemnité de fonctions (gendarmerie départementale, gendarmerie d'Afrique et légion de la garde républicaine).**

(Décret du 23 février 1919, *B. O.*, p. 109, complété par décret du 26 janvier 1926, *B. O.*, p. 279.)

DÉSIGNATION des PARTIES PRENANTES.	FIXATION DE L'INDEMNITÉ			OBSERVATIONS
	PAR AN.	PAR MOIS.	PAR JOUR.	
	fr. c.	fr. c.	fr. c.	
Officiers de tous grades....	1.440 »	120 »	4 »	
Hommes de troupe français.	1.080 »	90 »	3 »	
Hommes de troupe indigènes.	540 »	45 »	1 50	

TARIF N° 4. — **Indemnité spéciale au service de la garde républicaine dans Paris.**

(Décret du 25 février 1919, *B. O.*, p. 609, complété par décret du 26 janvier 1926, *B. O.*, p. 279.)

DÉSIGNATION des PARTIES PRENANTES.	FIXATION DE L'INDEMNITÉ			OBSERVATIONS.
	PAR AN.	PAR MOIS.	PAR JOUR.	
	fr. c.	fr. c.	fr. c.	
Hommes de troupe de la garde républicaine........ à pied ..	360 »	30 »	1 »	
à cheval.	540 »	45 »	1·50	

INDEMNITÉ DE MONTURE.

SUPPRIMÉ.

(Décret du 26 janvier 1926, *B. O.*, 279.)

Tarif n° 6. (Art. 13, tableau 2, indemnité n° 2, du règlement.)

Indemnité d'absence temporaire.

(Décret du 27 mai 1926, *B. O.*, p. 1663.)

GRADES.	TAUX DE L'INDEMNITÉ PAR JOUR.		OBSERVATIONS.
	Chef de famille.	Célibataire.	
Officiers de tous grades....	17 »	11 »	Dans le cas exceptionnel où le logement n'est pas fourni, il peut être alloué, sur décision spéciale du Ministre, un supplément d'indemnité fixé à 6 francs par jour pour les officiers, à 4 francs pour les sous-officiers et assimilés.
Chefs de brigade et gendarmes...................	12 »	6 »	

Tarif n° 7. (Art. 13, tableau 2, indemnité n° 1, du règlement.)

INDEMNITÉ POUR CHARGES DE FAMILLE

(Décret du 26 janvier 1926, *B. O.*, p. 279.)

1° Officiers et hommes de troupe français de la gendarmerie :
Pour le 1er enfant, 540 francs par an;
Pour le 2e enfant, 720 francs par an;
Pour le 3e enfant, 1.080 francs par an;
Pour le 4e enfant et au delà, 1.260 francs.

2° Hommes de troupe indigènes de la gendarmerie :

Pour le 1er enfant, 220 francs par an;
Pour le 2e enfant, 220 francs par an;
Pour le 3e enfant et au delà, 320 francs par an.

Tarif n° 8. (Art. 13, tableau 2, indemnité n° 3, du règlement.)

INDEMNITÉ POUR CHARGES MILITAIRES (1).

(Décret du 26 janvier 1926.)

	TAUX PAR JOUR DE L'INDEMNITÉ					
	N° 1.		N° 2.		N° 3.	
	Chef de famille.	Célibataire.	Chef de famille.	Célibataire.	Chef de famille.	Célibataire.
	fr. c.	fr. c	fr. c.	fr. c.	fr. c.	fr. c.
Officiers supérieurs	14 50	8 50	12 25	7 25	10 »	6 »
Officiers subalternes	12 50	6 50	10 25	5 25	8 »	4 »
Adjudants-chefs, adjudants ...	9 50	5 »	7 25	3 75	5 »	2 50
Autres militaires de la gendarmerie.................	9 »	4 75	6 75	3 50	4 50	2 25

(1) Voir page 149 le tableau de classement des localités pour l'allocation de l'indemnité.

Tarif n° 9.

MAJORATION DE SOLDE EN ALGÉRIE ET EN TUNISIE.

(Décret du 26 janvier 1926, *B. O.*, p. 279.)

Officiers.

	Par an.	Par mois.	Par jour.
Général de division.	5.436 »	453 »	15 10
Général de brigade. . . ..,.........:	4.320 »	360 »	12 »
Colonel. . . ..,........	3.528 »	294 »	9 80
Lieutenant-colonel.	2.952 »	246 »	8 20
Commandant :			
2° échelon.	2.700 »	225 »	7 50
1° échelon.	2.520 »	210 »	7 »
Capitaine :			
4° échelon.	2.196 »	183 »	6 10
3° échelon.	2.088 »	174 »	5 80
2° échelon.	1.980 »	165 »	5 50
1° échelon.	1.872 »	156 »	5 20

Lieutenant :

4ᵉ échelon	1.620	»	135	»	4 50
3ᵉ échelon	1.512	»	126	»	4 20
2ᵉ échelon	1.440	»	120	»	4 »
1ᵉʳ échelon	1.368	»	114	»	3 80

Sous-lieutenant :

2ᵉ échelon	1.152	»	96	»	3 20
1ᵉʳ échelon	1.080	»	90	»	3 »

Sous-lieutenant de réserve n'ayant pas accompli la durée légale du service	1.008	»	84	»	2 80

Hommes de troupe.

Adjudant-chef	1.044	»	87	»	2 90

Adjudant (1ʳᵉ partie de la liste) :

3ᵉ échelon	1.008	»	84	»	2 80
2ᵉ échelon	990	»	82 50		2 75
1ᵉʳ échelon	972	»	81	»	2 70

Adjudant (2ᵉ partie de la liste) :

3ᵉ échelon	882	»	73 50		2 45
2ᵉ échelon	882	»	73 50		2 45
1ᵉʳ échelon	864	»	72	»	2 40

Maréchal des logis chef (1ʳᵉ partie de la liste) :

4ᵉ échelon	828	»	69	»	2 30
3ᵉ échelon	810	»	67 50		2 25
2ᵉ échelon	810	»	67 50		2 25
1ᵉʳ échelon	792	»	66	»	2 20

Maréchal des logis chef (2ᵉ partie de la liste) :

4ᵉ échelon	792	»	66	»	2 20
3ᵉ échelon	774	»	64 50		2 15
2ᵉ échelon	774	»	64 50		2 15
1ᵉʳ échelon	756	»	63	»	2 10

Gendarme :

4ᵉ échelon	720	»	60	»	2 »
3ᵉ échelon	720	»	60	»	2 »
2ᵉ échelon	684	»	57	»	1 90
1ᵉʳ échelon	666	»	55 50		1 85

Elève gendarme	648	»	54	»	1 80
Gendarme auxiliaire	630	»	52 50		1 75

Annexe à l'instruction du 26 janvier 1926, pour l'application des décrets portant revision de la solde et des indemnités. (Tableau de classement des localités de la métropole pour l'allocation de l'indemnité pour charges militaires.)

Paris, le **26** janvier **1926**.

REGIONS.	INDEMNITÉ Nº 1.	INDEMNITÉ Nº 2.	INDEM- NITÉ Nº 3.
1	2	3	4
G. M. P...	Toutes les localités du département de la Seine. Versailles. Saint-Cloud. Saint-Cyr. Saint-Germain. Rueil. Meudon. Villacoublay. Pontoise. Sevran-Livry. Le Bouchet.	Toutes les localités des départements de Seine-et-Oise et Seine-et-Marne autres que celles énumérées dans la colonne 2.	Néant.
1ʳᵉ région...	Lille. Tourcoing. Roubaix. La Madeleine. Lambersart.	Toutes les autres localités.	Néant.
2ᵉ région...	Camp de Sissonne.	Toutes les autres localités.	Néant.
3ᵉ région...	Néant.	Rouen. Bernay. Les Andelys. Caen. Cormelles. Evreux. Vernon. Le Havre. Dieppe. Cherbourg. Eu. Elbeuf. Fécamp.	Toutes les autres localités.
4ᵉ région...	Camp d'Auvours.	Le Mans. Chartres. Alençon. Laval. Argentan. Mamers. Mayenne. Dreux. Châteaudun. Aubigné. La Flèche. Nogent-le-Rotrou. Domfront.	Toutes les autres localités.

REGIONS.	INDEMNITÉ N° 1.	INDEMNITÉ N° 2.	INDEM-NITÉ N° 3.
1	2	3	4
5° région...	Camp d'Avord.	Orléans. Bourges. Villefranche-sur-Cher (camp des Landes). Camp de Gièvres. Mignières-Gondreville. Camp de Pruniers. Héricy. Montereau. Provins. Coulommiers. Melun. Fontainebleau. Meaux. Nevers. Romorantin. Cosne. Cercy-la-Tour. Vendôme. Montargis. Blois. Gien. Pithiviers. Salbris. Selles-sur-Cher. Montoire-sur-le-Loir.	Toutes les autres localités.
6° région...	Metz. Montigny-les-Metz. Borny. Longeville. Ban Saint-Martin. Woippy. Moulin-les-Metz. Plappeville. Ars-sur-Moselle. Jouy-aux-Arches. Peltre. Verny. Camp de Châlons.	Toutes les autres localités.	Néant.
7° région...	Camp de Valdahon.	Besançon. Mulhouse. Colmar. Belfort. Langres. Chaumont. Giromagny. Neufbrisach. Lons-le-Saunier. Munster. Cernay. Faverney. Héricourt. Lure. Vesoul. Gray. Vaivre. Chalindrey.	Toutes les autres localités.

RÉGIONS.	INDEMNITÉ N° 1.	INDEMNITÉ N° 2.	INDEMNITÉ N° 3.
1	2	3	4
7° région (suite).		Longeau. Rolampont. La Ferté-sur-Amance. Bourbonne-les-Bains. Fayl-Billot. Auberive. Varennes-sur-Amance. Les Rousses. Montigny-le-Roi. Prauthoy. Châteauvillain. Arc-en-Barrois. Nogent-en-Bassigny. Valdoie. Dôle. Luxeuil. Pontarlier. Montbéliard. Gray. Dampierre-sur-Salon. Cy. Marnay. Fresnes-Saint-Mames. Champlitte. Pesmes. Autrey-les-Gray. Lavoncourt. Arc-les-Gray. Saint-Claude. Morez. Septmoncel. Les Bouchoux. Levier. Brigades de gendarmerie de la compagnie du Haut-Rhin.	
8° région...	Camp de Mailly.	Troyes. Dijon. Longvic. Plombières-les-Dijon. Fort d'Asnières. Fort Mont-Affrique. Fort Sennecey. Fort Saint-Appolinaire. Fort Varois. Fort Hauteville. Romilly. Beaune. Auxerre. Chemilly. Chalon-sur-Saône. Mâcon. Le Creusot. Auxonne. Autun. Brienne. Sens. Joigny. Venges.	Toutes les autres localités.

RÉGIONS.	INDEMNITÉ N° 1.	INDEMNITÉ N° 2.	INDEMNITÉ N° 3.
1	2	3	4
8° région (suite).		Gergy. Châtres. La Perthe. Nogent-sur-Seine. Arcis-sur-Aube. Bar-sur-Aube. Bar-sur-Seine.	
9° région...	Camp du Ruchard.	Tours. Saint-Symphorien. Parçay-Meslay. Joué-les-Tours. Saint-Pierre-des-Corps. Saumur. Poitiers. Le Ripault. Saint-Maixent. Angers. Trélazé. Les Ponts-de-Cé.	Toutes les autres localités.
10° région...	Camp de Coëtquidam.	Dinard. Rennes. Brest-Pontanezen. Saint-Pierre-Quilbignon. Lambezellec. Saint-Malo. Saint-Servan. Saint-Brieuc. Granville. Moulin-Blanc. Pont-de-Buis. Crozon. Landaoulec. Ile Longue. Armorique. Ouessant. Quélern. Châteauneuf (Fort).	Toutes les autres localités.

11° région..	Néant.	Nantes.
		Saint-Nazaire.
		Lorient.
		Vannes.
		Quimper.
		La Roche-sur-Yon.
		Fontenay-le-Comte.
		Luçon.
		Les Sables d'Olonne.
		Ports de :
		   Saint-Pierre-Quiberon.
		   Belle-Ile.
		   Port-Louis.
		   Quiberon.
		   Ploemeur.
		Noirmoutiers.
		Ile d'Yeu.
		Méan.
		Groix.
			Toutes les autres localités.

REGIONS.	INDEMNITÉ N° 1.	INDEMNITÉ N° 2.	INDEM-NITÉ N° 3.
1	2	3	4
12° région..	Camp de La Courtine.	Limoges. Angoulême. Guéret.	Toutes les autres localités.
13° région..	Néant.	Clermont-Ferrand. Chamalières. Royat. Saint-Etienne. Saint-Chamond. Firminy. La Ricamarie. Le Chambon-Feugerolles. Terre-Noire. Grand-Croix. Rive-de-Gier. Montluçon. Roanne. Vichy. La Ferté-Hauterive. Moulins. Riom. Issoire. Le Mont-Dore. La Bourboule. Châtel-Guyon.	Toutes les autres localités.
14° région..	Lyon et ses forts. Sathonay. Villeurbanne. Bron. Venissieux. Saint-Fons. Camp de Sathonay. Camp de La Valbonne.	Grenoble et ses forts. Lanslebourg et ses forts. Bourg-Saint - Maurice et ses forts. Modane et ses forts. Barcelonnette et ses forts. Tournoux et ses forts. Briançon et ses forts. Annecy. Mont-Dauphin. Embrun. Gap. Chambéry. Albertville. Bourg. Saint-Etienne-en-Devoluy. Montgenèvre. Château-Queyras. Saint-Paul. Larche. Aix-les-Bains. Moutiers. Reignier. Sallanches. Saint-Pierre d'Albigny. Cluses. Tassin-la-Demi-Lune. Oullins. Saint-Genis-Laval. Caluire. Vienne. Valence. Pont-de-Claix. Leyment.	Toutes les autres localités.

REGIONS.	INDEMNITÉ N° 1.	INDEMNITÉ N° 2.	INDEM-NITÉ N° 3.
1	2	3	4
14° région (*suite*).		Luc-en-Diois. Châtillon-en-Diois. Marsanne. Puy-Saint-Martin. Dieulefit. Riouperoux. Saint-Jean-d'Aulph. Flumet. Boège. Lullin. Saint-Jean d'Arve. Saint Jingolph. Chamonix.	
15° région..	Marseille. Camp de Garrigues. Camp de Puget-sur-Argens. Camp de Fréjus.	Istres. Nice et ses forts. Villefranche. Menton. Grasse. Antibes. Hyères. Aix. Nîmes. Avignon. Toulon et ses forts. La Seyne. Ajaccio. Bastia. Fréjus. Saint-Raphaël. Miramas. Arles. Saint-Chamas. Cannes. Orange. Privas. Digne. Peira-Cava. Plan Caval. Breil. Saorge. Sospel. Moulinet. Luceran. La Bollène. Beuil. Saint-Louis-du Rhône. Cuers. Pierrefeu. Berre. Saint-Sauveur. Saint-Etienne. Saint-Vallier. Saint-Auban. Séranon.	Toutes les autres localités.
16° région..	Néant.	Montpellier. Béziers. Narbonne.	Toutes les autres localités.

REGIONS.	INDEMNITÉ N° 1.	INDEMNITÉ N° 2.	INDEM-NITÉ N° 3.
1	2	3	4
17° région..	Néant.	Toulouse. Saint-Gaudens. Montauban. Bruniquel. Orgibet. Vicdessos. Seix. Ercé. Lauzès. Massat. Sentein.	Toutes les autres localités.
18° région..	Bordeaux. Caudéran. Talence. Bègles. Lormont. Pessac. Villenave-d'Ornon. Le Bouscat. Mérignac. Camp de Souge.	Bassens. Pau. Bayonne. Blancpignon. Biarritz. Saint-Jean-de-Luz. Royan. Arcachon. Cazaux. La Teste. Saint-Médard-en-Jalles. Le Château dOléron. Saint-Pierre-d'Oléron. Saint-Martin-de-Ré. Tarbes. Rochefort. La Rochelle. Hourtin.	Toutes les autres localités.
20° région..	Nancy. Essey-les-Nancy. Strasbourg. Schiltigheim. Lingolsheim. Mundelsheim. Eckholsheim. Illkirch-Graffenstallen. Camp de Bitche.	Toutes les autres localités.	Néant.

Tarif n° 10. (Art. 13, tableau 2, indemnité n° 4, du règlement.)

INDEMNITÉS POUR FRAIS DE SERVICE.

(Décret du 26 janvier 1926, *B. O.*, p. 279 et *erratum*, p. 1071.)

GRADES ET EMPLOIS.	Taux de l'indemnité.		
	Par an.	Par mois.	Par jour.
Commandant de secteur.	4.860 »	405 »	13 50
Chef de légion :			
Garde républicaine.	7.200 »	600 »	20 »
Gendarmerie de l'intérieur et d'Afrique.	2.700 »	225 »	7 50 (1)
Commandant l'école d'officiers et d'élèves officiers de gendarmerie.	1.440 »	120 »	4 »
Commandant une école préparatoire.	900 »	75 »	2 50

(1) Cette fixation est augmentée de 900 francs par an (75 francs par mois) pour les légions comprenant plus de quatre compagnies ou dont l'effectif est supérieur à 1.000 hommes.

Tarif n° 11. (Art. 13 du tableau 2, indemnité n° 5, du règlement.)

INDEMNITÉ POUR FRAIS DE BUREAU (*a*).

(Décret du 26 janvier 1926, *B. O.*, p. 279.)

1° *Garde républicaine.*

GRADES ET EMPLOIS.	Par an.	Par mois.	Par jour.
Major.	2.016 »	168 »	5 60
Trésorier.	7.200 »	600 »	20 »
Officier chargé de matériel	1.620 »	135 »	4 50

2° *Gendarmerie de l'intérieur et d'Afrique.*

GRADES ET EMPLOIS.	Par an.	Par mois.	Par jour.
Légion (trésorier).	2.520 »	210 »	7 » (1)
Compagnie formant corps :			
Commandant.	720 »	60 »	2 »
Trésorier.	1.620 »	135 »	4 50 (2)
Officier payeur d'un détachement administré par un conseil	1.008 »	84 »	2 80 (3)
Officier administrant le détachement qu'il commande.	612 »	51 »	1 70
Commandant de groupe de pelotons mobiles.	540 »	45 »	1 50
Commandant de peloton mobile	270 »	22 50	» 75

(*a*) La régularisation des fournitures de bureau des compagnies, arrondissements ou sections et brigades fait l'objet d'une réglementation provisoire. (Circulaire n° 048 4/5 du 1ᵉʳ octobre 1924.)

(1) Cette allocation est augmentée de 1 fr. 50 par homme et par an pour les légions dont l'effectif est supérieur à 500.

(2) Avec augmentation de 1 fr. 50 par homme et par an pour les compagnies dont l'effectif est supérieur à 150.

(3) Avec augmentation de 0 fr. 75 par homme et par an pour les détachements dont l'effectif est supérieur à 150.

Tarif n° **12.** (Art. 13, tableau 2, indemnité n° 7, du règlement.)

INDEMNITÉ DE FONCTIONS

aux lieutenants ou sous-lieutenants et aux chefs de brigade adjoints aux trésoriers.

INDEMNITÉ

aux hommes de troupe, secrétaires du trésorier.

DÉSIGNATION DES GRADES ET EMPLOIS.	FIXATION DE L'INDEMNITÉ			OBSERVATIONS.
	par an.	par mois.	par jour.	
	fr. c.	fr. c.	fr. c.	
1° *Légions de gendarmerie* (1).				
Lieutenant ou sous-lieutenant adjoint.	360 »	30 »	1 »	
Adjudant.	144 »	12 »	» 40	
Maréchal des logis chef, 1re partie de la liste.	108 »	9 »	» 30	
Maréchal des logis chef 2e partie de la liste.	72 »	6 »	» 20	
Gendarme.	54 »	4 50	» 15	
2° *Compagnies formant corps.*				
Adjudant adjoint au trésorier.	144 »	12 »	» 40	
3° *Garde républicaine.*				
Lieutenant ou sous-lieutenant adjoint.	360 »	30 »	1 »	
Chef de section de 2e classe, 1er secrétaire.	108 »	9 »	» 30	
Chef de section de 3e classe, 2e secrétaire.	72 »	6 »	» 20	

(1) Nouveau texte. (Décret du 9 janvier 1920, *B. O.*, p. 81.)

Tarif n° 13 (article 13, tableau 2, indemnité n° 8 du règlément,
décret du 17 octobre 1921, *B. O.*, p. 3462) et décret du 7 janvier 1926, *B. O..* p. 168).

Indemnité de déplacement.

(Décret du 27 mai 1926, *B. O.*, p. 1665).

GRADES	INDEMNITÉ PARTIELLE			INDEMNITÉ JOURNALIÈRE							
	DE REPAS.		DE DÉ-COUCHER.	SANS LOGEMENT				AVEC LOGEMENT			
				normale.		réduite.		normale.		réduite.	
	Chef de famille.	Céliba-taire.	Chef de famille et cé-libataire	Chef de famille.	Céliba-taire.	Chef de famille.	Céliba-taire.	Chef de famille.	Céliba-taire.	Chef de famille.	Céliba-taire.
Colonel et lieutenant colonel	13 »	10 »	18 »	44 »	38 »	38 »	32 »	27 »	21 »	23 »	17 »
Commandant	12 »	9 »	16 »	40 »	34 »	34 »	28 »	25 »	19 »	21 »	15 »
Capitaine.	11 »	8 »	14 »	36 »	30 »	30 50	24 50	23 »	17 »	19 »	13 »
Lieutenant et sous-lieutenant.	10 »	7 »	12 »	32 »	26 »	26 50	20 50	21 »	15 »	17 »	11 »
Adjudant-chef et adjudant.	8 50	6 »	10 »	27 »	22 »	23 »	18 »	18 »	13 »	15 »	10 »
Autres militaires.	8 »	6 »	6 »	22 »	18 »	18 »	14 »	17 »	13 »	14 »	10 »

Instruction pour l'application des décrets du 17 octobre 1921 relatifs aux frais de déplacements des militaires de la gendarmerie.

Paris, le 25 octobre 1921.

Pour l'application des décrets du 17 octobre 1921 il convient de se conformer aux dispositions ci-après :

I. — IMPUTATION.

1° En ce qui concerne les déplacements pour escortes de prisonniers civils prévues aux articles 217 et 221 du règlement du 5 décembre 1902 (édition méthodique, volume 42), les frais de déplacement, de transport ou autres des militaires requis incombent au département ministériel dont relèvent les autorités requérantes.

2° En ce qui concerne les déplacements militaires, les indemnités qui, en exécution du décret du 6 juillet 1918 modifiant les positions 9, 10, 11 et 14 du tableau 2 du règlement du 3 janvier 1903 (édition méthodique, volume 43), étaient payées au titre du chapitre « Frais de déplacement », seront, à compter du 1er juillet 1921, réglées au titre du chapitre « Solde ».

Restent à la charge du service des frais de déplacement, comme antérieurement au décret du 6 juillet 1918, les indemnités pour changement de résidence ainsi que les frais de transports résultant des services et déplacements effectués par les militaires de la gendarmerie.

II. — RÈGLES D'ALLOCATION (1).

Les indemnités de déplacements prévues par le nouveau décret sont distinctes :

a) De l'indemnité d'absence temporaire, attribuée aux militaires de la gendarmerie, dans les conditions fixées par le décret du 21 février 1924 (*Bulletin officiel*, page 654);

b) De l'indemnité pour le maintien de l'ordre prévue par la circulaire du 11 janvier 1921 (*Bulletin officiel*, page 242), laquelle doit être exclusivement attribuée aux militaires de la

____

(1) Additif du 16 janvier 1926 (*B. O.*, p. 178) et décret du 7 janvier 1926 (*B. O.* p. 168).

gendarmerie déplacés pour maintenir l'ordre, en cas de grève ou trouble, en cas de visite de souverains ou déplacements présidentiels ou ministériels.

Les règles d'allocation des indemnités de déplacement sont celles prévues par l'instruction du 13 juin 1908 (édition méthodique, volume 100⁵), modifiée, en dernier lieu, par l'instruction du 2 février 1924, sous réserve des dispositions particulières ci-après :

Les services suivants ne sont considérés comme « déplacements » susceptibles d'entraîner allocation d'indemnité sur les fonds de la solde, que s'ils imposent aux gradés et gendarmes une absence de leur résidence dont la durée excède douze heures consécutives; ou sinon, exceptionnellement, en vertu d'une décision spéciale motivée du général commandant le corps d'armée :

a) *Dans la circonscription :* tout service, quelles qu'en soient la nature et l'autorité qui l'a commandé (chefs de l'arme) ou requis (sous-préfet, procureur de la République, etc...).

b) *Hors la circonscription :*

Rencontres et transfèrements ordinaires de brigade à brigade.

Services effectués *sans réquisition ni ordre d'autorités civiles ou militaires étrangères à la gendarmerie,* pour l'exécution des missions qui incombent à cette arme, en vertu du décret sur l'organisation et le service de la gendarmerie (opérations de police, poursuite de malfaiteurs, etc...).

Tous autres services, en dehors de la circonscription normale, constituent des déplacemenst susceptibles d'entraîner l'allocation d'indemnités dans les conditions réglementaires.

Les gradés commandant provisoirement un arrondissement et les gendarmes qui les escortent ou qui escortent des officiers sont indemnisés au tarif de leur grade, dans les mêmes conditions que les officiers.

En cas de réelle nécessité (crime, sinistre ou tout autre événement extraordinaire), les frais résultant des transports rapides de personnel ou de matériel, par voie ferrée, véhicules publics ou de louage, sont, quelle que soit la durée de l'absence, à la charge des frais de déplacement.

MODE DE PAYEMENT.

Les indemnités de déplacement sont payées dans les conditions prévues par les articles 121, 123, 124 du règlement du

5 décembre 1902 et 27 du décret du 3 janvier 1903; elles sont régularisées sur revues dans la forme ordinaire.

Leur justification est établie par une feuille de déplacement du modèle général ou par un sauf-conduit, pour tout déplacement comportant l'emploi d'un moyen de transport à horaire fixe; dans les autres cas, par un certificat modèle n° 26 annex.ª au règlement sur la solde et les revues de la gendarmerie (*Bulletin officiel*, volume 44, page 127).

Ces documents mentionnent :

L'ordre de déplacement. . . . . ⎞
L'heure de départ. . . . . ⎬ Signé du chef qui
La nature du service. . . . . ⎠ donne l'ordre.

Le certificat d'exécution du service avec ⎞
l'heure de départ et de rentrée. . . . . ⎟
Le mode de locomotion employé autre ⎟ Signé par les inté-
que celui usité ordinairement par les gen- ⎬ ressés.
darmes et nécessité par les circonstances ⎟
du service et la distance parcourue. . . . ⎠

Le certificat de l'heure de rentrée. . . . . ⎬ Signé du chef de
brigade.

En cas de service urgent, ces pièces peuvent n'être établies qu'après la rentrée.

Le tout vérifié et visé par le commandant d'arrondissement et le commandant de la compagnie et approuvé par le conseil d'administration qui, le cas échéant, peut provoquer toutes explications utiles.

Sans préjudice des sanctions disciplinaires à intervenir, le payement est refusé dans le cas d'abus constaté.

Tarif n° 14. (Art. 13, tableau 2, indemnités n°ˢ 12 et 13, du règlement.)

INDEMNITÉ DE PREMIÈRE MISE D'ÉQUIPEMENT ET DE HARNACHEMENT (officiers).

Décret du 26 janvier 1926, *B. O.*, p. 279.)

DÉSIGNATION DES PARTIES PRENANTES.	FIXATION DE L'INDEMNITÉ.	OBSERVATIONS.
	fr. c.	
1° *Indemnité de première mise d'équipement.*		
Officiers des corps de troupe admis dans la gendarmerie..........	1.000 »	
Sous-officiers de gendarmerie promus officiers...................	900 »	
2° *Indemnité de première mise de harnachement.*		
Officiers passant pour la première fois d'une position non montée à une position montée..................................	1.000 »	
Sous-officiers de gendarmerie promus officiers montés...........	1.000 »	

Tarif n° 15. (Art. 13, tableau 2, indemnité n° 14, du règlement.)

INDEMNITÉ D'ENTRÉE EN CAMPAGNE.

DÉSIGNATION DES GRADES.		FIXATION DE L'INDEMNITÉ pour chaque grade.	OBSERVATIONS.
		fr. c.	
Officiers non montés...	Colonel.......................................	1.200 »	Les officiers non montés désignés pour remplir aux armées les fonctions de prévôt, d'adjoint au prévôt et de greffier reçoivent l'indemnité fixée pour les officiers montés.
	Lieutenant-colonel................ ,.........	1.000 »	
	Chef d'escadron et major............ ....: ..	900 »	
	Capitaine	600 »	
	Lieutenant et sous-lieutenant	400 »	
Officiers montés	Colonel.......................................	1.800 »	
	Lieutenant-colonel................................	1.200 »	
	Chef d'escadron et major......................	1.000 »	(1) Décret du 10 août 1915. (*B. O.* p. 524.)
	Capitaine	700 »	
	Lieutenant et sous-lieutenant.................	500 »	
Hommes de troupe (1)...................................		100 »	

Tarif n° 16. (Art. 13, tableau 2, indemnité n° 15, du règlement.)

INDEMNITÉ POUR PERTE DE CHEVAUX AUX ARMÉES.

> Les conditions dans lesquelles les indemnités pour pertes de chevaux sont attribuées aux officiers et hommes de troupe, sont déterminées par l'article 13 (tableau 2, indemnité n° 15, voir p. 70.)

Tarif n° 17. (Art. 13, tableau 2, indemnité n° 16, du règlement.)

INDEMNITÉ POUR PERTE D'EFFETS AUX ARMÉES.

(Décret du 13 octobre 1921, *B. O.*, p. 3619.)

GRADES.		MONTANT de L'INDEM-NITÉ.	OBSERVATIONS
		francs.	
Colonel		1.120	Ces allocations constituent des maxima dans la limite desquels le Ministre détermine les indemnités à attribuer.
Lieutenant-colonel		980	
Chef d'escadron	monté	980	
	non monté	840	
Capitaine	monté	700	
	non monté	560	
Lieutenant et sous-lieutenant	monté	560	
	non monté	420	
Homme de troupe	monté	420	
	non monté	210	

4° MASSES.

Tarif n° 18. (Art. 15, tableau 4, du règlement.)

MASSE INDIVIDUELLE.
(Première mise d'équipement.)
(Décret du 26 janvier 1926, B. O., p. 279.)

*Première mise des hommes de troupe admis dans la gendarmerie
et la garde républicaine.*

DÉSIGNATION DES PARTIES PRENANTES.	Fixation de l'indemnité.	
Garde républicaine :		
A cheval.	2.200	»
A pied.	1.300	»
Gendarmerie :		
A cheval.	1.300	»
A pied.	900	»
Supplément de première mise des gendarmes ou gardes promus maréchaux des logis chefs :		
Garde.	120	»
Gendarmerie.	60	»
Supplément de première mise des maréchaux des logis chefs promus adjudants :		
Garde.	350	»
Gendarmerie.	50	»

NOTA. — Les gendarmes réadmis, n'ayant pas droit à la première mise
d'équipement, sont tenus de verser à leur masse le montant de cette première mise; toutefois, les anciens militaires qui sollicitent leur admission
dans la gendarmerie coloniale peuvent être proposés lors même que,
n'ayant pas droit à la première mise d'équipement, ils ne seraient pas en
mesure d'effectuer un versement équivalent.

---

*Circulaire relative au supplément de première mise d'équipe-
ment à allouer aux militaires de la gendarmerie ou de la
garde républicaine, promus maréchaux des logis chefs ou
adjudants.*

N° 046 4/5.   Paris, le 10 juin 1926.

Le tarif n° 23 annexé au décret du 3 janvier 1903 attribuait un supplément de première mise d'équipement aux sous-officiers promus adjudants.

Conformément au décret du 26 janvier 1926 modifiant le décret précédent (tarif n° 18, *Bulletin officiel*, partie permanente, page 305), un supplément de première mise d'équipement est alloué aux militaires de la gendarmerie et de la garde républicaine au moment de leur promotion à l'emploi de maréchal des logis chef ou d'adjudant.

Ceux de ces militaires qui, en exécution du décret du 28 août 1925 et de l'instruction du 10 octobre 1925 (*Bulletin officiel*, pages 2817 et 2839), ont pris la dénomination de maréchal des logis chef (anciens chefs de brigade de 3e et 4e classes) ou d'adjudant (anciens chefs de brigade de 2e classe), sans qu'ils aient été l'objet d'une promotion effective, n'ont droit à aucun des suppléments de première mise dont il s'agit.

Le supplément prévu par le décret du 26 janvier 1926 leur sera acquis au taux prévu pour les maréchaux des logis chefs promus adjudants le jour où ils seront promus soit adjudants (2e partie de la liste) s'ils proviennent des chefs de brigade de 3e, ou 4e classe devenus maréchaux des logis chefs par changement de dénomination, soit adjudants (1re partie de la liste) s'ils proviennent des chefs de brigade de 2e classe devenus adjudants (2e partie de la liste) par changement de dénomination.

Tarif n° 19. (Art. 15, tableau 4, Prime d'entretien, n° 1 d, du règlement.)

MASSE INDIVIDUELLE (PRIME D'ENTRETIEN).
(Décret du 26 janvier 1926, B. O., p. 279.)

DÉSIGNATION DES PARTIES PRENANTES.	FIXATION DE LA PRIME.			OBSERVATIONS.
	PAR AN.	PAR MOIS.	PAR JOUR.	
	fr. c.	fr. c.	fr. c.	
Hommes de troupe de la garde républicaine — Infanterie.	270 00	22 50	0 75	Cette prime est versée à la masse individuelle des intéressés.
Cavalerie.	360 00	30 00	1 00	

Tarif n° 20. (Art. 15, tableau 4, du règlement.)

2° MASSE DE MUSIQUE.

Fixation annuelle .... 10.800 francs.

Tarif n° 21. (Art. 15, tableau 4, du règlement.)
(Décret du 17 février 1926, *B. O.*, p. 605.)

3° MASSE D'ENTRETIEN ET DE REMONTE.

		FIXATION DE L'ALLOCATION pour chaque homme de troupe (taux applicable à compter du 1er avril 1925).			OBSERVATIONS.
		par an.	par mois	par jour.	
		fr. c.	fr. c.	fr. c.	
Gendarmerie des départements, de la Sarre, du Levant et de l'armée du Rhin.	Hommes remontés gratuit..	243 »	20 25	0 675	(1) Les 45 employés permanents de la garde républicaine ont droit à l'allocation prévue pour les hommes remontés à titre gratuit.
	à titre onéreux.	36 »	3 »	0 10	
	Hommes à pied...	18 »	1 50	0 05	
Gendarmerie de la Corse.	Hommes remontés gratuit..	216 »	18 »	0 60	
	à titre onéreux.	36 »	3 »	0 10	
	Hommes à pied ..	18 »	1 50	0 05	
Gendarmerie mobile.	Hommes remontés à titre gratuit...	261 »	21 75	0 725	
	Hommes à pied ..	43 20	3 60	0 12	
Garde républicaine.	Hommes remontés (1) gratuit..	207 »	17 25	0 575	
	à titre onéreux.	36 »	3 »	0 10	
	Hommes à pied ..	16 20	1 35	0 045	
Gendarmerie de l'Afrique du Nord, y compris les auxiliaires indigènes.	Hommes remontés gratuit..	198 »	16 50	0 55	
	à titre onéreux.	36 »	3 »	0 10	
	Hommes à pied ..	18 »	1 50	0 05	

Il est alloué, à compter du 1er avril 1925, à la masse d'entretien et de remonte, à charge de remboursement aux gendarmes à pied faisant usage dans le service de leur bicyclette personnelle, une prime annuelle de 72 francs, soit 6 francs par mois. Des allocations supplémentaires atteignant le dixième des crédits alloués à ce titre peuvent, en outre, être accordés par le Ministre, à titre exceptionnel, pour indemniser les intéressés, lorsqu'ils utilisent leur machine dans des régions où le service est particulièrement pénible.

Il est alloué annuellement, au titre de la masse d'entretien et de remonte, pour le payement des gratifications accordées aux hommes de troupe qui se sont le plus distingués dans les exercices de tir :

225 francs par compagnie dont l'effectif ne dépasse pas 300 hommes;

425 francs par compagnie dont l'effectif dépasse 300 hommes;

2.000 francs pour la légion de la garde républicaine.

Pour permettre à la masse d'entretien et de remonte de la garde républicaine d'assurer l'entretien et le remplacement de 8 chevaux de trait, 8 harnachements, 3 chariots-fourragères et 1 fourgon précédemment entretenus par le service de l'artillerie, les primes énumérées ci-dessous lui sont allouées à partir du 1ᵉʳ janvier 1925.

Prime journalière.

Par cheval de trait.. 0 16

Primes mensuelles.

Entretien de harnachement, par harnachement............... 0 17
Entretien des voitures hippomobiles de corvée :
    par chariot fourragère.. 7 50
    par fourgon... 5 »

Tarif n° 22. (Art. 15, tableau 4, du règlement.)

4ᵉ MASSE DE SECOURS (1).

	FIXATION DE L'ALLOCATION POUR CHAQUE SOUS-OFFICIER, brigadier et gendarme.			
	PAR AN.	PAR MOIS.	PAR JOUR.	
	fr. c.	fr. c.	fr. c	
Gendarmerie départementale, gendarmerie d'Afrique (y compris les auxiliaires indigènes).	10 »	» 833	» 027	
Garde républicaine............	10 93	» 195	» 030	Décret du 8 décembre 1915, *B. O.*, p 688

(1) Le mode de décompte de l'abonnement aux massses d'entretien et de remonte, et de secours est réglé par la circulaire du 2 mars 1911. — Voir page 192.

Tarif n° . (Art. 15, tableau 4, du règlement.)

5° MASSE DES ECOLES (1).

DÉSIGNATION	FIXATION DE L'ALLOCATION.			OBSERVATIONS
DES PARTIES PRENANTES.	PAR AN.	PAR MOIS.	PAR JOUR	
	fr c.	fr. c.	fr. c.	
1° *Allocations générales.*				
Légion de la garde républicaine.	2.904 »	242 »	»	
2° *Hautes payes au maître d'escrime.*				
Un maître d'escrime...........	180 »	15 »	» 50	

(1) Ce tarif n'est pas mentionné au décret du 26 janvier 1926 (*B. O.*, p. 279).

Tarif n° 23. (Art. 13, tableau 2, indemnité n° 20, du règlement.)

INDEMNITÉ DE LITERIE.
(Garde républicaine.)

DÉSIGNATION	FIXATION DE L'INDEMNITÉ			OBSERVATIONS
DES PARTIES PRENANTES.	PAR AN.	PAR MOIS.	PAR JOUR.	
	fr. c.	fr. c.	fr. c.	
Hommes de troupe de la garde républicaine....	18 36	1 53	» 051	Cette allocation est versée à la masse individuelle des hommes.
Masse de secours......	1.572 »	131 »	4 366	
Masse d'entretien et de remonte.	»	»	»	Allocations supprimées (Décret du 8 décembre 1915).

Tarif n° 24.

MASSE DE GRATIFICATIONS.
(Circulaire du 8 mars 1920, *B. O.*, p. 1934.)

Fraction globale annuelle.

Intérieur. . . . . 120.000 francs.
Algérie. . . . . 7.000 —
Tunisie. . . . . 1.000 —
Maroc. . . . . 1.900 —
Garde républicaine.. . . . . 17.600 —
(Voir pages 178 et suivantes.)

Tarif n° 25. (Article 55 du règlement et décret du 26 janvier 1926, *B. O.*, p. 279.)

RETENUE POUR LOGEMENT.

DÉSIGNATION des GRADES ET EMPLOIS.	TAUX DE LA RETENUE PAR JOUR dans les localités où est perçue l'indemnité pour charges militaires						OBSERVATIONS.
	N° 1.		N° 2.		N° 3.		
	Chef de famille	Céli-bataire.	Chef de famille.	Céli-bataire.	Chef de famille	Céli-ba-taire.	
	fr. c.	fr. c.	fr. c.	fr. c.	fr. c.	fr. c.	
Général de division et assimilés (1)	10 75	8 60	10 05	8 25	9 35	7 90	
Général de brigade et assimilés...	9 70	7 55	9 »	7 20	8 30	6 85	
Colonel et assimilés..............	5 90	4 85	5 50	4 65	5 10	4 45	
Lieutenant-colonel et assimilés....	5 20	4 20	4 80	4 »	4 40	3 80	
Chef de bataillon et assimilés :							
2ᵉ échelon...................	4 95	3 95	4 55	3 75	4 15	3 55	
1ᵉʳ échelon	4 75	3 70	4 35	3 50	3 95	3 30	
Capitaine et assimilés :							
4ᵉ échelon.................	2 30	2 »	2 20	1 90	2 »	1 80	
3ᵉ échelon.................	2 20	1 90	2 10	1 80	1 90	1 70	
2ᵉ échelon	2 10	1 80	2 »	1 70	1 80	1 60	
1ᵉʳ échelon.................	2 »	1 70	1 90	1 60	1 70	1 50	
Lieutenant et assimilés :							
4ᵉ échelon.................	1 90	1 60	1 75	1 45	1 60	1 40	
3ᵉ échelon.................	1 85	1 55	1 70	1 40	1 55	1 35	
2ᵉ échelon.................	1 75	1 45	1 60	1 30	1 45	1 25	
1ᵉʳ échelon.................	1 70	1 40	1 55	1 25	1 40	1 20	
Sous-lieutenant et assimilés :							
2ᵉ échelon.................	1 60	1 30	1 45	1 15	1 30	1 10	
1ᵉʳ échelon.................	1 55	1 25	1 40	1 10	1 25	1 05	
Sous-lieutenant de réserve n'ayant pas accompli la durée légale du service...................	1 »	1 »	1 »	1 »	1 »	1 »	

OBSERVATIONS :

(1) Les maréchaux de France reçoivent, le cas échéant, application du taux prévu pour les généraux de division.

Les retenues ci-contre sont pratiquées sur la solde des officiers lorsqu'ils reçoivent un logement en nature ou aux frais de l'Etat, des départements ou des communes.

Lorsqu'il est attribué sur les fonds des départements ou des communes une indemnité en argent pour se loger et si cette indemnité est inférieure au prix du loyer annuel la retenue est réduite dans le rapport qui existe entre le montant de l'indemnité et le montant du loyer.

La retenue est augmentée de moitié pour les logements fournis avec ameublement (les gouverneurs militaires et les commandants de corps d'armée sont considérés comme recevant le logement sans ameublement).

La retenue est diminuée de moitié pour les baraques ou les logements sommairement aménagés.

Le Ministre (Direction du Génie) détermine, sur la proposition du général commandant de corps d'armée, les locaux qui doivent être classés dans cette catégorie.

Tarif n° 26. (Art. 13, tableau 2, indemnité n° 18, du règlement.)

INDEMNITÉ POUR CHANGEMENT D'UNIFORME.

(Décret du 26 janvier 1926, *B. O.*, p. 279.)

GRADES.	ORIGINE.	AFFECTATION NOUVELLE.		FIXATION de L'INDEMNITÉ.	OBSERVATIONS.
Officiers	Gendarmerie.	Garde..	à pied..	1.000	
	Garde		à cheval	1.600	
		Gendarmerie	à pied..	650	
			à cheval	1.000	
Hommes de troupe .	Gendarmerie	Garde..	à pied..	450	
			à cheval	700	
	Garde........	Gendarmerie.....		300	

Tarif n° **27.** (Art. 13, tableau 2, indemnité n° 11, du règlement.)

INDEMNITÉ POUR LE MAINTIEN DE L'ORDRE (1).

(Décret du 11 novembre 1926 (*B. O.*, p. 2869.)

GRADES.	AVEC LOGEMENT GRATUIT		SANS LOGEMENT GRATUIT	
	Chef de famille.	Céli-bataire.	Chef de famille.	Céli-bataire.
Colonels et lieutenants-colonels et assimilés.	23	17	38	32
Chefs de bataillon et assimilés.	21	15	34	28
Capitaines et assimilés.	19	13	30 50	24 50
Lieutenants et sous-lieutenants et assimilés.	17	11	26 50	20 50
Militaires à solde mensuelle :				
Adjudants-chefs, adjudants et assimilés..	15	10	23	18
Autres militaires.	14	10	18	14

ANNEXE N° 1.

Indemnité de service extraordinaire pour les hommes de troupe de la gendarmerie (1).

SERVICES DONNANT DROIT A L'INDEMNITÉ.	DISPOSITIONS PARTICULIÈRES ET OBSERVATIONS.
1° Transport hors de la résidence en vertu des commissions rogatoires ou d'actes extrajudiciaires.....	L'indemnité est due quelle que soit la durée de l'absence.
2° Remplacements provisoires pendant les vacances d'emplois ou dans les postes accidentellement affaiblis .... 3° Service dans les postes provisoires (aller et retour compris), et séjour des nouveaux admis au chef-lieu de la compagnie......... 4° Service aux forces supplétives (aller et retour compris)	L'indemnité ne peut être allouée pendant plus de trois mois, lors même que la mission se prolongerait au delà de ce terme. Les généraux gouverneurs ou commandants de corps d'armée et le général commandant la division d'occupation de Tunisie statuent sur les demandes de maintien de l'indemnité de déplacement au delà de trois mois qui leur sont faites en faveur des militaires sous leurs ordres.
5° Détachements extraordinaires en station permanente à l'intérieur.	Les détachements préposés à la garde et à la surveillance des dépôts de condamnés civils ou militaires doivent être relevés par moitié de six mois en six mois, et l'allocation de l'indemnité ne peut être continuée au delà d'une année aux mêmes militaires à moins d'une autorisation ministérielle. Cette restriction ne concerne pas les chefs de brigade qui rempliraient les fonctions de commandant près les dépôts et ateliers, et dont le changement ne peut avoir lieu qu'en vertu d'une décision spéciale du Ministre de la guerre.
6° Allant assister aux exercices de tir, se rendant au chef-lieu de la compagnie ou de l'arrondissement afin de faire prendre les mesures, d'essayer ou de recevoir des effets, de passer la revue des armes, ou de porter des armes à réparer ou d'aller les rechercher (1).............	L'indemnité n'est due que si le déplacement entraîne une absence de plus de douze heures consécutives.

(1) Délégation est donnée aux généraux commandant les régions pour statuer sur le droit à l'indemnité pour les services non prévus à l'annexe n° 1. (Instr. du 16 janvier 1916, vol. 74.)

SERVICES DONNANT DROIT A L'INDEMNITÉ.	DISPOSITIONS PARTICULIÈRES ET OBSERVATIONS
7º Déplacés pour le maintien de l'ordre pendant les foires, marchés, fêtes patronales..................	L'indemnité n'est due que si le déplacement entraine une absence de plus de douze heures consécutives.
8º Militaires des brigades déplacés pour assister à la remise d'une décoration..................... 9º Déplacements extraordinaires en vertu de réquisition : 1º Pour assister le parquet ou les officiers de police judiciaire dans les transports de justice ou dans les perquisitions : 2º Pour porter, en cas d'extrême urgence, des dépêches émanant des autorités civiles ou militaires (art. 77 du décret du 20 mai 1903 vol. 39.) 10º Allant porter le résultat des élections	L'indemnité est due quelle que soit la durée de l'absence.
11º Se rendant au chef-lieu de la compagnie à l'effet d'y prendre livraison d'un cheval provenant d'un militaire rayé des contrôles, d'y faire vendre un cheval réformé, d'y présenter à la commission de remonte une monture nouvellement achetée, celle d'un homme décédé ou avant de quitter l'arme, un cheval qui peut être conservé pour la remonte d'un autre militaire........	L'indemnité n'est due que si le déplacement entraine une absence de plus de douze heures consécutives. Les militaires de la gendarmerie qui vont se remonter dans les régiments de cavalerie et d'artillerie ou au chef-lieu de la légion reçoivent l'indemnité prévue au règlement sur le service des frais de déplacement.
12º Allant rendre leurs armes et régler leurs comptes au chef-lieu de la compagnie (1).............	L'indemnité est due jusqu'au jour exclu de la radiation si l'absence est de plus de douze heures consécutives. Toutefois, s'ils rentrent à leur poste avant leur radiation, l'indemnité cesse de leur être allouée à partir du lendemain du jour de l'arrivée à ce poste.

(1) Afin de comprendre le montant de l'indemnité de service extraordinaire due aux militaires rayés des contrôles pour se rendre au chef-lieu de compagnie, dans le même mandat que la solde (art. 27), un barème des indemnités dues pour se rendre aux chefs-lieux des compagnies est dressé par le conseil d'administration.

SERVICES DONNANT DROIT A L'INDEMNITÉ.	DISPOSITIONS PARTICULIÈRES ET OBSERVATIONS
13º Brigades déplacées pour les revues annuelles des commandants de compagnie, des chefs de légion et des inspecteurs généraux.......	Les brigades déplacées ne doivent pas être retenues en principe plus d'une journée comptée de minuit à minuit hors de leur résidence sans motifs urgents.
14º Escortant des officiers dans leurs tournées....................	L'indemnité est due si l'absence se prolonge au delà de douze heures consécutives.
15º Se rendant au chef-lieu de la compagnie pour être armé comme venant d'une autre légion par suite de changement de légion..........	Ces militaires sont dirigés, avec ou sans monture, sur le poste qui leur est assigné par le Ministre et non sur le chef-lieu de la compagnie. S'ils ne peuvent être armés à leur poste, l'indemnité de service extraordinaire leur est allouée pour aller recevoir leurs armes au chef-lieu de leur nouvelle compagnie, si l'absence se prolonge au delà de douze heures consécutives.
16º Militaires de la gendarmerie chargés pendant la nuit d'un service de garde et d'escorte des convois de poudre....................	Lorsque l'absence est d'au moins dix heures.

Nota. — L'indemnité de service extraordinaire n'est pas allouée aux militaires de la gendarmerie d'Algérie et de Tunisie.

Les gendarmes qui se déplacent pour apporter au général commandant la subdivision de pigeons voyageurs capturés ont droit à l'indemnité de déplacement. (Circulaire manuscrit du 2 septembre 1891.)

• Aux termes de la circulaire du 8 juin 1907 (*B. O.*, P. R., p. 736), les militaires nouvellement admis dans la gendarmerie reçoivent, à l'occasion de leur séjour au chef-lieu de la compagnie, l'indemnité de service extraordinaire pendant toute la durée de ce séjour, sous la réserve qu'elle n'excédera pas trois mois.

« L'allocation de cette indemnité ne se justifie que pour les nouveaux admis mariés, qui, dans leur nouvelle affectation, sont obligés de vivre au chef-lieu de compagnie, séparés de leur famille.

« Dans ces conditions, ladite indemnité ne devra pas être attribuée, à l'avenir, aux nouveaux admis célibataires. » (Circ. minist. du 4 mars 1913, *B. O.*, P. P., p. 250.)

ANNEXE No 2.

Mode de procéder dans le décompte des services des militaires admis dans la gendarmerie ayant servi sous l'empire des lois antérieures à la loi du 15 juillet 1889, pour l'admission aux diverses hautes payes journalières d'ancienneté.

Sans objet par suite de la suppression de la haute paye.

ANNEXE N° 3.

Masse de gratifications.
(Modification du 8 mars 1920, *B. O.*, p. 1933.)

BUT	RÉCOMPENSES.	OBSERVATIONS.
La masse de gratifications a pour but de récompenser les militaires de la gendarmerie qui ont rendu *les meilleurs services*.	Les récompenses sont attribuées par le Ministre, soit pour des faits particuliers, soit pour l'ensemble des services rendus au cours de périodes déterminées, fixées ci-après. Elles consistent : 1° *Pour les faits particuliers*, en primes de 50 à 300 francs, mais pouvant s'élever très exceptionnellement jusqu'à 1.000 francs. 2° *Pour l'ensemble des services rendus :* *a*) en primes annuelles variant de 50 à 300 francs ; *b*) en primes quinquennales variant de 100 à 1.000 francs au maximum, ce dernier chiffre ne pouvant être atteint qu'exceptionnellement. Ces trois primes ne sont attribuées qu'aux hommes de troupe de la gendarmerie.	

*Instruction pour l'application du décret du 5 mars 1920 instituant
une masse de gratification dans la gendarmerie* (1).

Paris, le 12 janvier 1924.

BUT DE LA MASSE DE GRATIFICATIONS.

La masse de gratifications a essentiellement pour objet de récompenser les militaires de la gendarmerie qui ont obtenu les
meilleurs résultats dans la découverte des auteurs des crimes ou
des délits et dans la recherche des individus signalés; ont encou-
ru des dangers sérieux, ou, enfin, ont été blessés dans l'exécution
de cette partie importante de leur mission d'agents de la sécurité
publique.

NATURE DES RÉCOMPENSES.

Réservées aux hommes de troupe de la gendarmerie, les récompenses sont décernées sous forme de primes en argent et sont
accompagnées d'un diplôme.

Elles sont annuelles, quinquennales ou spéciales, suivant que
l'on envisage un ensemble de services rendus du 1er janvier au
31 décembre de chacune des périodes correspondantes ou des faits
isolés particulièrement méritants, qu'il importe de récompenser
sur-le-champ.

Elles consistent :

1° Pour l'ensemble des services rendus :

a) En *primes annuelles*, variant de 50 à 300 francs;

b) En *primes quinquennales*, variant de 100 à 1.000 francs.

2° Pour les faits isolés particulièrement méritants, en *primes
spéciales*, de 50 à 300 francs mais pouvant s'élever très exceptionnellement jusqu'à 1.000 francs.

ATTRIBUTION DES RÉCOMPENSES.

Les diverses récompenses sont accordées par le Ministre, savoir :

a) Les récompenses annuelles et quinquennales, sur proposi-

---

(1) *B. O.*, page 233.

tion des chefs hiérarchiques, du général commandant le secteur, et après avis d'une commission spéciale (1);

b) Les récompenses pour faits isolés particulièrement méritants, sur la seule proposition des chefs hiérarchiques et du général commandant de secteur.

Le même militaire ne peut se voir allouer, en primes annuelles, un total de plus de 1.000 francs au cours de chacune des périodes quinquennales et dépasser, dans le cours de sa carrière, le maximum de 2.000 francs, en primes quinquennales.

Il ne peut également, dans la même année, être proposé à la fois pour une prime annuelle et une prime quinquennale.

Les primes spéciales pour faits isolés particulièrement méritants ne sont pas limitées en nombre.

RÉPARTITION DU CRÉDIT.

La masse de gratifications dispose annuellement de la somme globale déterminée par le tarif annexé au règlement du 3 janvier 1903 sur la solde et les revues des corps de la gendarmerie; le tiers de cette somme est réservé aux primes quinquennales.

Le montant des primes annuelles à accorder est basé, dans chaque légion, sur une moyenne de 4 francs par homme (effectif réglementaire), défalcation faite du montant des « primes pour faits isolés particulièrement méritants » de 50 à 300 francs accordées au cours de l'année.

La somme affectée aux récompenses quinquennales est calculée, comme il est dit pour les primes annuelles, mais en se basant sur une moyenne de 10 francs par homme, défalcation faite du montant des primes « pour faits particulièrement méritants ayant un caractère exceptionnel » au-dessus de 300 francs, qui ont été accordées au cours de la période quinquennale correspondante.

Il n'est toutefois pas nécessaire d'atteindre ces chiffres si, dans certaines légions, les militaires à récompenser sont en nombre insuffisant; dans le cas contraire, le chiffre moyen pourra être dépassé.

---

(1) Les premières récompenses quinquennales seront décernées en 1924, pour la période quinquennale de 1919 à 1923 inclus, les suivantes en 1929, 1934, etc...

ÉTABLISSEMENT DES PROPOSITIONS.

Les propositions pour les diverses gratifications sont établies, en principe, par les commandants d'arrondissement : dès que les faits se sont produits, pour les gratifications spéciales; la période achevée, pour les gratifications annuelles ou quinquennales.

Toutes les propositions répondant au but de la masse de gratifications doivent être transmises.

Pour déterminer le montant des gratifications proposées, les chefs de légion tiennent le plus grand compte des avis des commandants d'arrondissement, dont le jugement est renforcé par l'exercice d'un contrôle immédiat. En ce qui concerne les gratifications annuelles et quinquennales, ils redressent les différences d'appréciation trop considérables entre les arrondissements, tout en s'abstenant de niveler le crédit entre chacun d'eux.

Quel que soit le nombre des militaires à récompenser, si la nature des faits l'exige, ils n'hésitent pas à élever le montant proposé des primes annuelles et quinquennales au-dessus du minimum de 50 ou de 100 francs fixé par le règlement.

MILITAIRES CHANGÉS DE RÉSIDENCE.

Préalablement à l'établissement des propositions annuelles ou quinquennales, les commandants d'arrondissement examinent les mutations dont leur personnel a été l'objet au cours des périodes écoulées. S'ils jugent que des militaires déplacés se sont acquis des titres aux récompenses, ils établissent en faveur de chacun d'eux un dossier de proposition qu'ils adressent hiérarchiquement et par l'intermédiaire du ou des chefs de légion intéressés au commandant d'arrondissement actuel. Ce dernier complète la proposition initiale par un nouveau dossier embrassant la période de services soumise à son contrôle. Même défavorable, ce nouveau dossier n'interrompt pas le cours de la proposition initiale complétée, qui est classée et transmise avec celles des autres militaires de l'arrondissement actuel.

MILITAIRES RAYÉS DES CONTROLES.

Les militaires rayés des contrôles de la gendarmerie peuvent faire l'objet de propositions pour les diverses gratifications.

MILITAIRES DÉCÉDÉS.

La prime et le diplôme qui auraient pu être attribués à un militaire décédé sont remis à sa veuve et à ses enfants, ou, s'il est célibataire, à ses ascendants.

CONSTITUTION DES DOSSIERS.

Toute proposition pour gratification est établie sous forme de rapport exposant les faits et les résultats qui la motivent.

Le rapport est unique par poste ou, s'il s'agit de gratifications pour faits particuliers, par affaire.

Les propositions pour gratifications annuelles ou quinquennales groupées par légion et classées, dans l'ordre de l'annuaire, par postes, arrondissements et compagnies, sont récapitulées sous bordereau du modèle n° I annexé.

Elles sont adressées au Ministre (Direction de la Gendarmerie) par l'intermédiaire des généraux commandants de secteur pour le 1er avril de chaque année.

Un état du modèle n° 2 annexé établit numériquement la part de chacun dans les arrestations, recherches et constatations.

Les propositions pour gratifications spéciales ne comportent pas l'établissement de l'état modèle 2.

A tout rapport de proposition, ne sont joints que les documents jugés indispensables à l'intelligence du texte (2mes expéditions des procès-verbaux, rapports). Ces documents sont ultérieurement retournés aux légions.

DISPOSITIONS PARTICULIÈRES.

Les faits à retenir en matière de récompenses prévues pour la masse de gratifications sont ceux mis exclusivement à la disposition de l'ordre et de la sécurité publics et auxquels s'ajoutent tous actes de courage et de dévouement ou blessures connexes.

Ils se caractérisent uniquement par des résultats directs ou indirects, que discriminent les méthodes appliquées, le zèle et la persévérance dans l'effort au cours des périodes imparties ou les difficultés surmontées et les périls encourus.

Toute appréciation étrangère aux considérations du genre ci-dessus est à proscrire absolument.

Le rapport de proposition est la pièce essentielle du dossier; l'état modèle n° 2 n'est que l'accessoire.

Le premier précise en clair le **caractère d'insuffisance** ou d'exagération (qualité) que peuvent présenter les chiffres inscrits au deuxième (quantité).

Un bref libellé résume d'une façon suggestive les mérites des militaires proposés.

Dans les services voués à la cause de la sécurité publique, tout chef de brigade ou de poste est appelé à opérer tantôt comme agent direct d'exécution, tantôt comme chef de service et coordinateur d'efforts individuels. Dans ce dernier cas, il y aura lieu de baser ses titres à récompenses sur le rendement global des militaires sous ses ordres. Il importera alors d'indiquer l'ancienneté dans l'arme de chacun de ces militaires, afin de mieux préciser la portée du rendement global.

ADMINISTRATION DE LA MASSE.

La masse de gratifications est administrée par les soins du Conseil d'administration de la légion de Paris, qui reçoit du Ministre toutes indications utiles pour la répartition des primes.

INSTRUCTION A PORTER SUR LES DIFFÉRENTES PIÈCES (1).

« Le libellé du diplôme, daté, est transcrit au livret individuel et à la fiche matriculaire, dans la case « Citations, etc. » au folio de discipline, dans la colonne « Bonnes notes et observations » et au livret matricule, dans une colonne similaire qui sera ajoutée à la page prévue pour l'inscription des punitions, selon la contexture adoptée pour le folio de discipline.

« La nature, le montant de la prime et, éventuellement, la date à laquelle elle a été attribuée sont inscrits : « au feuillet » de notes » de l'arrondissement et aux « folios mobiles du per- » sonnel » de la compagnie et de la légion, dans la case correspondant à l'année pour laquelle la récompense a été décernée; au feuillet supplémentaire annexé au livret matricule, dans la case « Gratifications » et au feuillet intercalaire annexé à la fiche matriculaire au recto, sous la rubrique « Solde » (ménager, à cet effet, par un trait vertical, deux emplacements dont celui de droite sera réservé à l'inscription dont il s'agit).

« Les gratifications accordées sont également portées à l'ordre de la légion. »

---

(1) Rectificatif du 21 avril 1924 (B. O., p. 1268).

RÉPUBLIQUE FRANÇAISE.

MODÈLE N° 1.

MASSE DE GRATIFICATIONS.

ÉTAT RÉCAPITULATIF des propositions de gratifications..... (1) faites en faveur des militaires de la légion.

NOM ET PRÉNOMS du militaire proposé (2).	GRADE.	RÉSIDENCE	TOTAL DES PRIMES antérieurement accordées (3).		MONTANT DE LA GRATIFICATION proposée (4).					GRATIFICATIONS ACCORDÉES (5).	OBSERVATIONS.
			A. Annuelles, pendant la période quinquennale en cours	B Quinquennales.	Par le commandant d'arrondissement.	Par le commandant de compagnie.	Par le chef de légion.	Par le commandant de secteur.	Par la commission.		
Compagnie d											
Arrondissement d											
Arrondissement d											
Compagnie d *etc.*											
TOTAL............											

Crédit basé sur l'effectif réglementaire à raison de :

a) 4 francs par homme................................ ...

b) 10 francs par homme.. ....

c) Total des primes pour faits particuliers (de 50 à 300 francs) accordées dans l'année......................

d) Total des primes pour faits exceptionnels (au-dessus de 300 francs) accordées pendant la période quinquennale..

e) Somme disponible approximative (6)..............
(différence entre *a)* et *c)* pour les primes annuelles ;
entre *b)* et *d)* pour les primes quinquennales.)

A   , le   19 ·

Le Chef de légion.

(1) Spéciales, annuelles ou quinquennales.
(2)· Les militaires sont inscrits par compagnies, arrondissements et postes, dans l'ordre de l'annuaire.
(3) Quand les maxima déterminés par l'instruction (A : 1.000 francs, B : 2.000 francs) sont près d'être atteints, les chiffres sont soulignés à l'encre rouge.
(4) Les militaires proposés pour une prime quinquennale ne peuvent être proposés, *la même année*, pour une prime annuelle.
(5) Réservé au Ministre.
(6) Le montant des propositions peut éventuellement dépasser cette somme.

GENDARMERIE NATIONALE

MODÈLE N° 2.

• LÉGION

RÉPUBLIQUE FRANÇAISE.

Compagnie de

BRIGADE DE

Arrondt de

PROPOSITION DE GRATIFICATION ANNUELLE
(OU QUINQUENNALE)

en faveur du   (grade, nom et prénoms).

EFFECTIF DU POSTE.

RENSEIGNEMENTS SUR LE MILITAIRE.	RENSEIGNEMENTS SUR LA CIRCONSCRIPTION.
Rang que le militaire occupe dans l'ensemble du poste en raison de son grade ou de son ancienneté dans le grade :	Nature (agricole, calme, agitée, etc...) :
N°......	Nombre de communes :
Années de service dans la gendarmerie :	Population totale :
Date d'arrivée au poste :	*Circonstances spéciales de nature à influer sur le rendement de la brigade :*
Date de départ du poste :	
Durée et motifs des absences exceptionnelles (congés, maladies, détachements, etc...).	
....	....
....	....
....	....

RENSEIGNEMENTS SUR LE PERSONNEL DU POSTE (1).

Gendarmes en majorité. { anciens. / jeunes.

Aptitude au service spécial de l'ensemble du personnel. . . .. { bonne. / moyenne. / faible.

NOTA. — Le rapport du commandant d'arrondissement doit expliquer, compléter, voire même corriger les indications exclusivement numériques de l'état ci-contre et mettre nettement en lumière la qualité des opérations effectuées.

(1) A mentionner seulement quand la proposition concerne un gradé; rayer celles des indications qui ne conviennent pas.

OPÉRATIONS EFFECTUÉES PENDANT L'ANNÉE ENTIÈRE (OU LA PÉRIODE DE 5 ANS) par l'ensemble du poste.	CRIMES.	DÉLITS.	CONTRAVENTIONS.
Nombre d'infractions constatées.........			
Nombre des infractions ci-dessus ayant donné lieu à arrestations ou à poursuites judiciaires *directement provoquées* par l'enquête de la gendarmerie........			

OPÉRATIONS EFFECTUÉES AU COURS DE L'ANNÉE
(OU DE LA PÉRIODE DE 5 ANS)
pendant la présence du militaire proposé.

NATURE DES OPÉRATIONS.	PAR L'ENSEMBLE du PERSONNEL DU POSTE.		PAR LE MILITAIRE PROPOSÉ.		OBSERVATIONS.
	Sur ordre, sur dénonciation ou fortuitement sans effort d'initiative.	Sur renseignements ou après recherches, préalables ayant exigé effort d'initiative	Sans avoir fait personnellement acte d'initiative	Ayant fait personnellement acte d'initiative.	
Arrestations (1).					(1) Préciser dans la colonne observations, en face de chaque rubrique, le nombre des arrestations en vertu du Bulletin de police criminelle.
Assassins et criminels semblables..........					
Voleurs et similaires...					
Vagabonds et mendiants.					
Nomades					(2) Préciser la nature de ces arrestations.
Etrangers.............					
Déserteurs, insoumis...					
Contraintes par corps...					(3) Si des arrestations ont été opérées ailleurs sur renseignements fournis par le poste, en faire mention dans la colonne observations.
Extraits de jugement...					
Divers (2)					
TOTAUX......					
Opérations n'ayant pas donné lieu à arrestation par le poste (3).					
Crimes...............	Nombre d'affaires distinctes, et non pas nombre de P. V. (la même affaire pouvant exiger plusieurs P. V.).				
Délits.........					
Contraventions.........					
TOTAUX					

ANNEXE Nᵒ 4.

Dispositions relatives à l'indemnité à payer aux départements pour le logement des officiers de gendarmerie.

Les départements établissent leurs droits au moyen d'états annuels, en deux expéditions signées par les préfets ou par leurs délégués, et dont le modèle est ci-après. La fourniture des imprimés est à leur charge.

Les conseils d'administration certifient l'état conforme au nombre des logements fournis ainsi que le decompte d'après le grade des officiers auxquels ils sont destinés.

Dans les quinze premiers jours du mois d'octobre de chaque année, les états sont adressés au directeur de l'intendance du corps d'armée qui, après en avoir reconnu l'exactitude, en arrête et ordonnance le montant, sur les crédits délégués, au titre de ce même mois, au nom des trésoriers-payeurs généraux chargés d'en faire recette au compte des produits éventuels départementaux.

L'une des expéditions reste à l'appui du mandat; l'autre est adressée au Ministre de la guerre, par les soins de l'intendant, aussitôt après l'ordonnancement.

Le sous-intendant militaire doit fournir au trésorier-payeur général pour sa comptabilité départementale, une copie du mandat de payement qu'il a délivré (1).

______

(1) Paragraphe ajouté. (Circulaire du 30 avril 1909, *B. O.*, p. 715.)

MINISTÈRE

DE L'INTÉRIEUR.

DÉPARTEMENT (*)

d

GENDARMERIE NATIONALE.

e Légion de Gendarmerie

PRODUITS ÉVENTUELS

DÉPARTEMENTAUX

ANNÉE 19 .

COMPAGNIE D

(a) ALLOCATIONS ANNUELLES
SELON LES GRADES.

GRADES.	TARIF.
	fr. c
Officiers superieurs..	1440 »
Officiers subalternes..	450 »

(1) A établir en double
expédition.

ÉTAT (1) *des sommes dues par le ministère de la guerre pour logement fourni dans les casernes départementales aux officiers de la compagnie de gendarmerie ci-dessus désignée, pendant l'année 19 .*

VILLES OU COMMUNES où sont situées les casernes	NOMS DES OFFICIERS logés dans les casernes départementales.	GRADES	TEMPS qui concerne le loyer réclamé.	ALLOCATION annuelle	DÉCOMPTE DES SOMMES DUES par officier.	par caserne.	OBSERVATIONS.
		TOTAL GÉNÉRAL de la somme due..					

Le présent état, dressé conformément aux dispositions consenties entre les Ministres de l'intérieur et de la guerre, s'élève à la somme de
, qui doit être ordonnancée au nom du trésorier-payeur général du département d

Fait à , le 19 .

Le Préfet du département,

CERTIFIÉ par le conseil d'administration.

A , le 19

VU ET VÉRIFIÉ :

Le Sous-Intendant militaire,

ARRÊTÉ par nous, , à la somme
totale de , qui a été ordonnancée ce
jour, au nom du trésorier-payeur général du département d , en un
mandat nº

A , le 19 .

(*) NOTA. — Cet état est établi par département.

ANNEXE N° 5.

Énumération des dépenses de bureau
à la charge des frais de service ou des frais de bureau.

1° Dépenses a la charge des frais de service.

Colonel ou chef de légion.

Les registres des ordres du jour de la légion; de correspondance (lettres, rapports, télégrammes envoyés); d'analyse de lettres, télégrammes, ordres, etc., reçus ; des folios de discipline ; le registre confidentiel de correspondance, spécial au personnel pour les officiers ; le contrôle des chevaux d'officier (1) ; le catalogue des archives.

L'abonnement au *Journal officiel.*

Les imprimés réglementaires.

Achat de papier, encre, plumes et autres fournitures de bureau.

Le chauffage, l'éclairage et l'emplacement du bureau.

Dans la légion de la garde républicaine, le colonel pourvoit, en outre, aux dépenses d'entretien du bureau de service du corps.

Dans les corps organisés régimentairement, le colonel doit pourvoir à l'emplacement, au mobilier, au chauffage, à l'éclairage et aux fournitures de bureau nécessaires pour les séances des conseils d'administration.

2° Dépenses a la charge des frais de bureau.

Commandant de compagnie.

Les registres à barrettes des ordres du jour de la légion; de correspondance (lettres, rapports, extraits de rapports journaliers, télégrammes, etc., envoyés), d'analyse des lettres, télégrammes, ordres, réquisitions, etc., reçus ; des individus auxquels défense a été faite de paraître dans une ou plusieurs communes du département ; des folios de discipline ; des registres de tir ; de correspondance, spécial au personnel pour les officiers; le contrôle des légionnaires et médaillés ; le catalogue des archives ; le registre des opérations de la commission de remonte ; le registre des avis du conseil d'enquête.

Les imprimés réglementaires, achat de papier, plumes et autres fournitures de bureau.

Le chauffage, l'éclairage et l'emplacement du bureau.

Major.

Les imprimés et registres réglementaires.

Achat de papier, plumes, encre et autres fournitures de bureau.

Le chauffage, l'éclairage et l'emplacement du bureau.

---

(1) Ce contrôle n'est pas tenu dans les légions formant corps.

Officier d'habillement.

Les registres des entrées et des sorties du matériel appartenant au corps ou à l'Etat, de correspondance, de matériaux d'emballage et des commandes d'effets aux fournisseurs.

Contrôle général des instruments de musique.

Etats émargés.

Demandes d'effets et pièces à l'appui.

Situations diverses.

Comptes de gestions et inventaires.

Pièces diverses à l'appui de la comptabilité-matières.

Achat de papier, plumes, encre et autres fournitures de bureau.

Le chauffage, l'éclairage et l'emplacement du bureau et toutes les dépenses qu'entraîne la gestion du comptable.

Il pourvoit, en outre, à l'achat et au remplacement des registres, carnets, situations, imprimés et à toutes les fournitures de l'officier d'armement.

Trésorier.

Registre des délibérations.

Registre-journal des recettes et dépenses.

Registre des fonds divers.

Registre de centralisation des recettes et dépenses.

Registre de correspondance du conseil d'administration.

Carnet de caisse.

Livret de solde.

Livret de compte courant.

Registre de l'effectif.

Registre à barrettes contenant les comptes particuliers de la masse individuelle sur folios mobiles des sous-officiers, brigadiers et gendarmes.

Registre de répartition de primes et gratifications.

Registre à souche pour versements volontaires.

Registre des commandes d'effets aux fournisseurs.

Registre des entrées et sorties du matériel appartenant à l'Etat.

Registre des entrées et sorties du matériel appartenant au corps.

Registre matricule des chevaux d'officiers.

Registre matricule des chevaux de troupe.

Contrôle général des armes.

Les imprimés et états réglementaires.

Il doit payer aussi :

1º Les frais de passe de sacs.

2º Le chauffage, les fournitures et ustensiles de bureau et, généralement toutes les dépenses qu'entraîne sa gestion, de quelque nature qu'elles soient.

3º Dans les corps de gendarmerie, il paye la dépense de chauffage et d'éclairage de la salle des délibérations ainsi que l'entretien du mobilier de cette salle, composé d'une table, d'un tapis en drap de manteau de gendarme, d'un fauteuil de bureau ou siège élastique recouvert en cuir et de six chaises en paille ; il doit en outre payer tous les registres, carnets, situations et imprimés qu'entraîne la gestion de l'armement.

4º Dans les corps organisés régimentairement, il fournit, en outre, le registre à souche des certificats d'origine de blessure ou de maladie et paye, en outre

aux adjudants sous-officiers et maréchaux des logis chefs l'indemnité de
3 francs par mois qui leur est allouée pour frais de bureau. Il fournit aux
lieutenants-colonels des registres et feuilles concernant le personnel; un
registre d'ordres du corps par unité, par bataillon et par arme. Les imprimés de feuilles de journées et de décomptes, feuilles de solde et tous
imprimés nécessaires à la comptabilité de chaque unité administrative du
corps.

Commandant d'arrondissement.

Les registres à barrettes des ordres du jour de la légion ; de correspondance (lettres, rapports, extraits de rapports journaliers, télégrammes, etc.,
envoyés) ; d'analyse des lettres, télégrammes, ordres, réquisitions, etc.,
reçus ; analytique des procès-verbaux ; des mandats de justice ; des déserteurs et insoumis signalés ; des individus auxquels défense a été faite de
paraître dans une ou plusieurs communes de l'arrondissement ; des officiers
en congé ou en permission ; des folios de discipline ; des folios du personnel
et des chevaux de l'arrondissement (modèles n°s 5 et 7) ; des registres
de tir, confidentiel de correspondance spécial au personnel pour les officiers ; le contrôle des légionnaires et médaillés ; le catalogue des archives ;
le registre à souche des certificats d'origine de blessure ou de maladie.

Les imprimés et états réglementaires.

Achat de papier, plumes, encre et autres fournitures de bureau.

Commandant de brigade.

Imprimés de procès-verbaux à l'usage de toute la brigade.

Rapports journaliers, certificats de service extraordinaire, imprimés et
achat de papier, plumes, encre et autres fournitures de bureau pour son
usage personnel.

Les gendarmes se procurent à leurs frais les cahiers d'écriture, les papiers,
plumes et encre nécessaires à la rédaction des minutes de leurs procès-
verbaux et rapports ainsi que les imprimés relatifs à leurs demandes personnelles.

Dans les résidences où plusieurs brigades sont réunies, les dépenses
faites pour frais de bureau sont réparties entre tous les chefs de brigade
d'après les mémoires arrêtés par l'officier lors de sa tournée.

Nota. — En cas de décès ou de changement de titulaire d'un des
emplois ci-dessus, le remplaçant doit tenir compte à son prédécesseur ou
à sa succession de la valeur relative des registres en service eu égard à la
durée qu'ils ont à parcourir. Il doit aussi rembourser la valeur des imprimés
qui lui sont cédés s'il peut les utiliser pour son service.

Circulaire relative au mode de décompte de l'abonnement à la masse d'entretien et de remonte et à la masse de secours des corps de la gendarmerie.

Paris. le 2 mars 1911.

Il a été constaté que les droits aux allocations de la masse d'entretien et de remonte et de la masse de secours étaient incorrectement décomptées sur les revues de liquidation d'un certain nombre de légions de gendarmerie.

Les indications de l'article 15, tableau 4, nᵒˢ 3 et 4, du règlement du 3 janvier 1903, sont à interpréter dans ce sens que le décompte de chacun de ces abonnements doit être le produit du nombre de journées donnant droit à une solde quelconque, multiple par la fixation journalière, telle qu'elle figure, pour chaque masse et pour chaque arme, aux tarifs nᵒˢ 25 et 26 (1) annexés au règlement susvisé, c'est-à-dire en se limitant au nombre de décimales de cette fixation.

Les dispositions de la présente circulaire sont applicables à partir du 1ᵉʳ janvier 1911.

Sont maintenues les allocations qui, antérieurement, auraient été décomptées contrairement à ces dispositions, d'après l'allocation annuelle par homme à pied ou à cheval prévue par les tarifs précités.

Circulaire relative à l'envoi par la poste de la solde des militaires de la gendarmerie affectés à la garde des prisonniers de guerre.

Paris, le 12 août 1917.

La question a été posée de savoir si la solde des militaires de la gendarmerie affectés à la garde des prisonniers de guerre pouvait, dans un but de simplification et d'économie, leur être adressée par la poste.

Cette question doit être résolue par l'affirmative, étant entendu que les frais d'envoi sont à imputer sur les crédits du service des frais de déplacement (application des dispositions de l'article 1ᵉʳ de l'instruction du 13 juin 1908 et de la prescription finale du tableau 9 de l'instruction du 18 janvier 1916 sur la décentralisation).

---

(1) A l'heure actuelle tarifs 21 et 22.

Décret modifiant le décret du 3 janvier 1903 portant règlement
sur la solde et les revues des corps de la gendarmerie.

Paris, le 4 mars 1925.

RAPPORT AU PRÉSIDENT DE LA RÉPUBLIQUE FRANÇAISE.

Monsieur le Président,

Aux termes du décret du 3 janvier 1903 portant règlement sur
la solde et les revues des corps de la gendarmerie (article 15, tableau 4, position 6), l'alimentation des chevaux des brigades
stationnées en dehors des places de garnison est assurée par une
masse de fourrages dont le fonctionnement est réglé par une
instruction ministérielle spéciale.

L'expérience a révélé que les avantages offerts par l'application dans la gendarmerie de la masse de fourrages ne compen-
saient pas ses inconvénients, et que ce système ne permettait
pas notamment d'opérer les substitutions d'ordre économique
imposées aux autres armes et privait le Trésor de ressources ap-
préciables provenant des économies réalisées par la masse.

J'ai préparé, en conséquence, le projet de décret ci-joint ten-
dant à la suppression de la masse de fourrages de la gendarmerie.

Si vous en approuvez la teneur, j'ai l'honneur de vous prier
de vouloir bien le revêtir de votre signature.

Veuillez agréer, Monsieur le Président, l'hommage de mon
profond respect.

Le Ministre de la guerre,
Général NOLLET.

DÉCRET.

Le Président de la République française,

Sur le rapport du Ministre de la guerre;

Vu le décret du 3 janvier 1903 portant règlement sur la solde
et les revues des corps de la gendarmerie;

Vu l'article 58 de la loi du 25 février 1901 portant fixation du
budget général de l'exercice 1901,

Décrète :

Article 1er. Les fourrages nécessaires à l'alimentation des chevaux de la gendarmerie départementale seront distribués à titre

gratuit à partir du 1er avril 1925, et la masse de fourrages sera supprimée à partir de la même date.

Article 2. Les modifications suivantes sont apportées au décret du 3 janvier 1903 portant règlement sur la solde et les revues des corps de la gendarmerie :

Article 13, tableau 2.

La position 20 (Indemnité représentative de fourrages) est supprimée.

Article 15, tableau 4.

La position 6 (Masse de fourrages) est supprimée.

Article 21, tableau 5, position 6 (Fourrages).

Les dispositions de cette position sont supprimées et remplacées par l'alinéa suivant :

« Il y a lieu de se conformer, en ce qui concerne le droit aux rations de fourrages, aux dispositions communes insérées au tableau 6, n° 19, annexé au règlement sur la solde du 10 janvier 1912. »

Article 26, 5e alinéa.

Dans l'énumération des indemnités, supprimer : « l'indemnité représentative de fourrages ».

Article 3. Le Ministre de la guerre est chargé de l'exécution du présent décret, qui sera inséré au *Bulletin officiel* du ministère de la guerre.

Fait à Paris, le 4 mars 1925.

GASTON DOUMERGUE.

Par le Président de la République :

Le Ministre de la guerre,

Général NOLLET.

*Circulaire relative à la suppression de la masse de fourrages
dans les légions de la gendarmerie départementale.*

Paris, le 21 avril 1925.

Conformément au décret du 4 mars 1925 (*Bulletin officiel*,
page 683), la masse de fourrages sera supprimée le 1er avril
1925, dans les corps de la gendarmerie départementale et mobile.

La comptabilité de la masse de chaque légion sera apurée a
la même date. Il conviendra de ne pas omettre de faire rembourser à la masse par le budget des fourrages, les denrées
achetées sur les allocations de la masse pendant le 1er trimestre 1925 et qui, ayant excédé les besoins de ce trimestre, n'auraient pas été consommées à la date du 31 mars.

Des états indiquant la situation définitive de la masse de fourrages de chaque légion à la date de la suppression seront adressés à l'administration centrale (Direction de l'Intendance, 3e Bureau), qui prescrira les nivellements nécessaires.

Ces opérations terminées, l'excédent d'avoir, ou si aucune
masse de fourrages ne se trouve en débet, l'avoir total sera versé
au Trésor, au titre des « Recettes accidentelles à différents titres ».

L'Instruction du 22 avril 1914, qui règle le fonctionnement
de la masse des fourrages, est abrogée.

Les denrées nécessaires, à partir du 1er avril 1925, à l'alimentation des chevaux de la gendarmerie départementale et mobile,
seront distribuées à titre gratuit, comme à toutes les autres parties prenantes, et les perceptions régularisées dans les conditions fixées à la section I du chapitre III de la 3e partie de l'Instruction du 18 octobre 1909 sur le service des subsistances militaires.

Par ailleurs, les crédits destinés à la nourriture des chevaux
de la gendarmerie faisant, à partir du budget de 1925, l'objet
d'un article du chapitre « Gendarmerie », la valeur des denrées
achetées sur le chapitre « Fourrages », et distribuées à la gendarmerie, constitue une cession remboursable à ce dernier chapitre. Le remboursement sera effectué, par changement d'imputation, à l'administration centrale (5e Direction, 3e Bureau) à qui
seront envoyés, le 1er février de chaque année, pour l'année pré-

cédente, des états indiquant les quantités et la valeur (aux prix de remboursement) des denrées cédées.

Les fournitures faites aux brigades stationnées dans les localités autres que les places de garnison seront, comme actuellement, payées aux entrepreneurs par le trésorier de la légion, sur les fonds généraux de la caisse, dans les conditions prévues à l'article 13 du cahier des charges communes du 22 avril 1914, mis à jour le 24 mai 1922.

Dans les brigades pour lesquelles il n'a pas été possible de passer un marché, les fourrages continueront à être achetés par les commandants de brigades et payés par eux au moyen des avances qui leur seront faites par le conseil d'administration de la légion.

Les dépenses ainsi effectuées, dans ces deux derniers cas, pour les brigades stationnées en dehors des places de garnison, seront remboursées aux légions de gendarmerie, comme il est prévu à l'article 53 de l'Instruction du 23 janvier 1910 sur le service de l'approvisionnement dans les corps et services.

Les remboursements seront demandés aussi souvent que l'exigera la situation de la caisse de chaque légion.

La valeur de l'approvisionnement entretenu dans les brigades externes sera payée, sur une facture spéciale, par le trésorier de la légion, à l'entrepreneur sortant et retenue à l'entrepreneur entrant sur ses premières factures (article 5 du cahier des charges communes du 22 avril 1914).

Pour compenser l'excédent de dépenses ou de recettes occasionné par ces deux opérations, le relevé récapitulatif des payements effectués pendant le 4e trimestre sera majoré ou réduit de la différence entre la somme payée à l'entrepreneur sortant et celle retenue à l'entrepreneur entrant.

Décret portant attribution d'une indemnité de service extraordinaire aux officiers chefs de famille détachés hors de leur résidence pour six mois ou plus dans les écoles militaires ou civiles et les centres d'instruction.

Paris, le 22 janvier 1926.

RAPPORT AU PRÉSIDENT DE LA RÉPUBLIQUE FRANÇAISE.

Monsieur le Président,

Le Parlement a accordé des crédits en vue de l'attribution aux officiers mariés, détachés pour six mois et plus, comme élèves ou stagiaires, dans les écoles militaires ou civiles et les centres d'instruction (à l'exception des sous-lieutenants qui vont compléter leur instruction dans les écoles d'application) d'une indemnité de service extraordinaire, destinée à faire face aux dépenses supplémentaires qu'ils ont à supporter du fait des déménagements, des installations et des déplacements temporaires auxquels ils sont astreints en vue de leur instruction.

Pour l'utilisation de ces crédits, nous avons préparé le projet de décret ci-joint, que nous avons l'honneur de soumettre à votre haute approbation.

Veuillez agréer, Monsieur le Président, l'hommage de notre respectueux dévouement.

Le Ministre des finances,   *Le Ministre de la guerre,*
Paul DOUMER.   PAINLEVÉ.

DÉCRET.

Le Président de la République française,

Sur le rapport du Ministre de la guerre et du Ministre des finances;

Vu les décrets du 3 janvier 1903, du 26 mai 1904 et du 10 janvier 1912 portant règlement sur la solde et les revues des corps de la gendarmerie, des troupes coloniales et des troupes métropolitaines;

Vu la loi du 13 juillet 1925 portant fixation du budget général des dépenses et des recettes de l'exercice 1925;

Vu l'article 55 de la loi du 25 février 1901 portant fixation du budget général des dépenses et des recettes de l'exercice 1901,

Décrète :

Article 1er. Il est attribué, sur les fonds de la solde, aux officiers chefs de famille détachés hors de leur résidence, pour six mois au moins, comme élèves ou stagiaires dans les écoles militaires ou civiles et dans les centres d'instruction, une indemnité forfaitaire dont le taux est fixé ainsi qu'il suit :

DURÉE DES COURS OU STAGES.

GRADES.	6 mois à moins de 7 mois.	7 mois à moins de 8 mois.	8 mois à moins de 9 mois.	9 mois à moins de 10 mois.	10 mois à moins de 11 mois.	11 mois à moins de 12 mois.	1 an et plus.
	fr. c.	fr. c.	fr. c.	fr. c.	fr. c.	fr. c.	fr. c.
Officiers supérieurs	810 »	945 »	1.080 »	1.215 »	1.350 »	1.485 »	1.620 »
Officiers subalternes	690 »	805 »	920 »	1.035 »	1.150 »	1.265 »	1 380 »

L'indemnité n'est due ni aux sous-lieutenants détachés dans les écoles militaires d'application pour y compléter leur instruction, ni aux officiers à titre temporaire admis dans les écoles de sous-officiers élèves officiers. Elle est exclusive de l'indemnité pour déplacement temporaire et de l'indemnité d'absence temporaire.

Article 2. L'indemnité est payée en une seule fois, au milieu du cours ou du stage.

Article 3. Le présent décret est applicable à compter du 1er janvier 1925.

Article 4. Les cours ou stages de durée supérieure à six mois commencés avant le 1er janvier 1925 donneront droit, pour la période comprise entre le 1er janvier 1925 et la fin du stage, à une indemnité calculée à raison de 135 francs par mois pour les officiers supérieurs et 115 francs par mois pour les officiers subalternes, sans pouvoir dépasser les maxima fixés à l'article 1er.

Article 5. Le Ministre de la guerre et le Ministre des finances sont chargés, chacun en ce qui le concerne, de l'exécution du présent décret, qui sera inséré au *Journal officiel* de la République française.

Fait à Paris, le 22 janvier 1926.

Gaston DOUMERGUE.

Par le Président de la République :

Le Ministre de la guerre,
Painlevé.

Le Ministre des finances,
Paul Doumer.

Circulaire relative à l'application du décret du 4 mars 1925 (Bulletin officiel, page 683), modifiant le décret du 3 janvier 1903 portant règlement sur la solde et les revues des corps de la gendarmerie.

N° 041 4/5.   Paris, le 31ᵉ mai 1926.

L'article 2 du décret du 4 mars 1925 a étendu aux militaires de la gendarmerie les dispositions applicables aux militaires des autres armes en ce qui concerne le droit aux rations de fourrages pour leur monture.

Les militaires de la gendarmerie ont droit également, lorsque les rations de fourrages ne peuvent être perçues en nature, à l'indemnité représentative de fourrages dans les cas et dans les conditions prévus par l'article 32 du décret et de l'instruction sur les frais de déplacement (*Bulletin officiel*, édition méthodique, volume 100⁵, pages 44 et 96).

D'autre part, l'article 1ᵉʳ du décret du 4 mars 1925 ayant supprimé la masse de fourrages dans les corps de la gendarmerie, à la date du 1ᵉʳ avril 1925, les dispositions de la circulaire du 28 août 1923 relative aux régularisations des substitutions des denrées fourragères dans les revues de liquidation (*Bulletin officiel*, édition chronologique, page 2454) sont applicables dans ces corps à partir de la même date du 1ᵉʳ avril 1925.

Sont également applicables, pour la régularisation des trop ou moins-perçus en fourrages, les dispositions du renvoi 3 de l'article 42 *h* de l'instruction du 10 janvier 1912, modifié le 28 août 1923 (*Bulletin officiel*, page 2458).

Par mesure de simplification, les substitutions de fourrages autorisées et effectuées pendant le trimestre dans les diverses brigades d'une légion pourront être inscrites globalement sur l'état modèle 61 *bis* annexé à la revue de liquidation.

◆

Circulaire réglant l'emploi de la bicyclette dans la gendarmerie.

N° 7097 2/13.   Paris, le 24 avril 1926.

Le décret du 17 février 1926 a prévu l'allocation, sans limitation de nombre, de primes annuelles de 72 francs (6 francs par mois, 0 fr. 20 par jour) à tous les militaires de la gendarmerie à pied faisant usage, dans le service, de leur bicyclette personnelle.

L'utilisation de la bicyclette devra donc être intensifiée le plus possible; le but à atteindre en est l'emploi par tout le personnel de l'arme à pied des brigades départementales. Les autorisations de se servir de machines personnelles dans le service devront être données à tout militaire qui en fera la demande, exception faite pour ceux en résidence dans les localités où l'usage en est sans intérêt. Néanmoins, un certain nombre de bicyclettes appartenant à l'Etat seront conservées dans les légions pour permettre d'en doter les militaires à pied qui ne pourraient disposer d'une machine personnelle.

La prime de 72 francs par machine et par an, prévu par le décret susvisé, sera allouée à la masse d'entretien et de remonte pour l'entretien des bicyclettes de l'Etat effectivement utilisées.

En ce qui concerne les gendarmes titulaires de l'emploi de cycliste dans les pelotons mobiles à pied (quatre ou six par peloton suivant l'effectif) ils utiliseront, dans le service, soit leur bicyclette personnelle, et percevront à ce titre la prime de 72 francs prévue par le décret, soit une bicyclette de l'Etat, la prime revenant, bien entendu, à la masse d'entretien et de remonte.

En application du décret du 17 février 1926, des allocations supplémentaires seront attribuées, le cas échéant, par mes soins, à titre exceptionnel, pour indemniser soit les hommes, soit la masse d'entretien et de remonte, lorsque les machines leur appartenant seront utilisées dans des régions où le service est particulièrement pénible.

Des propositions, même néant, me seront adressées, dans ce sens, chaque année, dans la première quinzaine de janvier, accompagnées d'une situation financière, au 31 décembre précédent, des primes allouées pour l'entretien des bicyclettes, en distinguant :

1° Les primes d'entretien de bicyclettes accordées aux hommes;

2° Les primes d'entretien allouées à la masse d'entretien et de remonte pour les bicyclettes de l'Etat effectivement utilisées.

Toutes les dispositions contraires à celles de la présente circulaires sont abrogées.

FORMULAIRE DES MUTATIONS

NUMÉROS D'ORDRE DES POSITIONS.	POSITIONS.	SUBDIVISION des POSITIONS.	MUTATIONS.

SOLDE. (Tableau n° 1 du règlement.)
§ 1er. *Militaires de l'armée active.*

N°	POSITIONS.	SUBDIVISION des POSITIONS.	MUTATIONS.
1	Admis dans la gendarmerie.	Officiers.	Était lieutenant au 30e régiment de ligne : admis dans la gendarmerie par … du 15 mai 1891 ; parti le 20 mai pour rejoindre son poste à…, où il est arrivé ledit jour : a été payé à son ancien corps jusqu'au 19 mai inclus. *ou* Était lieutenant, etc. ; lettre d'avis notifiée le 20 mai, étant en congé de deux mois avec solde d'absence valable jusqu'au 10 juin inclus ; arrivé à son nouveau poste ledit jour. A été payé de la solde d'absence jusqu'au 20 mai inclus. *ou* Même mutation. A reçu l'ordre de rejoindre immédiatement son corps ; parti le 21 mai ; arrivé à son nouveau poste ledit jour. A été payé de la solde d'absence jusqu'au 20 mai inclus.
		Hommes de troupe.	Admis dans la gendarmerie par décision ministérielle du… ; parti de… le 10 janvier 1892 ; arrivé à son poste à… le même jour.
2	Promus	Étant présents à leur corps ou à leur poste.	Promu capitaine par décret du… et affecté à… ; parti le… pour rejoindre son nouveau poste à…, où il est arrivé le même jour. Nommé à l'emploi de trésorier au corps par décision du… ; rayé le…
		Étant en permission ou en congé.	En permission (ou en congé) avec solde de présence (ou d'absence) à…, valable jusqu'au… ; nommé capitaine par décret du… *ou* En congé de deux mois, avec solde d'absence du 1er mai 1892, à… ; nommé maréchal des logis chef par décision du… *ou* Même mutation. Nommé… (capitaine ou maréchal des logis chef par… du 5 juin ; a reçu l'ordre de rejoindre le 10 juin ; parti le 11 juin ; arrivé à son poste le même jour.

NUMÉROS D'ORDRE DES POSITIONS.	POSITIONS.	SUBDIVISION des POSITIONS.	MUTATIONS.
2	Promus (*Suite*).	Etant à l'hôpital.	A l'hôpital du 15 juillet; nommé... (capitaine ou maréchal des logis chef) par ... du 20 août; sorti de l'hôpital le 31 août. *ou* Parti le 12 juillet pour l'hôpital de..., où il est entré le 13; nommé... par...; sorti de l'hôpital le 25 juillet; arrivé à son poste le même jour.
		En mission.	Nommé chef d'escadron par décret du...
		Retenus dans une place en état de siège.	Nommé capitaine par décret du...; faisant partie de la garnison de..., mise en état de siège le...
3	En mission.	»	Envoyé en mission à..., ordre d...; parti le...; rentré le...
4	Passant dans une autre arme.	»	Nommé... par décision ministérielle du...; parti de... le..., pour rejoindre son poste à...
5	Position supprimée.	....	....
6	Passant de la gendarmerie de l'intérieur en Algérie ou en Tunisie.	Hommes de troupe.	Maréchal des logis chef (ou gendarme). Affecté, par décision ministérielle du ... à la 1re compagnie de la 19e légion; parti de... le...; arrivé à Marseille le..., où il s'est embarqué le... au matin pour Alger.
7	Passant de l'Algérie ou de la Tunisie dans un corps de l'intérieur.	Hommes de troupe.	Etait maréchal des logis chef à la 1re compagnie de la 19e légion; affecté, par décision ministérielle du..., à la compagnie de l'Ariège; embarqué à Alger le... au soir; débarqué à Marseille le... au matin; arrivé à son poste à..., le...
8	Passant dans la gendarmerie coloniale.	Militaires de tous grades.	Désigné par... pour faire partie de la compagnie de gendarmerie de...; parti de... le..., pour se rendre à Marseille.

NUMÉROS D'ORDRE DES POSITIONS.	POSITIONS.	SUBDIVISION des POSITIONS	MUTATIONS.
9	Passant de la gendarmerie coloniale dans la gendarmerie de l'intérieur.	Militaires de tous grades.	Etait... à la compagnie de...; affecté par... à la compagnie de gendarmerie de la Seine ; débarqué à Marseille le... au soir ; arrivé à son poste à... le.... *ou* Etait... à la compagnie de...; affecté, etc...; par décision du 15 juillet, étant en congé de convalescence de trois mois à..., avec solde de présence, valable jusqu'au.... Arrivé à son poste ledit jour.
10	Membre d'un conseil de guerre ou de revision ou d'un conseil d'enquête.	N'appartenant pas à la garnison.	Parti de... le..., ayant été nommé membre du conseil de guerre ou de revision de.... ou ayant été désigné pour faire partie d'un conseil d'enquête siégeant à...: arrivé dans cette place le...; en est reparti le...; rentré à son poste le...
11	Appelés en témoignage.	Etant présents.	Parti le... allant en témoignage devant (conseil de guerre ou tribunal civil de...): arrivé dans cette place le...; en est reparti le...; rentré à son poste le.... En permission ou en congé avec (solde de présence ou d'absence) à...; appelé en témoignage devant (conseil de guerre ou tribunal civil de...); parti le...; arrivé à... le...; en est reparti le...; rentré à son domicile le...
11	Appelés en témoignage.	Etant absents.	*ou* En (permission ou congé) à... du..., valable jusqu'au 15 juillet; appelé en témoignage devant (conseil de guerre ou tribunal civil), siégeant audit lieu ; a été retenu jusqu'au 20 juillet inclus ; parti le 21, arrivé à son poste le même jour.
12	Cassés de leurs grades ou rétrogradés.	Hommes de troupe.	Cassé de son grade et remis gendarme par décision ministérielle du.... *ou* Rétrogradé maréchal des logis chef par décision ministérielle du...
13	Démissionnaires ou réformés.	»	Démissionnaire suivant acceptation en date du..., notifiée à l'intéressé le 20 juin ; rayé le 21 dudit. *ou* Démissionnaire, etc..., étant en congé à...; rayé le.... *ou* Réformé par.....; rayé le....

NUMÉROS D'ORDRE DES POSITIONS.	POSITIONS.	SUBDIVISION des POSITIONS.	MUTATIONS.
14	Rayés des contrôles en vertu d'un ordre du Ministre de la guerre.	Hommes de troupe.	Rayé de l'effectif par décision ministérielle en date du 20 mai, notifiée au corps le 26 mai ; rayé le 27 dudit.
15	Rentrant par congé d'une armée ou d'un rassemblement sur le pied de guerre.	»	Fait partie de la force publique de l'armée de...; parti de... le..., allant en congé de..., valable jusqu'au...., pour en jouir à...; a passé la frontière le...; rentré à son poste le..., ayant passé la frontière le.... *ou* Fait partie de... à Châlons ; parti le..., allant en congé de... à...., valable jusqu'au...; rentré à son poste le....
16	Rentrant d'une armée pour cause d'admission à la retraite, à la non-activité ou à la réforme.	»	Fait partie de la... de...; admis à la Pension de retraite (ou mis en non-activité par..., ou en réforme) par décret ou décision présidentielle du...; parti de... le..., a passé la frontière le: rayé le....
17	Rentrant de l'Algérie, de la Tunisie ou de la Corse pour cause d'admission à la retraite, à la non-activité ou à la réforme.	Officiers.	Admis à la pension de retraite (ou mis en non-activité pour..., ou en réforme par...) (décret ou décision présidentielle du..., notifié à l'intéressé le...); débarqué en France à..., le...: rayé le.... *ou* Même mutation : étant à l'hôpital du..., sorti le..., débarqué en France à..., le...; rayé le....
		Hommes de troupe.	Admis à la pension de retraite (ou réformé, ou rayé de l'effectif) par....; débarqué en France à..., le....; rayé le...
18	Admis à la retraite.	Officiers. — Par limite d'âge.	Admis à faire valoir ses droits à la retraite par décision... du...; rayé le....
		Par ancienneté, d'office, sur demande ou par application de la loi du 25 juin 1861.	Admis à faire valoir ses droits à la retraite par décision... du...; rayé le....
		Pour blessures ou infirmités. — Etant présents.	Admis à la pension de retraite par décret du..., notifié à l'intéressé le...; parti et rayé le...; se retire à...
		Etant absents.	En permission (ou en congé, ou à l'hôpital) à..., du...: admis à la pension de retraite par décret du...; rayé ledit jour.

NUMÉROS D'ORDRE DES POSITIONS.	POSITIONS.	SUBDIVISION des POSITIONS.	MUTATIONS.
18	Admis à la retraite. (*Suite*).	Hommes de troupe. *a)* **Etant présents.**	Admis à la pension de retraite par décret du..., notifié à l'intéressé le...: parti et rayé le...; se retire à....
		b) **Etant absents.**	En permission (ou en congé, ou à l'hôpital) à..., du...; admis à la pension de retraite par décret du...; rayé ledit jour.
19	Admis à la retraite et maintenus provisoirement en fonction pour raison de service.	»	Admis à la pension de retraite par décret du...; maintenu en fonctions pour raisons de service jusqu'au...; rayé le...; se retire à....
20	Rentrant des prisons de l'ennemi.	Officiers.	Etait prisonnier de guerre à...; rentré en France le...; parti de... le...; arrivé à... le.... *ou* Etait prisonnier de guerre à...; rentré en France le...; retenu à..., en attendant une destination; affecté à..., par ordre du...; parti le...; arrivé à son poste le.... *ou* Etait prisonnier de guerre à...; rentré en France le...; a reçu notification de sa mise en non-activité le...; parti le... pour se rendre dans ses foyers, à....
		Hommes de troupe.	Etait prisonnier de guerre à...; rentré en France le...; parti isolément ou en détachement le...; arrivé au corps le....
21	Sur le pied de guerre ou en manœuvres.	»	Désigné pour faire partie de (armée ou rassemblement sur le pied de guerre à...); parti le... de...; a passé la frontière le...; arrivé à... le....
22	Décédés ou manquant à l'appel.	»	Décédé le..., au corps ou à l'hôpital du..., où il était du...; ou dans ses foyers, à...; rayé le.... *ou* Tué sur le champ de bataille à... (ou dans un service commandé à...); rayé le....

NUMÉROS D'ORDRE DES POSITIONS.	POSITIONS.	SUBDIVISION des POSITIONS.	MUTATIONS.
23	Militaires exerçant temporairement les fonctions d'un grade supérieur.	»	Désigné pour remplir les fonctions de..., à partir du...; a cessé ses fonctions le....
24	Permissions et congés.	Permissions.	Parti le.... en permission de... jours, avec solde de présence accordée par.... pour en jouir à...; rentré le.... *ou* Etait en permission avec solde de présence. etc.; a obtenu de M. le Général... une prolongation de..., à titre de congé valable jusqu'au...; rentré le....
		Congés pour affaires personnelles.	Parti le..., en congé de... mois, avec solde d..., accordé par..., valable jusqu'au.., pour en jouir à...: rentré le... (mentionner avant la rentrée les prolongations successives, s'il y a lieu).
		Congés de convalescence.	Parti le..., en congé de convalescence. de... mois, accordé par.... avec solde de..., valable jusqu'au.... pour en jouir à...; rentré le... (mentionner, s'il y a lieu, les prolongations obtenues et les mutations y afférentes).
		Congés pour aller faire usage des eaux ou pour aller aux bains de mer.	Parti le..., en vertu d'un congé de deux mois, valable jusqu'au... inclus. pour aller faire usage des eaux, à ses frais, à...; a fait usage des eaux du... au... inclus; rentré le....
		Congés pour aller aux colonies françaises	Parti le.... en vertu d'un congé de quinze mois valable jusqu'au... inclus, pour en jouir à la Martinique, accordé par le Ministre de la guerre avec solde d'absence pour une année; rentré le....
		Congés pour aller à l'étranger	Parti le..., en congé de... accordé par le Ministre de la guerre avec solde de..., pour aller à...; rentré le....
		Congés pour attendre la liquidation de la pension de retraite.	Parti le... en congé, pour attendre la liquidation de la pension de retraite, accordé par..., avec solde de...; rayé le...

NUMÉROS D'ORDRE DES POSITIONS.	POSITIONS.	SUBDIVISION des POSITIONS.	MUTATIONS.
25	**Rappelés avant l'expiration de leur congé.**	»	Parti le..., en (permission ou congé) de..., valable jusqu'au... inclus, pour en jouir à...; rappelé par ordre ; parti de... le...; arrivé le....
26	**Traités aux hôpitaux.**	**Dans un hôpital du lieu.**	Entré à l'hôpital le...: sorti le.... *ou* Entré à (hôpital militaire ou ambulance de l'armée d...), pour... (désigner les blessures ou la maladie résultant de la campagne); sorti le..., ou évacué sur....
		Dans un hôpital interne.	Dirigé sur (hôpital militaire ou hospice civil de...), le...: entré audit établissement le...; sorti le...; rentré à son poste le.... *ou* Comme ci-dessus, avec l'addition suivante : Devait rentrer le.... d'après les délais fixés par sa feuille de route ; privé du rappel de la solde de présence pour les ournées du..au....
27	**En jugement ou en détention.**	**Etant en activite**	Ecroué à la prison de... le...; mis en jugement le...; acquitté le..., par jugement du conseil de guerre de...; parti de... le.... *ou* Condamné par le conseil de guerre de... à...; dirigé sur son poste à l'expiration de sa peine : parti de... le...; arrivé à son poste, à..., le.... *ou* Condamné par le conseil de guerre de... à..., peine entraînant la perte du grade : rayé des contrôles le..., date à laquelle le jugement est devenu définitif.
28	**Détenus par mesure disciplinaire.**	»	Ecroué à la prison militaire de... le..., pour y subir une peine disciplinaire de... jours de prison ; rentré le....
29	**En captivité.**	»	Fait prisonnier de guerre le ; en captivité à....; rentré en France à..., le....
31	**Placés en subsistance.**	**Hommes de troupe.**	En subsistance à la compagnie de gendarmerie de..., du... au... inclus.

NUMÉROS D'ORDRE DES POSITIONS.	POSITIONS.	SUBDIVISION des POSITIONS.	MUTATIONS.
32	Non-activité.	Officiers.	Mis en non-activité pour (indiquer le motif), par décision du..., notifiée à l'intéressé le...; parti et rayé le...; a déclaré se retirer à.... *ou* Etait en non-activité pour (indiquer le motif), rappelé à l'activité par décret du...; lettre de service remise à l'intéressé le...; parti le..., arrivé le....
33	Position supprimée.	....	....
34	Changeant de résidence.	»	Désigné par décision ministérielle du... pour la résidence de...; parti de... le...; arrivé à son nouveau poste le...
35	Absence irrégulière.	»	Absent irrégulièrement du...; rentré le....
36	Rentrant après les délais fixés par leur feuille de route.		Parti le 1er juin en congé de convalescence de trois mois, avec solde de présence valable jusqu'au 31 août inclus, pour aller à...; rentré le 3 septembre; privé de toute solde pour les journées des 1er, 2 et 3 septembre. *ou* Même mutation. A justifié par un certificat des motifs de sa réponse tardive.

NUMÉROS D'ORDRE DES POSITIONS.	POSITIONS.	SUBDIVISION des POSITIONS.	MUTATIONS.
	Autres mutations.		Logé (dans les bâtiments militaires ou par le département) du... au... (ou pendant tout le trimestre). A eu droit à une indemnité de... francs pour un cheval tué à l'ennemi le... (bataille ou combat de...). Désigné pour faire partie de l'armée de... a droit à l'indemnité d'entrée en campagne. A eu droit à une indemnité de... francs pour changement d'uniforme.

§ 2. *Militaires des réserves.*

NUMÉROS D'ORDRE DES POSITIONS.	POSITIONS.	SUBDIVISION des POSITIONS.	MUTATIONS.
37	Convoqués pour les périodes d'instruction.	»	Convoqué pour assister aux grandes manœuvres (ou accomplir une période d'exercice, etc.), arrivé le...; parti pour rentrer dans ses foyers le...
38	Appelés en témoignage devant un conseil de guerre ou un conseil d'enquête.	»	Appelé en témoignage devant le conseil de guerre de...., à... (ou le conseil d'enquête siégeant à..): parti de... le...: arrivé au lieu de convocation le...; en est reparti le... pour rentrer dans ses foyers.
39	Convoqués pour subir une punition disciplinaire.	Hommes de troupe.	Réserviste arrivé au corps le...., pour subir une peine disciplinaire; renvoyé dans ses foyers le...; rayé ledit jour.
40	Mobilisé.	....	Rappelé à l'activité, ordre général en date du...; arrivé à son poste le...
41	Désigné pour faire partie d'une commission.	Officier de réserve.	Désigné pour faire partie de la commission de...; par décision du...; a rejoint le...

APPENDICE [A]

Décret modifiant le régime de solde des militaires en service au Maroc.

Paris, le 22 janvier 1926.

Le Président de la République française,

Sur le rapport du Ministre de la guerre et du Ministre des finances;

Vu les décrets des 11 janvier 1913, 26 mai 1904 et 3 janvier 1903 sur les tarifs de solde des militaires des troupes métropolitaines, des troupes coloniales stationnées dans la métropole et de la gendarmerie;

Vu le décret du 30 octobre 1919 attribuant aux militaires faisant partie des troupes d'opérations du Maroc un nouveau régime de solde;

Vu les décrets des 19 août 1920, 31 octobre 1923 et 21 janvier 1924, modifiant le précédent;

Vu les articles 185 et 190 de la loi du 13 juillet 1925 portant fixation du budget général des dépenses de l'exercice 1925;

Vu la loi du 31 décembre 1925 portant ouverture de crédits supplémentaires sur l'exercice 1925;

Vu l'article 55 de la loi du 25 février 1901 portant fixation du budget des dépenses et des recettes de l'exercice 1901,

Décrète :

Article 1er. Les officiers et militaires à solde mensuelle en service au Maroc ont droit, en sus de la solde de France, aux indemnités ci-après :

a) Indemnité pour charges militaires (1);

(A) NOTE DES ÉDITEURS. — Les décrets concernant les soldes et indemnités spéciales au Maroc, à l'armée du Levant, le territoire rhénan et le bassin de la Sarre, bien que n'étant pas indiqués comme devant figurer au volume 43, y ont été insérés, en ce qui concerne la gendarmerie, pour la commodité des parties prenantes.

(1) Le tarif de l'indemnité pour charges militaires applicable au Maroc est fixé par le Ministre de la guerre.

b) Indemnité pour charges de famille;

c) Majoration fixée par l'annexe n° 1 (Troupes métropolitaines), et égale :

Dans la première zone : aux 3/10es de la solde nette et de l'indemnité temporaire ou du supplément temporaire en vigueur au 31 décembre 1924;

Dans la deuxième zone : aux 5/10es des mêmes allocations.

Article 2. Les limites de la première et de la deuxième zones sont fixées par le Ministre, sur la proposition du général commandant les troupes du Maroc.

La majoration de solde spéciale à la première ou à la deuxième zone est due à compter du jour de l'arrivée au Maroc et pour les journées passées respectivement dans chacune de ces zones. La majoration allouée en position d'absence ne peut toutefois être supérieure à celle de la zone où le militaire résidait avant son départ.

Elle est allouée en entier aux militaires qui reçoivent la solde de présence; elle est réduite de moitié pour les militaires recevant la solde d'absence.

Elle cesse d'être due à compter du jour du départ du Maroc, quelle qu'en soit la cause (permission, congé, etc...).

Article 3. Les officiers et militaires non officiers à solde mensuelle ont droit, dans les mêmes conditions qu'en France, à l'indemnité d'absence temporaire. Toutefois, cette indemnité n'est due qu'au taux de célibataire pour les chefs de famille qui ne sont pas accompagnés de leur famille au Maroc.

L'indemnité d'absence temporaire est due pendant toute la durée du déplacement aux militaires faisant partie de colonnes d'opérations.

Le Ministre de la guerre fixe les conditions dans lesquelles il est fait application au Maroc du règlement sur les frais de déplacement.

Articles 4, 5 et 6. Ne concernent pas la gendarmerie.

Article 7. Les officiers, les sous-officiers employés militaires, les adjudants, les militaires de la gendarmerie reçoivent, avant leur départ, une indemnité d'entrée en campagne égale à un mois de la solde nette de France afférente à leur grade et à leur ancienneté de grade au moment du départ.

Les règles d'allocation de cette indemnité sont celles prévues par le règlement sur la solde pour l'indemnité d'entrée en campagne égale à un mois de solde allouée en régions sahariennes.

Toutefois, le militaire quittant le Maroc après avoir perçu l'indemnité égale à un mois de solde n'a droit à une nouvelle indemnité en cas de départ ultérieur au Maroc ou au Levant que s'il a accompli un an au moins de séjour au Maroc, lors de sa première désignation.

Art. 8. Les dispositions qui précèdent entreront en vigueur à compter du 1er janvier 1926, en ce qui concerne les nouveaux tarifs de l'indemnité d'entrée en campagne, à compter du 1er avril 1925, en ce qui concerne l'indemnité pour charges de famille des militaires indigènes nord-africains, à compter du 1er janvier 1925, en ce qui concerne les autres dispositions.

Article 9. Le Ministre de la guerre et le Ministre des finances sont chargés, chacun en ce qui le concerne, de l'exécution du présent décret, qui sera publié au *Journal officiel* de la République française.

Fait à Paris, le 22 janvier 1926.

Gaston DOUMERGUE.

Par le Président de la République :

Le Ministre de la guerre,

Paul PAINLEVÉ.

Le Ministre des finances,
Paul DOUMER.

ANNEXE N° 1

au décret modifiant le régime de solde des militaires en service au Maroc.

	TAUX DES MAJORATIONS DE SOLDE (TROUPES MÉTROPOLITAINES)					
	MAJORATION N° 1 (1re ZONE)			MAJORATION N° 2 (2e ZONE)		
	Par an.	Par mois.	Par jour.	Par an.	Par mois.	Par jour.
	fr. c.	fr. c.	fr. c.	fr. c.	fr. c.	fr. c.
Général de division et assimilé.	8.154 »	679 50	22 65	13.590 »	1.132 50	37 75
Général de brigade et assimilé.	6.480 »	540 »	18 »	10.800 »	900 »	30 »
Colonel et assimilé.	5.292 »	441 »	14 70	8.820 »	735 »	24 50
Lieutenant-colonel et assimilé.	4.428 »	369 »	12 30	7.380 »	615 »	20 50
Commandant et assimilé. 2e échelon.	4.050 »	337 50	11 25	6.750 »	562 50	18 75
1er —	3.780 »	315 »	10 50	6.300 »	525 »	17 50
Capitaine et assimilé. 4e échelon.	3.294 »	274 50	9 15	5.490 »	457 50	15 25
3e —	3.132 »	261 »	8 70	5.220 »	435 »	14 50
2e —	2.970 »	247 50	8 25	4.950 »	412 50	13 75
1er —	2.808 »	234 »	7 80	4.680 »	390 »	13 »
Lieutenant et assimilé. 4e échelon.	2.435 40	202 95	6 765	4.059 »	338 25	11 275
3e —	2.273 40	189 45	6 315	3.789 »	315 75	10 525
2e —	2.165 40	180 45	6 015	3.609 »	300 75	10 025
1er —	2.057 40	171 45	5 715	3.429 »	285 75	9 525
Sous-lieutenant et assimilé. 2e —	1.728 »	144 »	4 80	2.880 »	240 »	8 »
1er —	1.620 »	135 »	4 50	2.700 »	225 »	7 50
Adjudant-chef et assimilé.	1.555 20	129 60	4 32	2.592 »	216 »	7 20
Adjudant-chef.	1.562 76	130 23	4 341	2.604 60	217 05	7 235
Adjudant (1re partie de la liste). 3e échelon.	1.501 20	125 10	4 17	2.502 »	208 50	6 95
2e —	1.495 80	124 65	4 155	2.493 »	207 75	6 925
1er —	1.468 80	122 40	4 08	2.448 »	204 »	6 80
Adjudant 2e partie de la liste. 3e échelon.	1.323 »	110 25	3 675	2.205 »	183 75	6 125
2e —	1.312 20	109 35	3 645	2.187 »	182 25	6 075
1er —	1.296 »	108 »	3 60	2.160 »	180 »	6 »
Maréchal des log. chef (1re partie de la liste). 4e —	1.236 60	103 05	3 435	2.061 »	171 75	5 725
3e —	1.220 40	101 70	3 39	2.034 »	160 50	5 65
2e —	1.204 20	100 35	3 345	2.007 »	167 25	5 575
1er —	1.188 »	99 »	3 30	1.980 »	165 »	5 50
Maréchal des log. chef (2e partie de la liste). 4e —	1.182 60	98 55	3 285	1.971 »	164 25	5 475
3e —	1.166 40	97 20	3 24	1.944 »	162 »	5 40
2e —	1.150 20	95 85	3 195	1.917 »	159 75	5 325
1er —	1.134 »	94 50	3 15	1.890 »	157 50	5 25
Gendarme. 4e —	1.085 40	90 45	3 015	1.809 »	150 75	5 025
3e —	1.069 20	89 10	2 97	1.782 »	148 50	4 95
2e —	1.031 40	85 95	2 865	1.719 »	143 25	4 775
1er —	1.009 80	84 15	2 805	1.683 »	140 25	4 675
Elève gendarme.	979 56	81 63	2 721	1.632 60	136 05	4 535
Gendarme auxiliaire.	947 16	78 93	2 631	1.578 60	131 55	4 358

*Décret modifiant le régime de solde des militaires en service
au Levant.*

Paris, le 22 janvier 1926.

Le Président de la République française;

Sur le rapport du Président du Conseil, Ministre de la guerre
et du Ministre des finances;

Vu les décrets des 11 janvier 1913, 26 mai 1904 et 3 janvier
1903, sur les tarifs de solde des troupes métropolitaines, des
troupes coloniales stationnées dans la métropole, et de la gendarmerie;

Vu le décret du 23 octobre 1922 fixant le régime de solde des
militaires de l'armée du Levant;

Vu les décrets des 21 janvier 1924 et 28 novembre 1924 modifiant le précédent;

Vu les articles 185 et 190 de la loi du 13 juillet 1925 portant
fixation du budget général des dépenses de l'exercice 1925;

Vu l'article 55 de la loi du 25 février 1901 portant fixation du
budget des dépenses et des recettes de l'exercice 1901,

Vu la loi du 31 décembre 1925 portant ouverture de crédits
supplémentaires sur l'exercice 1925,

Décrète :

Article 1er. Les officiers et militaires à solde mensuelle en service au Levant ont droit, en sus de la solde de France, aux
indemnités ci-après :

a) Indemnité pour charges militaires (1);

b) Indemnités pour charges de famille;

c) Majoration fixée par l'annexe n° 1 (troupes métropolitaines),
et égale :

Première zone : à la majoration de 3/10es en vigueur au 31
décembre 1924.

Deuxième zone : à la majoration de 5/10es en vigueur au 31
décembre 1924.

d) Indemnité spéciale dite « Indemnité du Levant », dont les
taux sont fixés par l'annexe n° 3.

---

(1) Le tarif de l'indemnité pour charges militaires applicable au Levant
est fixé par le Ministre de la guerre.

Ces militaires conservent, en outre, jusqu'à nouvel ordre, le droit aux prestations d'alimentation des troupes en opérations de guerre ou aux indemnités représentatives de ces prestations (y compris, pour les militaires non officiers à solde mensuelle, l'indemnité de boisson).

Article 2. Les limites de la première et de la deuxième zones sont fixées par le Ministre, sur la proposition du général commandant les troupes du Levant.

La majoration de solde spéciale à la première ou à la deuxième zone est due à compter du jour de l'arrivée au Levant et pour les journées passées respectivement dans chacune de ces zones. La majoration allouée en position d'absence ne peut toutefois être supérieure à celle de la zone où le militaire résidait avant son départ.

Elle est allouée en entier aux militaires qui reçoivent la solde de présence; elle est réduite de moitié pour les militaires recevant la solde d'absence.

Elle cesse d'être due à compter du jour du départ du Levant, quelle qu'en soit la cause (permission, congé, etc...).

Article 3. Le Ministre de la guerre fixe les conditions dans lesquelles il est fait application au Levant du règlement sur les frais de déplacement.

Article 5. Les règles d'allocation de l'indemnité du Levant sont les mêmes que celles prévues pour la majoration de solde à l'article 2 ci-dessus.

Article 7. Les officiers, les sous-officiers employés militaires, les adjudants et les militaires de la gendarmerie reçoivent, avant leur départ, une indemnité d'entrée en campagne égale à un mois de la solde nette de France afférente à leur grade et à leur ancienneté de grade au moment du départ.

Les règles d'allocation de cette indemnité sont celles prévues par le règlement sur la solde pour l'indemnité d'entrée en campagne égale à un mois de solde allouée en régions sahariennes.

Toutefois, le militaire quittant le Levant après avoir perçu l'indemnité égale à un mois de solde n'a droit à une nouvelle indemnité, en cas de départ ultérieur au Levant ou au Maroc, que s'il a accompli un an au moins de séjour au Levant lors de sa première désignation.

Article 8. Les dispositions du présent décret entreront en vigueur à compter du 1er janvier 1926 en ce qui concerne les nouveaux tarifs de l'indemnité d'entrée en campagne, à compter du 1er avril 1925 en ce qui concerne l'indemnité pour charges de famille des militaires indigènes nord-africains, à compter du 1er janvier 1925 en ce qui concerne les autres dispositions.

Article 9. Les personnels qui, exceptionnellement, se trouveraient appelés à recevoir au 1er janvier 1926 un traitement global inférieur à celui qu'ils recevaient avant cette date recevront à titre personnel une indemnité complémentaire égale à la différence entre les deux traitements, jusqu'au jour où ils passeront à un grade ou à un échelon leur donnant droit à un traitement plus élevé.

Article 10. Le Ministre de la guerre et le Ministre des finances sont chargés, chacun en ce qui le concerne, de l'exécution du présent décret, qui sera publié au *Journal officiel* de la République française.

Fait à Paris, le 22 janvier 1926.

Gaston DOUMERGUE.

Par le Président de la République :

Le Ministre de la guerre,	*Le Ministre des finances,*
Paul PAINLEVÉ.	Paul DOUMER.

ANNEXE N° 1
au décret modifiant le régime de solde des militaires du Levant.

Tarif des majorations de solde (troupes métropolitaines).

Officiers de tous grades. { Mêmes taux
Militaires de la gendarmerie de tous grades { qu'au Maroc.

ANNEXE N° 3.
au décret modifiant le régime de solde des militaires du Levant.

B. — Tarif de l'indemnité du Levant.
(Applicable au 1er janvier 1925).

GRADES.	INDEMNITÉ DU LEVANT.				OBSERVATIONS.
	CHEFS DE FAMILLE.		CÉLIBATAIRES.		
	Par mois.	Par jour.	Par mois.	Par jour.	
	fr. c.	fr. c.	fr. c.	fr. c.	
A. Officiers.					
Général de division.	»	»	»	»	
Général de brigade.	154 50	5 15	145 50	4 85	
Colonel.	348 »	11 60	114 »	3 80	
Lieutenant-colonel	409 50	13 65	175 50	5 85	
Commandant. { 2e échelon.	400 50	13 35	163 50	5 45	
{ 1er —	432 »	14 40	198 »	6 60	
Capitaine. { 4e échelon.	360 »	12 »	135 »	4 50	
{ 3e —	403 50	13 45	178 50	5 95	
{ 2e —	432 »	14 40	210 »	7 »	
{ 1er —	448 50	14 95	220 50	7 55	
Lieutenant. { 4e échelon.	334 50	11 15	112 50	3 75	
{ 3e —	310 50	10 35	91 50	3 05	
{ 2e —	349 50	11 65	124 50	4 15	
{ 1er —	388 50	12 95	163 50	5 45	
Sous-lieutenant. { 2e échelon.	310 50	10 35	91 50	3 05	
{ 1er —	298 50	9 95	76 50	2 55	
D. Hommes de troupe.					
Adjudant-chef.	173 10	5 77	98 10	3 27	
Adjudant (1re par- { 3e échelon.	198 »	6 60	123 »	4 10	
tie de la liste). { 2e —	213 »	7 10	138 »	4 60	
{ 1er —	205 50	6 85	130 50	4 35	
Adjudant (2e par- { 3e échelon.	229 50	7 65	154 50	5 15	
tie de la liste). { 2e —	237 »	7 90	162 »	5 40	
{ 1er —	232 50	7 75	157 50	5 25	
Maréchal des log. { 4e échelon.	220 50	7 35	138 »	4 60	
chef (1re partie { 3e —	216 »	7 20	133 50	4 45	
de la liste). { 2e —	222 »	7 40	139 50	4 65	
{ 1er —	217 50	7 25	135 »	4 50	
Maréchal des log. { 4e échelon.	208 50	6 95	126 »	4 20	
chef (2e partie { 3e —	204 »	6 80	121 50	4 05	
de la liste). { 2e —	210 »	7 »	127 50	4 25	
{ 1er —	205 50	6 85	123 »	4 10	
Gendarme. { 4e échelon.	204 »	6 80	121 50	4 05	
{ 3e —	199 50	6 65	117 »	3 90	
{ 2e —	192 »	6 40	109 50	3 65	
{ 1er —	186 »	6 20	103 50	3 45	
Elève gendarme.	174 60	5 82	92 10	3 07	
Gendarme auxiliaire.	189 60	6 32	107 10	3 57	

Décret fixant le régime de solde des militaires en service dans le territoire rhénan et le bassin de la Sarre.

Paris, le 28 janvier 1926.

Le Président de la République française,

Sur le rapport du Ministre de la guerre et du Ministre des finances;

Vu les décrets des 10 janvier 1912, 11 janvier 1913, 26 mai 1904 et 3 janvier 1905, sur la solde et les tarifs des militaires des troupes métropolitaines, des troupes coloniales, et de la gendarmerie;

Vu l'instruction du 21 août 1919 ayant pour objet de fixer, en ce qui concerne l'armée française, les détails d'application de l'arrangement annexé au traité de paix et relatif à l'occupation militaire des territoires rhénans;

Vu le décret du 25 août 1919 allouant une indemnité exceptionnelle de cherté de vie aux officiers et militaires à solde mensuelle du corps d'occupation en pays rhénans;

Vu le décret du 30 juin 1922 portant attribution d'une indemnité de service aux sous-officiers indigènes de l'armée du Rhin;

Vu le décret du 28 mars 1924 portant attribution d'un supplément temporaire à l'indemnité exceptionnelle de cherté de vie des pays rhénans (indemnité rhénane);

Vu les articles 185 et 190 de la loi du 31 juillet 1925 portant fixation du budget général des dépenses de l'exercice 1925;

Vu la loi du 31 décembre 1925 portant ouverture de crédits supplémentaires sur l'exercice 1925;

Vu l'article 55 de la loi du 25 février 1901 portant fixation du budget des dépenses et des recettes de l'exercice 1901;

Décrète :

Article 1er. Les officiers et militaires à solde mensuelle de l'armée du Rhin ou en service en territoires rhénans ont droit, en sus de la solde de France, aux indemnités ci-après :

a) Indemnité pour charges militaires (1);

---

(1) Le tarif de l'indemnité pour charges militaires, applicable en Rhénanie, est fixé par le Ministre de la guerre.

b) Indemnité pour charges de famille;

c) Indemnité rhénane.

Article 2. L'indemnité rhénane est fixée aux taux ci-dessous :

GRADES.	PAR AN.	PAR MOIS.	PAR JOUR.
Officiers généraux. . .	5.400 »	450 »	15 »
Officiers supérieurs. . .	4.680 »	390 »	13 »
Officiers subalternes. . .	3.960 »	330 »	11 »
Militaires non officiers. .	1.890 »	157 50	5 25

L'indemnité rhénane est due à compter du jour inclus de l'arrivée en territoire rhénan et pour toutes les journées passées dans ce territoire, en position de présence ou d'absence.

Elle se cumule, s'il y a lieu, avec les indemnités journalières de déplacement ou d'absence temporaire.

Elle cesse d'être allouée à compter du lendemain du jour du départ du territoire rhénan. Toutefois, pour les personnels de l'armée du Rhin s'absentant temporairement de ce territoire, elle est maintenue pendant deux mois s'il s'agit d'absence pour le service (missions, déplacement temporaire...) pendant un mois s'il s'agit d'absence pour une cause étrangère au service (permission, congé, etc...); si une mutation entraînant changement de résidence survient au cours de l'absence, l'indemnité cesse d'être due à compter du lendemain de la date de la décision prononçant la mutation.

Article 3. Les officiers et militaires à solde mensuelle ont droit, dans les mêmes conditions qu'en France, à l'indemnité d'absence temporaire. Toutefois cette indemnité n'est due qu'au taux de célibataire pour les militaires de l'armée du Rhin, chefs de famille, qui ont laissé leur famille à l'intérieur.

Le Ministre de la guerre fixe les conditions dans lesquelles il est fait application en territoire rhénan du règlement sur les frais de déplacement.

Article 6. Les dispositions qui précèdent sont applicables aux militaires en service dans le bassin de la Sarre.

Article 7. Le présent décret entrera en vigueur à compter du 1er avril 1925 en ce qui concerne l'indemnité pour charges de famille des militaires indigènes, à compter du 1er janvier 1925 en ce qui concerne les autres dispositions.

Article 8. Le Ministre de la guerre et le Ministre des finances sont chargés, chacun en ce qui le concerne, de l'exécution du présent décret, qui sera publié au *Journal officiel* de la République française.

Fait à Paris, le 28 janvier 1920.

GASTON DOUMERGUE.

Par le Président de la République :

Le Ministre des finances,

P. DOUMER.

Le Ministre de la guerre,

TABLE DES MATIÈRES

DISPOSITIONS GÉNÉRALES.

Iʳᵉ PARTIE. — DES RÈGLES D'ALLOCATION

TITRE Iᵉʳ. — DES PRESTATIONS EN DENIERS.

CHAPITRE Iᵉʳ. — DE LA SOLDE.

Tableau nᵒ 1.

CHAPITRE II. — DES INDEMNITÉS.

CHAPITRE III. — DES HAUTES PAYES.

CHAPITRE IV. — DES MASSES.

Tableau n° 4.

IIᵉ PARTIE. — RÈGLES RELATIVES AUX ORDONNANCEMENTS ET AUX PAYEMENTS.

Dispositions générales.

TITRE Ier. — ORDONNANCEMENT DES DÉPENSES.

CHAPITRE Ier. — FONCTIONNAIRES CHARGÉS DE L'ORDONNANCEMENT DES DÉPENSES.

CHAPITRE II. — ORDONNANCEMENT DES SOMMES DUES AUX CORPS DE GENDARMERIE.

CHAPITRE III. — ORDONNANCEMENT DES SOMMES DUES A DIVERSES PARTIES PRENANTES.

CHAPITRE IV. — MILITAIRES A LA SOLDE DE L'ADMINISTRATION COLONIALE OU DES PAYS DE PROTECTORAT.

CHAPITRE V. — DU LIVRET DE SOLDE.

CHAPITRE VI. — PAYEMENT DES MANDATS DE SOLDE.

CHAPITRE VII. — ÉTABLISSEMENT DES RELEVÉS TRIMESTRIELS DES MANDATS.

CHAPITRE VIII. — RETENUES SUR LA SOLDE.

IIIe PARTIE. — DU RÈGLEMENT DES DÉPENSES.

CHAPITRE Ier. — DES CONTRÔLES.

Contrôle des hommes et des chevaux.

CHAPITRE II. — FEUILLES DE JOURNÉES.

CHAPITRE III. — REVUES TRIMESTRIELLES DE LIQUIDATION.

CHAPITRE IV. — DISPOSITIONS DIVERSES.

CHAPITRE V. — DES REVUES D'EFFECTIF.

CHAPITRE VI.

Dispositions finales.

TARIFS.

1° Solde.

Indemnité pour changement d'uniforme.

ANNEXES.

APPENDICE.

TABLE CHRONOLOGIQUE

TABLE ALPHABÉTIQUE

M

O

P

R

S

T

CHARLES-LAVAUZELLE ET Cⁱᵉ. — PARIS, LIMOGES, NANCY. — 1927.

BIBLIOTHEQUE NATIONALE DE FRANCE
3 7502 01838083 4